科学出版社"十四五"普通高等教育研究生规划教材

中医诊断学研究

李灿东　主　编

科学出版社

北　京

内 容 简 介

本书是科学出版社"十四五"普通高等教育研究生规划教材之一，旨在运用中医学理论和方法，结合现代科学技术，开展中医诊断学关键问题研究，以满足高层次中医药人才培养的需求。本书包括绪论及正文的十一章内容，分别是中医诊断学的理论研究、诊法的研究、辨证的研究、中医诊断思维、中医诊断思维应用、中医误诊的研究、中医诊断规范化研究、中医诊断客观化研究、中医诊断标准化研究、中医诊断学多学科融合研究，以及中医状态研究。本书不仅深入探讨了传统理论的科学内涵，还结合现代科学技术，明确中医诊断学的规范化、客观化、标准化和智能化发展方向，提出其研究思路、方法，突显其在传承与创新中的时代价值。

本教材可供中医学、针灸推拿学、中西医临床医学等专业研究生使用。同时，也可作为临床医师和广大中医科研工作者的参考用书。

图书在版编目（CIP）数据

中医诊断学研究 / 李灿东主编. — 北京：科学出版社，2025. 6. —（科学出版社"十四五"普通高等教育研究生规划教材）. — ISBN 978-7-03-082215-4

Ⅰ. R241

中国国家版本馆CIP数据核字第2025CS4989号

责任编辑：鲍　燕　于　淼 / 责任校对：刘　芳
责任印制：徐晓晨 / 封面设计：陈　敬

版权所有，违者必究。未经本社许可，数字图书馆不得使用

科学出版社 出版
北京东黄城根北街16号
邮政编码：100717
http://www.sciencep.com

固安县铭成印刷有限公司印刷
科学出版社发行　各地新华书店经销

*

2025年6月第 一 版　　开本：787×1092　1/16
2025年6月第一次印刷　　印张：9 3/4
字数：235 000

定价：68.00元
（如有印装质量问题，我社负责调换）

编 委 会

主　　编　李灿东（福建中医药大学）

副 主 编　李　峰（北京中医药大学）

　　　　　林雪娟（福建中医药大学）

　　　　　师建平（内蒙古医科大学）

编　　委　（按姓氏笔画为序）

　　　　　王少贤（河北中医药大学）

　　　　　车志英（河南中医药大学）

　　　　　成词松（成都中医药大学）

　　　　　朱　龙（福建中医药大学）

　　　　　刘亚梅（广州中医药大学）

　　　　　刘旺华（湖南中医药大学）

　　　　　陈少东（厦门大学）

　　　　　俞　洁（福建中医药大学）

　　　　　程绍民（江西中医药大学）

　　　　　燕海霞（上海中医药大学）

前　言

　　中医药学是中华民族的瑰宝，承载着数千年的医学智慧与实践经验。党的二十大报告强调要"促进中医药传承创新发展"，这为中医药学的发展指明了方向。中医诊断学作为中医学专业的核心课程，是连接基础理论与临床实践的桥梁，其独特的理论体系与诊疗方法为保障人类健康作出了重要贡献。随着现代科技的迅猛发展和医学模式的转变，中医诊断学既面临着传承经典的历史使命，又迎来了创新发展的时代机遇。

　　本教材是科学出版社"十四五"普通高等教育研究生规划教材，旨在运用中医学理论和方法，结合现代科学技术，开展中医诊断学关键问题研究，以满足高层次中医药人才培养的需求。本书不仅立足于传统中医诊断理论的精髓，还结合现代科学技术，探索中医诊断的规范化、客观化、标准化及智能化发展方向，力求在守正创新中推动中医诊断学科的可持续发展。

　　本教材分为绪论和十一章主体内容，涵盖中医诊断学的理论、方法、思维及应用等多个维度。系统整理中医诊断学的理论基础，梳理其发展脉络，并运用现代科学阐释其内涵，探讨四诊技术的现代化研究与应用，以及中医诊断学的规范化、客观化及标准化研究，并结合临床案例，培养中医辨证思维。书中还介绍了多学科交叉融合（如人工智能、生物信息学）在中医诊断中的应用。本书还介绍了李灿东教授提出的中医健康状态辨识的新理论与新方法，体现了"治未病"思想，为中医诊断学研究开辟了新的领域和新的视野。

　　本教材主要面向中医学、针灸推拿学、中西医临床医学等专业研究生，同时也可作为临床医师和中医科研工作者的参考用书。通过学习，读者将能够掌握中医诊断学的核心理论及研究进展；培养科学思维，提升临床辨证与科研创新能力；了解现代科技在中医诊断中的应用，拓展研究视野。

　　本书的编写汇聚了全国多所中医药院校及科研机构专家的智慧，在此对各位编委的辛勤付出表示衷心感谢！同时，我们也要感谢科学出版社的精心策划与支持。由于中医诊断学研究领域发展迅速，书中难免存在不足之处，恳请广大师生和读者提出宝贵意见，以便再版时修订完善。

编　者
2025 年 3 月

目 录

绪论 ·· 1

第一章 中医诊断学的理论研究 ··· 7
第一节 中医诊断学的理论基础 ··· 7
第二节 中医学理论 ··· 15

第二章 诊法的研究 ·· 19
第一节 望诊 ·· 19
第二节 闻诊 ·· 25
第三节 问诊 ·· 29
第四节 脉诊 ·· 35

第三章 辨证的研究 ·· 42
第一节 八纲辨证 ·· 42
第二节 病因辨证 ·· 49
第三节 气血津液辨证 ·· 53
第四节 脏腑辨证 ·· 56
第五节 六经辨证 ·· 64
第六节 卫气营血辨证 ·· 66
第七节 三焦辨证 ·· 67
第八节 经络辨证 ·· 69
第九节 证素辨证 ·· 71

第四章 中医诊断思维 ·· 76
第一节 中医诊断基本流程 ·· 76
第二节 信息采集思维 ·· 77
第三节 辨证思维 ·· 79
第四节 辨病思维 ·· 81
第五节 病证症结合思维 ··· 83

第五章 中医诊断思维应用 ··· 85
第一节 中医辨证思维方法 ·· 85
第二节 中医五辨思维要点 ·· 87
第三节 中医传统特色思维 ·· 93

第六章 中医误诊的研究 ··· 95

第一节　中医误诊的主要内容 ·· 95
　　第二节　误诊防范与避免 ··· 99
　　第三节　中医误诊的理论阐发 ··· 102

第七章　中医诊断规范化研究 ··· 104
　　第一节　症的规范化 ··· 104
　　第二节　病的规范化 ··· 106
　　第三节　证的规范化 ··· 107

第八章　中医诊断客观化研究 ··· 110
　　第一节　关键技术 ·· 110
　　第二节　关键设备 ·· 116
　　第三节　四诊客观化研究思路 ··· 118

第九章　中医诊断标准化研究 ··· 122
　　第一节　中医诊断标准化的内涵 ·· 122
　　第二节　中医诊断标准分类 ·· 123
　　第三节　中医诊断标准化研究内容 ··· 126
　　第四节　中医诊断标准化研究存在的问题 ·································· 130

第十章　中医诊断学多学科融合研究 ······························ 132
　　第一节　中医诊断学与医文结合的研究 ····································· 132
　　第二节　中医诊断学与医理结合的研究 ····································· 134
　　第三节　中医诊断学与医工结合的研究 ····································· 136

第十一章　中医状态研究 ·· 139
　　第一节　中医状态的基本内容 ··· 139
　　第二节　中医状态辨识 ·· 144

绪 论

中医诊断学是根据中医学的理论，研究诊法、诊病、辨证的基础理论、基本知识和基本技能的一门学科。它是中医学专业的基础课，是基础理论与临床各科之间的桥梁，亦是中医学专业课程体系中的主干课程。

中医诊断学研究是运用中医学理论和方法，结合现代技术，开展中医的关键问题研究，以推动中医诊断学的理论、技术和临床运用的传承和创新。

一、中医诊断学的发展简史

（一）萌芽和奠基

我国现存的文字史料中，关于疾病的记载始见于殷商时期的甲骨文，人们认为疾病多由天帝降下或鬼神作祟所致。中医诊断理论和技能的形成可追溯到先秦时期，《周礼·天官冢宰》记载："以五气、五声、五色，眡其死生。"公元前5世纪著名医家扁鹊，即可通过"切脉、望色、听声、写形"，从而"言病之所在"。

马王堆汉墓出土了大约成书于战国到秦汉的医书，包括《阴阳脉死候》《五十二病方》等。《阴阳脉死候》被认为是现存最早的诊断专书。《五十二病方》中载有诊断疾病的名称达百余例，对其诊断的分类亦较明细。如"痈"分为"马痈""羊痈""蛇痈"；"癃"描述为："痛于及中，痛甚；溺时痛益甚"和"溺不利，盈浮者"，并据其兼症不同而分为"石癃""血癃""膏癃"和"女子癃"等。可见，秦汉时期，病的诊断与分类已较明确。

约成书于公元前3世纪的《黄帝内经》是中医诊断学的奠基之作，融合古代哲学思想，在诊法上奠定了望、闻、问、切四诊的基础，提出诊断必须在整体观指导下，结合内、外因素全面综合考虑。《难经》创立了"经脉诊候"及"独取寸口"的切脉方法。《黄帝内经》和《难经》基本形成了诊断理论与方法，重视对生命健康状态的认识与维护，故被誉为"医家诊学之权舆"，奠定中医诊断学基础。

公元前2世纪，西汉名医淳于意创"诊籍"，开始详细记录病人的姓名、居址、病状、脉案论证，预后判断以及方药等，为诊断学提供了最原始的完整医案记录。公元3世纪，东汉·张仲景总结了汉以前的诊疗经验，在《黄帝内经》和《难经》的基础上，著成《伤寒杂病论》，将理、法、方、药有机结合，用以阐述病、脉、证、治，以六经为纲辨伤寒，以脏腑为纲辨杂病，开创了辨证论治的先河。至此，中医诊断的重心转移至对疾病状态的诊断。

西晋·王叔和的《脉经》集汉以前脉学之大成，分述三部九候、寸口、二十四脉等脉法，是我国现存最早的脉学专著。葛洪的《肘后备急方》能从发病特点和临床症状上对传染病，如天行斑疮（天花）、麻风等进行诊断，同时提出疾病学分类，"分别病名，以类相续，不相错杂"。南齐·龚庆宣《刘涓子鬼遗方》对痈、疽、疮、疖诊断已较明确。隋·巢元方的《诸病源候论》是我国第一部论述病源与病候诊断的专著。唐·孙思邈的《备急千金要方》和《千金翼方》，提出诊病要透过现象看清本质。

（二）发展和完善

宋代朱肱的《类证活人书》强调治疗伤寒首先必须详细诊察，提出切脉是辨别伤寒表里虚实的关键。钱乙对小儿病如惊风、吐泻、天花、麻疹的诊断有所发展，并总结出以五脏为纲的儿科辨证方法。陈言《三因极一病症方论》论述诸病证候，充实二十四脉主病的内容，提出诊疗的"五科七事"与病因辨证。施发的《察病指南》是诊法的专著，沿用"七表八里九道"二十四脉分类法，绘有脉图33种，并记录听声、察色、考味等诊法。刘昉的《幼幼新书》，图文并用记载了小儿指纹诊法，是现存最早的小儿指纹诊法文献。

金元期间，戴起宗的《脉诀刊误集解》为脉诊专著，载脉29种，针对脉象阐释的谬误进行修正；滑寿的《诊家枢要》专载诊法；危亦林的《世医得效方》，论述了危重疾病的十怪脉象。金元四大家在诊法上各有特点，刘河间诊病辨证重视《素问》六气病机；李东垣详论内伤、外感的辨惑，重视四诊合参；朱丹溪诊病主张从外知内；张从正重视症状鉴别。元代敖氏著《金镜录》论伤寒舌诊，分十二图，是论舌的第一部专著，经杜清碧增补后即为《敖氏伤寒金镜录》。这一时期对疾病状态的诊法、病因病机和病证诊断都有了长足的发展。

明清时期，脉诊与舌诊发展尤为突出，同时进一步阐明了诊病、辨证的原理。张介宾的《景岳全书》，详述《黄帝内经》《难经》、仲景及诸家脉义，其中"十问歌"是对问诊内容的高度概括，沿用至今。李时珍的《濒湖脉学》取诸家脉学精华，详述27脉，为同类异脉的鉴别点和各种脉象主病编写了歌诀。张三锡《医学六要》之一的《四诊法》，详述了五官、色脉、声诊、问病、辨舌等诊察方法。贺升平的《脉要图注详解》，包括脉学总论、各种脉法、运气、二十八脉、奇经八脉、骨度、经脉、络脉、经别、经筋，以及身形、脏腑、营卫、颜色、五音、五行等诊法，博采众说，并附插图，以彰其说。张登的《伤寒舌鉴》，列伤寒观舌之法、观舌辨证。梁玉瑜推崇《舌鉴》，对其原文逐条加以辨证，并增加杂病观舌辨证之法，辑成《舌鉴辨正》，载图一百四十九舌。《医宗金鉴·四诊心法要诀》，以四言歌诀总结四诊理论与方法。陈修园的《医学实在易·四诊易知》，论述四诊简明扼要。汪宏的《望诊遵经》搜集历代有关望诊资料，说明气色与疾病变化的关系，根据眼、口、舌、唇、齿、须、发、腹、背、手、足等部位的色泽和汗、血、便、溺等的稀稠有无，以辨证分表里、虚实、寒热、阴阳。清代医家在前人经验的基础上，多把生理、病理以及证候结合起来研究脉学，详究脉原。

明清医家承袭前人经验，诊病辨证更为深入。王执中的《伤寒正脉》提出辨证要分虚、实、阴、阳、表、里、寒、热八字，实为八纲辨证的雏形。李士材的《医宗必读》重视证的真假，提出："大实有羸状，误补益疾；至虚有盛候，反泻含冤。阴证似阳，清之必死；阳证似阴，温之转伤。"对于传染病的辨证，卢之颐的《痎疟论疏》，详述疟疾成因、证候，分析疟疾常症和变症的证治。吴又可的《温疫论》，代表温疫病的辨证学成就。喻嘉言的《寓意草》提倡先议病，次辨证，再次言治的主张，阐述诊病及病证结合的重要性。程国彭的《医学心悟》提出切脉不真是引起疾病诊断错误的原因，以风、寒、暑、湿、燥、火为外感；喜、怒、忧、思、悲、恐、惊与阴虚、阳虚、伤食为内伤概括病因，诊病总要以寒、热、虚、实、表、里、阴、阳为辨证之法。张绍修的《时疫白喉捷要》，李纪方的《白喉全生集》，将白喉分为寒证、热证、寒热错杂证等三大纲。清·陈葆善的《白喉条辨》，阐述了白喉的病原与证治，清·谢玉琼的《麻科活人全书》，详细论述了麻疹各阶段的证候及辨证治疗。王孟英的《霍乱论》，罗芝园的《鼠疫汇编》，论述霍乱和鼠疫的诊断与辨证。叶天士的《外感温热篇》创卫气营血辨证，重视察舌、验齿等诊法在辨证的重要意义。吴鞠通的《温病条辨》，提出温病三焦辨证。这一时期，对疾病的四诊采集和辨证诊断方法已趋于完整，是中医诊断学集大成者。

（三）现代中医诊断学研究

近代刘恒瑞的《察舌辨证新法》论述舌诊及治法。曹炳章的《彩图辨舌指南》，集历代医家论舌于一书，并附彩图一百二十二舌，墨图六舌。杨云峰的《临症验舌法》以舌苔的形色分析病情的虚、实、阴、阳，测知内脏的病变，并结合治法。邱骏声的《国医舌诊学》，陈景歧《中国医学入门丛书》中的《辨舌入门》，详论舌诊，是对清以前舌诊的总结与补充。

新中国成立以来，《中医诊断学》教材受到了教学、医疗和科研工作者的普遍重视，历版教材集古代医家与现代研究之长，详细介绍中医诊断相关的基础理论、基本知识和基本技能。现代医家在四诊客观化、辨证学原理方面开展了大量研究，并运用声学、光学、磁学、电子学以及信息论、控制论、系统论、生物医学工程等多学科知识进行综合研究，获得一些可喜的研究成果，如舌诊仪、脉诊仪、中医舌象智能辅助诊断系统、三维脉诊分析系统、四诊信息采集系统等。

朱文锋的《证素辨证学》通过对症状、体征等临床四诊信息的规范化采集，基于症状（体征）与证素之间的计量关系进行全面系统研究，明确单个症状在不同证素中的贡献度，并将症状的贡献度权值之和作为通用阈值，根据病情的轻重与复杂程度进行调节，作为确定各证素的诊断依据，最后将达到诊断阈值的证素进行有机组合，实现证的量化诊断。李灿东的《中医误诊学》是第一部中医误诊学专著，是在中医学理论的指导下，探讨中医临床中出现误诊现象的原因、后果及其规律，并针对其防范处理措施进行研究的学问，是中医诊断学的重要分支和补充。李灿东的《中医状态学》提出中医健康状态的理论和辨识方法技术，把对疾病的诊断延伸到对生命全过程状态的把握，同时把四诊信息拓展为宏观、中观、微观三个层面，丰富了四诊的内容，为中医诊断学从"疾病医学"向"健康医学"模式的转变提供了新的思路。

二、中医诊断学研究的主要内容

中医诊断学研究的范畴包括中医诊断学的理论基础、基本思维、基本理论和基本方法。随着科技的不断发展，在多学科融合背景下，中医诊断的规范化、客观化、标准化研究，以及中医智能诊断技术与装备的研发和提升已成为中医诊断学研究的重要内容。

（一）中医诊断学的理论基础

1. 古代哲学文化基础

古代哲学文化基础主要是儒、释、道等诸子百家。儒家代表孔子提出以"仁"为核心的哲学思想，包括关于"仁"的学说，相信天命、怀疑鬼神，崇尚中庸的方法论；孟子对儒家的发展体现在"性善论"和"尽心知性知天"的认识论；道家思想主要是老子的天道观和辩证法，庄子的认识论和气化学说；佛教传入中国后，惠远的法性论和"神不灭论"对中国古代哲学思想产生了一定影响。诸子百家包括墨子的经验主义哲学，《周易》的预测思想、功能模型理论、宇宙整体图景和阴阳学说，荀子主张的人定胜天，法家韩非强调功效的认识论和关于矛盾的理论；《吕氏春秋》的朴素系统观念，包括宇宙一体化理论、对整体与局部关系的认识、关于社会与人体的控制理论、系统观念等。

先秦时期出现的精气学说、阴阳学说、五行学说渗透到中医学中，对中医学理论体系的形成产生了深远的影响。中医诊断学中有关神、色的生理病理基础，舌象、脉象的临床意义，病性辨证，脏腑的证候特点等论述体现了古代哲学思维的认知。

2. 丰富的医药知识积累

从原始社会医药的起源到战国时期这一漫长的历史进程中，丰富的医药知识积累为中医诊断学理论的形成和发展提供了重要的支撑。西周时期，人们对疾病的认识已经比较深刻，并为疾病确立了专门的病名。《左传》记载了秦国医和给晋平公诊病时提出的"六气病源说"，为病性辨证奠定了一定的理论基础。《史记·扁鹊仓公列传》记载了扁鹊能"切脉、望色、听声、写形，言病之所在"，说明春秋战国时期"四诊"的方法已经基本形成。

3. 深入的人体现象观察

古人应用直接观察法和整体观察法对人体生命现象进行了深入的观察。如《灵枢·经水》说："其死可解剖而视之"。直接观察法通过解剖，一方面了解脏器的形态，另一方面也认识它们的功能。同时，古人还善于运用整体观察法。人体是一个内外统一的整体，《孟子·告子下》言"有诸内必形诸外"，体内脏腑的生理病理变化可反映于外，所以《灵枢·本脏》说"视其外应，以知其内藏"。直接观察法和整体观察法是中医诊断学诊法的基础，古人观察经验的总结也不断充实着中医诊断学的诊法，为其理论发展奠定基础。

（二）中医诊断学的基本思维

对人体疾病的诊断过程是一个认识过程，认识的目的在于进一步指导治疗。望、闻、问、切四诊是中医诊断病证的主要方法，也是在整体观念指导下，阴阳五行、脏腑经络、病因病机等理论的具体运用。

1. 有机整体

人体是一个有机整体，"有诸内者，必形诸外"，疾病状态下内在病理变化可以通过外在临床表现反映出来，因此，可以"视其外应，测知其内"，即"从外知内"（《灵枢·论疾诊尺》），亦称"司外揣内"（《灵枢·外揣》）。《素问·阴阳应象大论》认为："以我知彼，以表知里，以观过与不及之理，见微得过，用之不殆。"明确提出运用"以表知里"的方法可以认识人体内部疾病。《灵枢·本脏》提出："视其外应，以知其内脏，则知所病矣"。《素问·脉要精微论》提出："诊法常以平旦，阴气未动，阳气未散，饮食未进，经脉未盛，络脉调匀，气血未乱，故乃可诊有过之脉。切脉动静，而视精明，察五色，观五脏有余不足，六腑强弱，形之盛衰，以此参伍，决死生之分。"五脏外应于形体和官窍，视其外应，就可知其内部五脏及互为表里的六腑病理。色与脉是脏腑经络的阴阳气血运行反映于外的征候，故切脉观色，可知脏腑虚实，经络是否通畅，形体的盛衰，以达诊病辨证，分析病因病机的目的。

2. 天人合一

《素问·宝命全形论》曰："天地合气，命之曰人"，人与自然是一个整体，人的生命过程，受到自然的影响，《灵枢·顺气一日分为四时》指出："春生、夏长、秋收、冬藏，是气之常也，人亦应之。"人体生理随季节气候的规律性变化而出现相应的适应性调节；《素问·金匮真言论》指出："春善病鼽衄，仲夏善病胸胁，长夏善病洞泄寒中，秋善病风疟，冬善病痹厥。"可见疾病的发病与季节或交季相关，某些慢性病常在气候剧变或季节交替时发作或加重。《素问·异法方宜论》指出："南方者，天地所长养，阳之所盛处也，其地下，水土弱，雾露之所聚也，其民嗜酸而食胕，故其民皆致理而赤色，其病挛痹。"某些疾病具有地域特点，发病与地理环境相关。诊察这些自然环境因素可以帮助临床诊病与辨证，判断疾病的病性与病位。

3. 时空统一

时空统一是整体观念的核心理念之一。健康状态随时间动态变化，这个过程体现了自然规律和生命周期。个体间寿命和健康状态的差异是客观存在的，这些差异要求医疗实践必须考虑个体的特定条件。尊重自然规律是维护健康的基础，任何违背自然规律的行为都可能带来不利影响。《素问·上古天真论》提到："女子七岁，肾气盛，齿更发长；二七而天癸至，任脉通，太冲脉盛，月事以时下，故有子……七七，任脉虚，太冲脉衰少，天癸竭，地道不通，故形坏而无子也。"提示不同年龄段的生理特点有所差异，并指出随着时间的推移，衰老是人体生命活动的自然规律。疾病的发生和发展是一个动态过程，需要准确把握其变化以实现有效治疗。时空统一要求我们尊重自然规律，动态把握健康状态，以实现个体和社会的健康维护。

（三）中医诊断学的基本理论

中医诊断是一个包含反复思辨的连续临床诊疗过程，强调人与自然和社会、人的全身与局部的关系，注重疾病阶段性和变化趋势。在中医整体观念指导下，通过四诊全面采集相关临床资料，进行综合分析，以辨明疾病本质。此过程涉及病因、发病过程、环境、体质、症状、体征等资料的采集和分析，旨在揭示病、证、症间的内在联系，并考虑个体差异和疾病动态变化，进而对患者的健康状态和病变本质进行辨识，并做出概括性判断。

1. 四诊方法

（1）望诊

医生通过视觉观察患者的神、色、形、态、舌象、头面、五官、四肢、二阴、皮肤及排出物等，以发现异常表现，了解病情。

（2）闻诊

医生运用听觉诊察患者的语言、呼吸、咳嗽、呕吐、嗳气、肠鸣等声音，以及运用嗅觉诊察患者发出的异常气味、排出物的气味，以了解病情。

（3）问诊

医生询问患者有关疾病的具体情况、自觉症状、既往病史、生活习惯等，从而了解患者的各种异常感觉及疾病的发生发展、诊疗等情况。

（4）切诊

医生用手触按患者的脉搏和肌肤、手足、胸腹、腧穴等部位，探测脉象变化及异常征象，从而了解病变情况。

2. 病情资料的分类

通过四诊收集的病情资料主要包括症状、体征和病史。症状指患者的自我感受，如头痛、耳鸣、胸闷、腹胀等；体征指医生运用望、闻、切等方法获得的具有诊断意义的客观征象，如面色白、喉中哮鸣、大便腥臭、舌苔黄、脉浮数等。这些资料可按其与疾病的关系进行分类和分析，以揭示病、证、症之间的内在联系。

3. 疾病诊断方法

诊病，亦称辨病，是在中医学理论指导下，综合分析四诊资料，对疾病的病种做出判断的思维过程。疾病被认为是阴阳失调、脏腑功能失衡的状态，每种疾病都有其特点和规律，病名即对该疾病全过程特点的概括总结与抽象。

4. 辨证方法

"证"是中医学特有的诊断概念，指疾病过程中某一阶段的病理性概括。辨证是在中医学理论指导下，对患者的各种临床资料进行分析、综合，判断疾病当前的病位与病性，并概括为完整证名的诊断思维过程。这一过程涉及证名、证型、证候、证素等概念，要求医生对疾病的本质进行深入的理解和判断。

5. 病历记录方法

病历，又称病案，是患者病情、病史、诊断和治疗等情况的详细记录。病历书写是临床工作者的基本技能，记录内容需详尽、规范，以便于医疗、科研、教学、管理及司法等方面的使用。病历包括患者的基本信息、主诉、病史、四诊资料、诊断、治疗方案等，是评估治疗效果和进行科研分析的重要依据。

三、中医诊断学研究思路与方法

中医诊断学研究是在传承中医诊断理论的基础上，结合现代科学技术，开展中医诊断学的理论、方法技术与设备创新研究，以适应时代发展的需求，提升中医诊断的规范化、标准化、客观化，推动中医诊断学的现代化。

（一）文献研究

文献研究是中医诊断学研究的重要组成部分，它涉及对古代医学文献的深入挖掘、整理和解读。通过对《黄帝内经》《难经》等中医经典文献的系统研究，追溯中医诊断学的起源和发展，提炼中医诊断学的原始思想和实践方法。此外，对历代医家著作的搜集与分析，有助于揭示中医诊断学的历史演变和学术发展脉络，为现代中医诊断学提供坚实的理论基础和实践指导。古籍研究不仅有助于挖掘中医诊断学的理论精髓，对现代中医诊断实践的创新和发展也具有重要的启发和指导作用。

（二）理论研究

中医诊断基本理论是中医诊断和临床思维的基础，它不仅是中医基础理论的延伸，而且融入了中国古代哲学思想，如道家、儒家、佛家和兵家等多元哲学理念。对中医经典著作中诊断理论的进一步挖掘和梳理，有助于进一步夯实中医诊断的理论基石，同时深入研究中国哲学思想的精髓及其对中医诊断基础理论的影响，有助于提升对中医学原理内涵的深刻理解，并促进哲学智慧与现代实践的有效融合。理论研究为推动学科发展、解决临床实际问题、促进诊疗技术的创新提供了坚实的理论和方法学基础。

（三）临床研究

临床研究是验证和完善中医诊断理论和方法的关键环节。该研究领域涵盖了四诊技术的临床应用、病证的规律和特点、辨证论治的临床效果评估，以及中医诊断方法与现代医学诊断技术的融合等。通过临床研究，可以持续提高中医诊断的准确性和实用性，确保中医诊断学的临床应用与现代医疗实践相适应。

（四）实验研究

实验研究为中医诊断提供了科学的验证基础，它是通过实验室技术对中医诊断方法进行客观化和标准化的分析。该研究领域包括舌象、脉象等四诊信息的实验室分析，以及证与现代医学指标的关联性研究等。实验研究有助于揭示中医诊断学的科学内涵，增强中医诊断的客观性和可重复性。

（五）诊断技术研究

诊断技术研究是实现中医诊断学现代化的关键，它致力于将现代科技手段应用于中医传统诊断技术的创新和发展。该研究领域包括利用图像识别技术分析舌象变化、声纹识别探索声音与疾病状态的关联、大数据及标准化病史采集提升问诊质量，以及生物力学传感设备和脉图技术实现脉象的科学测量与分析等。诊断技术研究旨在实现中医诊断的现代化，提高中医诊断的规范化和标准化水平。

第一章　中医诊断学的理论研究

第一节　中医诊断学的理论基础

中医理论植根于中国传统文化知识土壤之中，是中医药学的基础与核心，也是中国古代哲学思想和中医长期临床经验的概括、总结、提炼和升华，有其独特的理论体系。中医诊断学是在中医理论的指导下，研究诊法、诊病、辨证的基本理论、基本知识和基本技能的一门学科，是将中医理论运用于实践的桥梁纽带课程。中医诊断学在长期的发展过程中，受到多种传统文化的深刻影响，形成了特有的思维模式和认识方法。因此，探讨中国传统文化以及中医学理论对中医诊断学发展的影响，对研究中医诊断学的理论和实践都具有极其重要的意义。

哲学是智慧之学，中国哲学既是有关中国的自然、社会和思维知识的概括与总结，又是中华文化的灵魂，是中华民族几千年来精神文明创造的集中体现。中医学是一门兼具人文科学和自然科学特征的交叉性科学，是中国传统文化的重要组成部分。中医学在其理论形成的初期，就受到中国古代哲学思想的深刻影响，并从中汲取了古代哲学中许多合理的理论观点和科学成分，历代中医学家通过对传统哲学文化的不断研究，取其精华去其糟粕，逐步更新、完善中医理论的哲学底蕴与基础，为中医学理论的科学性奠定了基础。因此，传统哲学文化就成为包括中医诊断学在内的中医学的主要理论基础，尤其值得称道的是道、儒、释、兵、阴阳以及谶纬在内的诸家学说在中医诊断学理论的形成过程中作出了重要贡献。

一、道家文化

道文化包含道家文化与道教文化两个方面。道家文化由来已久，可以上溯到中国古代文明，其代表人物为黄帝、老子、庄子，对中国哲学、政治、文学、艺术以及医学都产生了极为重要的影响。道家文化对以《黄帝内经》为代表的中医学理论体系的建立以及中医诊断思维方法的构建，有着重要的影响和贡献，是中医诊断学的理论基石[1]。

（一）道家精气学说与中医精、气、神理论

道家在观察自然界过程中，已认识到"气"是构成万物的根源，是宇宙间最基本的物质，人也来源于气。《云笈七签·秘要诀法·修真旨要》记载："气者，阴阳之太和，万物之灵爽也。"道家认为气乃万物之魂灵，阴阳二气合为一气，即冲和元气，构成了宇宙间万事万物，并且万物的灵性，根源于气。气具有物质性，又具有功能性。《庄子·知北游》："人之生，气之聚也，聚则为生，散则为死。"《管子·心术》："气者身之充也"。气是构成生命的物质，也是人赖以维持生命的源泉。后世道教气功提出"人在气中，气在人中"，即本源于此。

医家注重"人气"的研究，对脏腑之气、宗气、营气、卫气、元气、经气有更深入的认识，进而建立起中医的精气神学说。精为气之母，精伤则气损；气亦能生精，气虚则精亏；精气又为神的物质基础，精亏气损则神衰。故精、气、神三位一体，不可分离，存则俱存，充则俱充，衰则俱衰，亡则俱亡。因此，精脱者死，失神者亦死。中医学认为，精、气、神三者的充旺与否，是人体生命存亡、身体健康的关键，应予以高度重视。如中医诊断学望诊中的"失神"是精亏、气损、神衰的临床表现；"假神"是精气衰竭已极，阴不敛阳，阳气外越的临床表现。

与此同时，医家还研究了"风、寒、暑、湿、燥、火"天之六气，以及"木、火、土、金、水"地之五行（地气）对"人气"的影响。道家、医家对气与生命的认识，在本质上并无不同，都重视养气和养生，所不同的是前者追求"成仙得道"，后者追求"医病救人"。在这里特别需要强调的是，医家研气养气不仅仅在于长生，尤其重于防病治病。如《素问·刺法论》就记载有五气护身法，用以抵御疫邪，"避其毒气，天牝从来，复行其往，气出于脑，即不邪干"。《诸病源候论》则记载用行气导引法治疗各科疾病。由此可见，医道相通，只不过是各有所侧重而已。

（二）反者道之动与中医辨证论治思维

道家著名的代表人物老子认识到作为矛盾着的事物"道"与世上的一切事物一样，也有其自身内在的运动规律，其中很重要的一点，就是他认为存在于"道"这个事物中矛盾着的双方会在一定条件下向相反的方向转化。《道德经》四十章指出："反者道之动"。这是说"道"不是静止不变的事物，而是一个不断流转与变迁的事物和过程。《道德经》五十八章则说："正复为奇，善复为妖。"这是指在一定条件下，正可以转化为奇，善良能转化为邪恶。推而广之，即任何事物都可能出现物极必反的现象。然而天道公而无私，和谐适中，可调控事物的动态平衡。《道德经》五十五章指出："知和曰常，知常曰明……物壮则老，谓之不道，不道早已。"老子深谙物极必反的运动规律，为防止事物向不利方向发展，提出贵和持中的观点，告诫人们想问题、办事情不要走极端，以保持内部平衡。

在道家文化的影响下，中医学中就有物极必反现象的描述，例如，《素问·阴阳应象大论》说："寒极生热，热极生寒"，这种现象就很好地揭示了人体阴阳寒热在一定条件下相互转化的道理，正是老子"反者道之动"思想的具体表现。在治疗与调养方面，中医理论则主张贵和有度，采取阴阳和合法则，以恢复阴阳的平衡与协调。《类经附翼·医易》云："动极者镇之以静，阴亢者胜之以阳。"即以静制动，以阳胜阴，故有热者寒之，寒者热之的治法，亦可根据具体情况，"壮水之主，以制阳光""益火之源，以消阴翳"，即损其有余而补其不足。故中医治病原则，不外乎阴阳平衡。

（三）道法自然促成中医整体观的构建

《老子·二十五章》曰："人法地，地法天，天法道，道法自然。"老子认为人与天地万物共处于同一整体之中，人应顺应自然，与之和谐相处。中医接受了这一思想，并在诊疗实践的过程中加以运用实行。《素问·宝命全形论》认为"人以天地之气生，四时之法成"；《灵枢·岁露论》云："人与天地相参也，与日月相应也。"因而人身的生理结构亦与自然环境相类，如《灵枢·海论》："岐伯答曰：人亦有四海、十二经水。经水者，皆注于海，海有东西南北，命曰四海。黄帝曰：以人应之奈何？岐伯曰：人有髓海，有血海，有气海，有水谷之海，凡此四者，以应四海也。"这种类比虽然不具备完整的科学性，但也从某种意义上佐证了人类本身就是大自然的产物，与天地万物处于同一个整体之中，因而要和大自然和谐相处。

人体的阴阳之气变化节律与自然界阴阳消长同步。《灵枢·顺气一日分为四时》云："春生、夏长、秋收、冬藏，是气之常也，人亦应之。"反映在脉象上，《素问·脉要精微论篇》曰："万物之外，六合之内，天地之变，阴阳之应，彼春之暖，为夏之暑，彼秋之忿，为冬之怒。四变之动，脉与之上下，以春应中规，夏应中矩，秋应中衡，冬应中权。"中医诊察四时平脉的道理和变化规律，即是春规、夏矩、秋衡、冬权，即以"春弦、夏洪、秋毛、冬石"为常，《濒湖脉学》云，"春得秋脉，死在金日，五脏准此，推之不失。"

因此，无论是诊断、治疗，还是养生、预防，中医都把人放到整个自然环境的背景下去考察分析。如中医诊断以色脉为主,"色以应日,脉以应月",诊察色脉,也是诊察日月,换言之,也就是诊察天地自然之气影响人体经脉之气,共同表现出的变化,进一步来说,就是诊察阴阳。所以,《素问·阴阳应象大论》说:"善诊者,察色按脉,先别阴阳;审清浊,而知部分;视喘息,听音声,而知所苦;观权衡规矩,而知病所主。按尺寸,观浮沉滑涩,而知病所生,以治无过,以诊则不失矣。"无论辨证,还是论治,均应"谨熟阴阳,无与众谋"。在治疗中,要求"审其阴阳,以别柔刚,阳病治阴,阴病治阳",《素问·六元正纪大论》告诫医家应注意"用寒远寒,用热远热"。《素问·上古天真论》提出:"法则天地,象似日月,辨列星辰,逆从阴阳,分别四时,将从上古合同于道,亦可使益寿而有极时。"《素问·四气调神大论》更提出了顺应自然养生的一系列原则和具体方法。

二、儒 家 文 化

儒学在中国古代哲学中处于正统地位,其对中医理论及临床实践产生了重大影响。例如,儒家的中庸之道对中医的中和思维、阴阳平衡理论的创立和践行,儒家的仁学精髓、孝悌之道对医德医风的树立,儒家文明的"格物致知"等都对中医学的形成和发展产生了深远影响。而"不为良相,即为良医"的志向,亦成为一代代儒医辈出的精神动力。因此,中医理论体系受到了以中庸为基础,以仁学为核心,以实用、理性为特征的儒家文化的深刻影响[2]。

(一)儒家中庸之道与中医学的诊断思维

1. "执两用中"的矛盾和谐观与中医学阴阳平衡观

中庸思想是儒学博大精深的体系里一个"相当适宜而完整的基础"。《论语·尧曰》记载一段传说,古代圣王尧临终前传帝位于舜,并告诉他统治臣民的四字秘诀是"允执其中"。"其"是指事物的两端或对立双方。《礼记·中庸》引孔子的话说:"执其两端,用其中于民"。"中"指不偏不倚,无过之无不及的状态或境界。"执中"或"用中"就是要抓住两端之间的中心点,不可过之,也不可不及。

儒家的中庸之道有其糟粕、消极的一面,但其"执两用中"以致"中和"这一概念,对中医学却有着积极而又深远的影响。中医学以阴阳的动态平衡为人体生命运动的理想状态,标志着人体健康。《素问·调经论》曰:"阴阳匀平,以充其形,九候若一,命曰平人""平人者不病"。所谓"匀平""平"相当于儒学"中和"的"和"。金元医家刘完素说"阴阳以平为和"。阴阳平衡状态的破坏,则意味着生病。"阴盛则阳病,阳胜则阴病"是阴阳的太过;"阳虚生外寒,阴虚生内热"是阴阳的不及。《素问·生气通天论》说:"阴不胜其阳,则脉流薄疾,并乃狂;阳不胜其阴,则五脏气争,九窍不通。"其中"阴不胜其阳"和"阳不胜其阴",也都是阴阳两方平衡破坏后,在对立统一运动中所出现的偏胜偏衰的病理现象。如果阴阳偏胜偏衰进一步发展,到了有阳无阴,或有阴无阳的地步,就会影响生命,出现《素问·生气通天论》所说的"阴阳离决,精气乃绝"的危象,甚至死亡。清人林珮琴《类证治裁》亦说:"阴阳脱离,命立倾也。"因此,中医所诊断的病变都是由阴阳的失衡所致,所谓"阴阳乖戾,疾病乃起"就是这个道理。

当然,除了阴阳失调以外,中医学认为气血失常、气机升降出入失常也是病变的基本机理。如《素问·调经论》说:"血气不和,百病乃变化而生。"举凡血、气、形、志的有余或不足均可致病,"血有余则怒,不足则恐";"气有余则喘咳上气,不足则息利少气";"形有余则腹胀,泾溲不利;不足则四肢不用","志有余则腹胀飧泄,不足则厥"。因肝藏血、肺主气、脾主肌肉、肾藏志,所以血气形志的有余和不足所致的病证,实际上是脏腑的虚实病变。《素问·六微旨大论》说:"出入废则神机化灭,升降息则气立孤危。故非出入则无以生长壮老已,非升降则无以生长化收藏。"亦皆是失和思想在中医病机变化中的反映。

中医对疾病总的治疗原则是"谨察阴阳所在而调之,以平为期","无问其病,以平为期"。中医学的养生观，主张顺应自然规律而动，动则中节、有常；形神兼备，动静结合，神静而形动。《黄帝内经》"其知道者，法于阴阳，和于术数，食饮有节，起居有常，不妄作劳，故能形与神俱，而尽终其天年。"这里要求人们的行为要适应自然气候的变化，即"法于阴阳，和于术数"。

2. 叩其两端、和而不同与中医学的辨证论治

《论语·雍也》引孔子的话说"君子之中庸也，君子而时中"，"时中"就是根据不同的时间、地点、条件，做到具体问题具体分析，不同情况区别对待，这种"时中"观点在中医学里得到充分的发挥和很好的运用。中医学根据"平脉"来确诊"平人"（即健康人），但"平脉"的标准也会随着季节、年龄、性别、体质以及身体活动状态的不同而有相应的变化。中医审因论治里的"三因"（因时、因地、因人）制宜，要求全面考虑各方面的因素，具体问题具体分析，对不同疾患区别对待，以制定出适宜的治疗方案或步骤等，无不体现"叩其两端"的"时中"思维和精神。

3. 发而中节的方法论与中医学的适度原则

中庸思想中，关于"中""中节"等概念，可以理解为哲学上讲的"度"。所谓"度"是指事物保持自己一定质的数量界限，是事物质和量的辩证统一，即日常生活中提出的"分寸""火候""临界点"等。中庸反对"过犹不及"的背离"度"的原则。"过犹不及"在中医学里有着广泛的表现，脉象有平脉、太过、不及之分；针刺法的深浅也分为刺齐（中）、太过、不及三等；五运之气有平气、不及、太过之说。太过、不及都是病态，以饮食量而言，"谷不入半日则气少，一日则气衰"，此为不及，但"饮食自倍，肠胃乃伤"，此为太过。从进针深浅来看，"过之则内伤，不及则生外壅"。但在"过"与"不及"两极中，中医学更强调"过"的危害。从病理上，"过用"则耗伤正气。《素问·经脉别论》说："生病起于过用，此为常也"。比如，"久视伤血，久卧伤气，久坐伤肉，久立伤骨，久行伤筋"，中医学称之"五劳所伤"。从药物治疗上看，"过治"则戕伐正气，用药时应遵循"衰其大半而止"的原则，要求"大毒治病，十去其六；常毒治病，十去其七；小毒治病，十去其八；无毒治病，十去其九。谷肉果菜，食养尽之，无使过之，伤其正也。"

（二）宋明理学对中医运气学说的影响

宋明理学是在隋唐佛学与道家思想的基础上，以儒家的《易》学及孔孟礼教观念为主干，糅合而成。宋明理学中的辨证论治派，在阴阳五行学说指导下，把天、地、人以及人体的五脏六腑、四肢百骸、五官九窍，都纳入到一个相互联系、相互影响的大体系中，由外而内地对生命现象进行探讨研究。他们把运气学说作为说理工具，研究运气学说的内涵实质，着意于解决临床实际问题。代表医家如刘完素、李杲、张元素、张从正、朱震亨等，他们对运气学说的研究大致有以下特点：一是承认四季气候变化规律对人体气血的影响，但反对机械套用运气格式及其推演模式，使得医家们都比较注重运气与临床实际的结合，体现了一种不尚空玄的求实学风；二是把运气和病机的推求、处方用药的选择联系起来；三是注重"解经"而不"注经"，创造性地发挥运气理论，如刘完素的"亢害承制论"和朱震亨的"相火论"。

三、释家文化

佛教作为外来的宗教信仰，在两汉之际传入中国。佛教的传入带来了印度医药，其中不少药物、疗法、卫生保健等都曾极大地丰富了中医学宝库，禅理对医理的影响亦曾轰动一时。佛学曾影响过中医学，但并未改变中医学在佛学传入中国以前就已经奠定的理论基础。它的一些理论和医疗技术、卫生习惯，被中医所吸收，纳入到中医体系之中。释家文化对中医理论的影响主要是四大学说。

（一）佛教四大病因学说

四大，乃佛教术语，指地、水、火、风等四种构成物质的基本元素。又名四界。佛理认为，一切物质皆是四大所生。四大之"大"有两种含义：一为相大，如大山大地，大江大海，大山劫火，黑团风、龙卷风等；二为用大，一切物体皆为四大组成。佛教认为，人身亦由四大构成，四大失调则患病，这可以说是佛教对人体生理病理的基本认识。

佛教传入中国之前，中国的医书是以阴阳五行学说为其认识论的基础。但随着佛教的传入及"四大"在中国的广泛传播，"四大"理论逐渐影响到中医界。追溯起来，早期有东汉·安世高翻译的《人身四百四病经》，书中论述了印度医学的"四大"学说。孙吴时期竺律炎共支越翻译的《佛说佛医经》中有"人身中本有四病，一者地，二者水，三者火，四者风。风增气起，火增热起，水增寒起，土增力盛。本从是四病，包四百四病。"以上论述，均为印度佛经中的原文。

印度"四大"学说很快就影响到中医理论。陶弘景（公元 456—536 年）在增补《肘后方》中首先接受了这一思想，书中云："人用四大成身，一大辄有一百一病"；并改《肘后方》名为《补阙肘后百一方》。到了唐代，许多中医书籍记载了"四大"学说，如孙思邈的《备急千金要方》云："地水火风和合成人。凡人气不调，举身蒸热；风气不调，全身强直，诸毛孔闭塞；水气不调，身体浮肿，气满喘粗；土气不调，四肢不举，言无音声。火去则身冷，风止则气绝，水竭则无血，土散则身裂。然愚医不思脉道，反治其病，使藏中五行共相克切，如火炽然重加其油，不可不慎。凡四气合德，四神安和，一气不调，百一病生；四神动作，四百四病同时俱发。"王焘的《外台秘要》完全以四大代替了五行，"身者，四大所成也。地、水、火、风，阴阳气候，以成人身八尺之体。骨肉肌肤，块然而处，是地大也；血、泪、膏、涕津润之处，是水大也；生气温暖，是火大也；举动行来，屈伸俯仰，喘息视瞑，是风大也。"这种情况，一直延续到宋代的《金匮玉函经》、清代喻昌的《医门法律》，两书都在引用四大学说。另一种情况则是试图把四大与五行结合起来，如隋代的《诸病源候论》云："凡风病有四百四种，总而言之，不出五种，即是五风所摄：一曰黄风，二曰青风，三曰赤风，四曰白风，五曰黑风。"这种结合在今天看来，未免有些牵强。

不可否认，从医学史角度来看，"四大"学说确实影响过中医界，其影响最大的阶段恰是佛教在中国最兴盛的时期。从历史唯物主义的观点来看，"四大"与五行同属朴素的唯物元素论，有其共性，但五行学说的体系更加完善，五行不但能说明相生关系，同时又能说明相克关系，因而，在中国传统文化哺育下，以阴阳五行为基础的中医理论体系逐步完善成熟。

（二）中道与整体平衡观

释迦牟尼在创立佛教之初就明确提出了"中道"的概念，较多记述早期佛教的阿含类经典中有相关内容，如《中阿含经·卷第五十六》中记述了释迦牟尼在给他最初的五个弟子（五比丘）传法时提及"中道"的内容："五比丘当知，有二边行，诸为道者所不当学：一曰著欲乐贱业，凡人所行；二曰自烦自苦，非贤圣求法，无义相应。五比丘，舍此二边，有取中道。"释迦牟尼在这里批判了两个极端，一个极端是偏于讲苦行，另一个极端是偏于讲享乐。他要求弟子"舍此二边，有取中道"。这是佛教"中道"概念最初的含义，后人称其为"苦乐中道"。后来佛教中"中道"的含义远不止离苦离乐，而是涉及范围更加广泛，有"有无中道""断常中道"等义。中道是佛教认为的最高真理，故佛教又常自称为中道教。

中医学虽无"中道"一词，但其基本理论和临床治疗却贯穿着"中道"思想。用中医术语来讲，也就是整体平衡观，类似于儒家文化的"中庸"。从人体来说，其自衡、自稳能力也是惊人的，其中包括生理上的自我平衡和心理上的自我平衡。自衡的方法主要通过藏象理论、气机升降出入、脏气之间的生克乘侮关系，以及经络之间气血多少的调节来实现的。《黄帝内经》整体平衡观的特点则是以阴阳的相互关系来说明的。在诊断方面，《素问·阴阳应象大论》曰："审其阴阳，以别柔刚"，把审察阴阳的变化作为主要诊察原则。中道与整体平衡观，一属佛教术语，一属中医术语，但从认识论角度不难看出，二者精神实质如出一辙，都在强调一种不偏不倚、中正可法的准则[3]。

(三)缘起法与三因学说

缘起法被认为是佛教教义的精髓,是佛陀观察宇宙人生采用的独特方法。佛教常言:"此有故彼有,此生故彼生,此无故彼无,此灭故彼灭。"其核心是强调一切事物或现象之间相互依存、互为因果、互为条件的关系。这种关系在中医学里也普遍存在,缘起法与天人相应观,其本质都是在强调一种相依、相缘、相资的关系。这种认识论的方法,也是东方特有的思维方法。

释家认为,疾病产生的原因有内缘和外缘:内缘(内在条件)就是生理机能和心理因素;外缘(外在条件)就是家庭环境、社会环境和自然环境。释家在论述人体疾病的原因时,其义理特色表现得很明显,即众病有三因:外因、内因和业因。从病因来说,佛教认为,几乎所有的疾病都是由精神因素引起的,就是说百病由心造,"四大"失调为基本病机。《童蒙止观》云:"由心识上缘,故令四大不调;若安心在下,四大自然调适,众病除矣。"这与中医基础理论中的"三因"学说相似,即为内因(饮食劳倦、情志所伤等)、外因(外感六淫、外力所伤等)和不内外因。释家医学不但认为个体的生理状况、行为是致病原因,而且还深入分析了心理因素在疾病产生过程中的作用。这与中医学重视体质医学、心身医学的思想有相通之处。

四、兵家文化

西汉时期成书的《黄帝内经》,它的理论核心是阴阳学说。《黄帝内经》不仅受到道家、儒家思想的影响,同时也受到先秦兵学著作《孙子兵法》《孙膑兵法》等的影响与渗透,如《孙子兵法·计篇》提及的"阴阳",《虚实篇》中的"五行无常胜";《孙膑兵法·奇正》中的"五行",其用语都较《黄帝内经》成书为早。《灵枢·逆顺》篇道:"兵法曰,无邀正正之旗,勿击堂堂之阵",即是援引《孙子兵法·军争篇》中的论述作为医者省病诊疾的指导方针。因此,兵家文化渗透到《黄帝内经》中,并经过改造,形成了独具传统医学风格的阴阳五行学说。张仲景的《伤寒杂病论》沿用《素问·热论》的六经概念,但在哲学思想、战略意义、奇正常变等方面使用了《孙膑兵法·奇正》的奇正、虚实等兵学思想,其书含有六经常变、审时度势、预防、超前截断、安内攘外、攻补兼施等兵家哲学思想。清初名医徐大椿在其所著的《医学源流论·用药如用兵论》中详尽地阐述了"防病如防敌""治病如治寇""用药如用兵"等医理,认为"孙武子十三篇,治病之法尽之矣"。

(一)料敌虚实与中医诊断学理论

《吴子·料敌篇》曰:"用兵必须审敌虚实而趋其危。"在作战思想方面强调"审敌虚实",要求作战的指挥员必须派出情报人员,大量搜集敌方信息;并根据信息估量敌情,"因形用权",即根据作战形势的变化而实施不同的谋略和决策。其内涵如同《伤寒论》云:"观其脉证,知犯何逆,随证治之。"中医正是通过望、闻、问、切所得的病情资料,运用司外揣内、以常衡变、见微知著等原理,全面诊察、整体分析人体病变的过程。兵家是"审敌虚实""因形用权",而医家是因势利导、审时度势,根据四诊的结果分别施以不同的治法。

(二)全面运筹与整体观念同辙

《孙子兵法·谋攻篇》云:"知彼知己,百战不殆""不知彼不知己,每战必殆"。《孙子兵法·计》曰"道、天、地、将、法",此"五事"全面分析敌我双方的利弊情况、从全局出发考虑用兵之道,为兵法之核心。《留香馆医话》云:"善用兵者,能审敌情,知己知彼,百战百胜;善治病者,能识病情,辨证投剂,百药百效。"中医学认为,"人以天地之气生,四时之法成",因天地之气、居住环境不同,以及人的年龄、性别、体质、病程、生活习惯等存在个体差异,病证的表现也会有所不同。因此,"知彼"体现在中医诊察疾病时,需全面了解疾病的病因、病位、病性、病势、临床表现、演变发展规律、预后转归等，对疾病的全貌有一个清楚的认识后，才能详审病因病机，准确辨证。

《吕氏春秋·察今》曰："譬之若良医，病万变，药亦万变，病变而药不变，向之寿民，今为殇子矣。"在治疗疾病时，更需因人、因时、因地制宜，区别对待，而制定出适宜的治法与方药，方能用药如神。张仲景创立的六经辨证、叶天士创立的卫气营血辨证、吴鞠通创立的三焦辨证理论体系，正是对疾病致病特点及其规律的正确把握，从而成为中医临床辨证论治的"准绳"。

（三）兵家时空观念与时间医学

《六韬·龙韬·军势》说："善战者，见利不失，遇时不疑。失利后时，反受其殃。"说明战机在战争中的作用和地位。又如著名的"曹刿论战"，就是抓住"一鼓作气，再而衰，三而竭，彼竭我盈"的战机，方能克敌制胜。战机和病机都体现了时空观念，常常处于变动之中。战机就是有利于我、不利于敌的作战时机，病机就是病理机制。《素问·至真要大论》说："寒暑温凉，盛衰之用，其在四维，故阳之动，始于温，盛于暑；阴之动，始于清，盛于寒。春夏秋冬，各差其分。"阐明了四维时空的生物钟规律。

病机可以随着时空而转移变化，《伤寒论》有诸多原文是对时间、空间的描述，如阳明三急下与少阴三急下证等。张仲景把当汗而不汗，谓之"失汗"；不当汗而汗，谓之"妄汗"；当下而不下，谓之"失下"；不当下而下，谓之"妄下"。医者应注重"时"与"势"的变化，在这个"当"与"不当"的空间，开拓辨证思维，牢牢抓住治疗时间的主动权，选择正确的治法。在病机随着病人素体的强弱有所变化时，治疗也应有所"移位"。如小儿麻疹，上午高热阳盛；下午突然汗出，热退，面色㿠白、脉弱，呈一派阳虚之象。此因小儿脏腑脆弱，传变迅速，非时间所能左右病势的突变，要求医生必须审时度势，当机立断，不急温则危殆立至，所谓"温补不可少缓"。因此，六经辨证、卫气营血辨证、三焦辨证均充分反映了病机变化的阶段性、时空性。

（四）兵家天时气象观与医学气象学

《孙膑兵法·月战》曰："天时、地利、人和，三者不得，虽胜有殃。"兵法和医学均包含有中国古代阴阳和合、天人合一的哲学思想，用于指导临战，则可以屡战屡胜；用于指导临床，则可以力挽沉疴。

自然界的变化是无穷的，兵家与医家都认识到气象变化对用兵、对人体疾病的影响。《孙子兵法·势篇》认为，"终而复始，日月是也。死而复生，四时是也，声不过五，五声之变，不可胜听也。"兵家用兵实际上就是穷究天人之际，利用恶劣气候以攻敌不意，又利用反常气候暂待时机，养兵蓄锐。《金匮要略》曰："夫人禀五常（五行），因风气（指自然界气候）而生长，风气虽能生万物，亦能害万物，如水能浮舟，亦能覆舟"，比较形象地指出气候变化对生物界的影响。高原寒冷、日温差别大，这就使得人体的阳气与体温会出现相应的变化。《素问·五常政大论》说："是以地有高下，气有温凉，高者气寒，下者气热。"一般情况下，海拔高度每升高 100 米，气温则下降 0.56 ℃。高原多寒邪，易伤人体的阳气；寒性凝滞、收引，所以高原人多见寒性的痰喘、胃痛、痹证等。

后世根据《黄帝内经》气象观而引申发展为"运气学说"，把"在天之气"的自然界的风、寒、暑、湿、燥、火等"六气"对人体的影响紧密地结合起来考虑。运用天干（物候符号），把"在地成形"的自然界的木、火、土、金、水五种元素联系起来，运用司天在泉、客主加临、淫邪胜复、太过不及等理论，阐明了风、寒、暑、湿、燥、火等六气伤人，及相兼为患而导致的人体脏腑和经脉病变规律，丰富了《黄帝内经》的气象观。因此，医学气象学比兵家气象观更为详尽和具体。

（五）机动灵活与恒动观

战事变化莫测，用兵之道如《孙子兵法·虚实》所云："水因地而制流，兵因敌而制胜。故兵无常势，水无常形，能因敌变化而取胜者谓之神。"奇正相生，虚实转变，应灵活机动用兵，而墨守成规是兵家大忌。中医学始终从恒动、变化和发展的视角来观察分析人的各项生命活动规律。如脉象随四季更替而表现出周期性的变化；营卫之气随日月运转，昼夜变化，永不停息，周而复始地在人体内运行。同时，恒动性贯穿于辨证论治全过程。中医学认为，疾病的发生是正气与邪气斗争的结果，疾病发生发展与转归的整个过程是不断变化的，时刻体现着动态性，主要表现为"邪气入侵—正邪相争—正邪消长—正胜邪退或正虚邪恋"等四个环节。疾病发展也会出现"旦慧昼安，夕加夜甚"（《灵枢·顺气一日分为四时》）的动态变化。中医临床常见的"同病异证""异病同证"即是疾病动态变化的具体体现，其病因、病性、病位、病机在疾病不同阶段中的演变，使得中医证候表现为动态时空性。

（六）用药如用兵

兵家"用药如用兵"思想对中医药学的影响深远，特别是在"用药如用兵"这一理念上表现得尤为明显。这种思想将军事战略的精粹引入医学领域，强调在治疗疾病时，医生应像军事指挥官一样，精准地运用药物，以达到治疗的最佳效果。

兵家思想中的"上兵伐谋"在医学中体现为"未病先防"。在兵法中，最高明的战术是避免战争的发生，而在医学中，最高明的治疗是预防疾病的发生。《黄帝内经》中提到"圣人不治已病治未病"，强调了预防的重要性。医生在治疗时，不仅要关注眼前的疾病，还要考虑如何通过调整生活方式、饮食习惯等预防未来的疾病。

"临证如临阵，用药如用兵"强调了治疗的策略性和精准性。在战争中，将领需要根据敌情变化灵活调整战术；同样，在临床治疗中，医生也需要根据病情的变化，灵活调整治疗方案。这要求医生具备深厚的医学知识和临床经验，能够准确判断病情，合理选择药物，精准用药。

兵家思想中的"避实击虚"在医学中体现为"治病求本"。在战争中，避开敌人的主力，攻击其弱点；在医学中，则是寻找疾病的根本原因，从源头上进行治疗。《黄帝内经》中提到"治病必求于本"，意味着治疗不仅要解决表面的症状，更要找到并解决疾病的根本原因。

"因势利导"是兵家战略思想的精髓，也是《黄帝内经》治则治法中的思想切入点。在战争中，将领会根据战场形势的变化，采取相应的策略；在医学中，医生也需要根据病情的变化，采取相应的治疗措施。这种思想强调了治疗的灵活性和适应性，要求医生能够根据病情的变化，及时调整治疗方案。

五、其他文化

中医诊断学理论的形成过程中，除了受到道、儒、释、兵等文化的重要影响外，还受到诸如法家、墨家、阴阳家在内的其他文化的影响，法家"以法治事"、墨家"民本""兼爱""实用主义"、阴阳家"阴阳学说"都在不同维度促进中医诊断学理论的发展和完善。

（一）法家

法家文化中的"以法治事"的思想，对中医诊断学的规范化有着重要的影响。法家强调法律的普遍适用性和严格执行，这种思想被引入中医诊断学中，促进了诊断方法的规范化。例如，中医的"三部九候诊法"就是对脉诊的规范化，通过统一的诊断标准来确保诊断的准确性和一致性；法家的治国理念中的"赏罚分明"在中医中体现为明确的治疗原则，如"虚则补之，实则泻之"和"寒者热之，热者寒之"，这些原则为中医的临床治疗提供了明确的指导，使得治疗行为更加规范和有效；法家文化中的法治思想强化了中医的辨证施治体系，强调根据患者的具体症状和体质进行个性化治疗，这种因人而异的治疗方案体现了法家文化中对规则和规范的重视；法家的集体主义和整体性治理思想与中医的"天人相应、神形相合、表里相关"的整体观点相结合，使得中医诊断不仅仅关注局部病变，更是从整体上把握病情。

（二）墨家

墨家强调实践和经验的重要性，在中医诊断学中体现为"望闻问切"四诊合参，注重通过实践来认识和治疗疾病；墨家提出"五行毋常胜"，对五行生克关系中量变到质变过程的阐述，与中医对疾病发展过程中的量变与质变的认识具有密切的联系；墨家追求科学的精神，强调医学技术本身就是一种济世救民的手段，这种实用主义思想在中医诊断学中体现为对治疗效果的重视，即诊断的目的是有效治疗疾病；墨家的"民本"思想对《黄帝内经》理论构建的影响，体现在对民众基本诉求和疾苦的深刻感触，在中医诊断学中，这种思想转化为对患者个体差异的重视，以及对患者整体状况的全面考虑；墨家的兼爱利民的大爱、无私奉献的品格等在历代名医身上有着完美的体现，在中医诊断学中，这种医德体现为对患者的关怀和尊重，以及对医疗行为的道德要求。墨家文化的这些影响，使得中医诊断学更加注重实践性、科学性和人文关怀，从而在疾病的诊断和治疗中发挥了重要作用。

（三）阴阳家

阴阳家文化中的阴阳学说为中医诊断学提供了基础理论支撑。《黄帝内经》中提到"阴阳者，天地之道也，万物之纲纪，变化之父母，生杀之本始"，表明阴阳是自然界一切事物运动变化的固有规律，也是中医理解人体健康和疾病的关键。例如，受阴阳家文化的影响，中医诊断形成了"四时脉法"理论，即不同季节的正常脉象不同，如春季的正常脉象为"浮脉"，这与后世脉学理论中将"浮脉"作为病在"表"的征象不同。这种根据季节变化来调整诊断和治疗方法的思路，体现了阴阳家文化中四时阴阳轮转的观念；中医诊断学中的辨证论治，即根据阴阳失衡的具体表现来确定治疗原则，如"阴平阳秘，精神乃治"，成为中医养生和治疗的终极目标；阴阳家文化中关于情志养生的思想，如"志意和则精神专直，魂魄不散"，影响了中医对情绪管理在疾病预防和治疗中的作用；阴阳学说对中医治疗方法有着明确的指导作用。例如，中医治疗中常用的"实则泻之，虚则补之"原则，就是基于阴阳平衡理论的应用。

总之，中国传统文化的多元影响，使中医诊断学成为一门深具中国特色的医学科学，其理论和实践至今仍对现代中医发展具有重要的指导意义。

第二节 中医学理论

人是自然界最宝贵、最重要的生灵，人类是迄今为止宇宙间一切生命活动的最高存在形式。中医学理论以古代解剖知识为基础，通过长期对生命现象的观察，围绕人体生命、健康、疾病以及养生与防治进行研究，并形成了自己独特的理论体系。

一、生命认知

（一）藏象

藏象是中医学中一个核心的概念，它指的是藏于体内的脏腑及其表现于外的生理病理征象及与自然界相通应的事物和现象。"藏"指的是藏于体内的五脏（肝、心、脾、肺、肾）、六腑（胆、胃、小肠、大肠、膀胱、三焦）和奇恒之腑（脑、髓、骨、脉、胆、女子胞）。"象"则包括两个层面的含义：一是表现于外的生理病理征象，二是五脏系统与外在环境的事物与现象类比所获得的比象。藏象学说通过观察人体外在的生理和病理现象，来推断和认识内脏的功能活动和病理变化，从而为临床治疗提供依据。简而言之，藏象不仅是对脏腑实体的描述，更重要的是对脏腑功能系统的宏观描述，它体现了中医学对人体生理和病理的整体认识。藏象学说的构建，既有解剖方法获得的直观认识，又有整体观察方法所把握的宏观生命规律。因此，藏象学说的脏腑概念，不仅是解剖学的形态和部位，更主要是涵盖了人体生理功能系统的概念。

（二）气血津液

气血津液是中医学中描述人体生命活动和生理功能的基本物质。气是人体内的一种极细微、运动不息的物质，具有推动、温煦、防御、固摄和气化等功能，是维持生命活动的动力。血是红色的液体，是营养身体、维持生理活动的物质基础，具有营养和滋润作用，依赖于气的推动和固摄作用而循环全身。津液是体内所有正常水液的总称，包括各脏腑形体官窍的内在液体及其正常的分泌物，具有滋润和濡养作用，其代谢涉及津液的生成、输布、排泄等过程。气血津液相互依存、相互转化、相互影响，共同维持人体的生理平衡。气血津液的失调会导致各种病理变化，如气血不足、气滞血瘀、津液亏损等，因此在中医治疗中，调整气血津液的平衡是非常重要的治疗原则。

（三）经络

经络是中医学中描述人体内部复杂网络系统的概念，包括经脉和络脉。经脉是经络系统的主干，贯通上下，沟通内外，而络脉则是经脉的分支，纵横交错，遍布全身。经络内属于脏腑，外络于肢节，沟通于脏腑与体表之间，将人体脏腑、组织、器官联结成为一个有机的整体，并借此行气血、营阴阳，使人体各部的功能活动得以保持协调和相对平衡。经络的主要功能包括运行气血、联系脏腑肢节、沟通上下内外、抵御外邪、感应传导及运输调节等。简而言之，经络是中医理论中运行气血、联系脏腑和体表及全身各部的通道，是人体功能的调控系统。

经络学说与藏象、气血津液等共同构成中医学理论体系的核心，成为中医学阐述人体生命运动规律的基本学说。《灵枢·经别》说："夫十二经脉者，人之所以生，病之所以成，人之所以治，病之所以起，学之所始，工之所止也，粗之所易，上之所难也。"中医学重视经络学说，经络学说不仅是针灸、推拿等学科的理论基础，而且对临床各科都有着重要指导作用。

二、健康认知

（一）精、气、神

精、气、神是中医学中描述人体生命活动和生理功能的基本要素，被称为人身"三宝"。精是构成人体和维持生命活动的物质基础，包括先天之精和后天之精，前者来自父母，后者源于水谷精微，主要贮藏于肾。气是生命活动的动力，由先天之气和后天之气组成，具有推动、温煦、防御、固摄和气化等功能。神则是生命活动的主宰和外在表现，包括精神、意识、知觉等，是精气的最高表现。精气神三者相互依存、相互转化，共同维系着生命的进程。精、气、神三者虽各有不同之处，但实际上又是一个不可分割的整体。精是生命物质基础，气是精的功能状态，神则是这种功能状态最高级最集中的表现形式。精气神三者相互依存、相互转化，共同维系着生命的进程。精充气就足，气足神就旺；精亏气就虚，气虚神就衰。精气神的正常与否体现在人体的各种生命现象中，它们的协调统一维持正常的生命活动。

（二）状态

在中医学中，"状态"是一个描述个体在特定时期生理和病理特征及其变化态势的概念。它涵盖了人体的生理、病理特点，包括体质、证、病等，是对个体在一定时间内身心功能和结构的综合反映。状态不仅是局部和整体的统一，也是功能和结构的统一，同时还是时间和空间的统一。它强调了个体在生命过程中的动态变化，以及这些变化与环境因素之间的相互作用。以状态作为健康认知的逻辑起点，探索不同状态下的人体结构与功能，是构建中医学理论的基本思维[4]。

中医状态学通过对人体状态的全面分析，提供了一种新的健康观和疾病观，即从人的整体状态入手来看待健康或疾病。医学目的由疾病医学向健康医学转变，这要求医生不仅是治疗者，还应是保健提供者和决策者，为病人选择成本最低、最有效的治疗方案和健康方案。中医状态学理论为中医"治未病"理念提供了新的视角，促进了健康医学的发展[5]。

三、疾病认知

（一）发病

中医学认为，疾病的发生和变化，虽然错综复杂，但总其大要，不外关系到人体本身的正气和邪气两个方面。疾病的发生和变化，即是在一定条件下邪正斗争的反映。

正气不足是疾病发生的内在根据，中医认为内脏功能正常，正气旺盛，气血充盈，卫外固密，病邪难以侵入，疾病无从发生。中医学重视正气，强调正气在发病中的主导地位，并不排除邪气对疾病发生的重要作用。邪气是发病的必要条件，在一定的条件下，甚至可能起主导作用。正邪斗争的胜负，决定发病与否以及影响疾病的发展及转归，正能胜邪则不发病，邪胜正负则发病，发病以后，由于正气强弱的差异、病邪性质的不同和感邪的轻重，以及所在部位的浅深，从而产生不同的病证。

（二）病因

病因，是研究病因分类和各种病因的性质、致病途径、致病特征以及探求病因方法的理论。主要阐述六淫、疠气、七情内伤、饮食失宜、劳逸失度、病理产物（痰饮、瘀血、结石）、外伤、寄生虫、毒邪、药邪、医过、先天因素等致病因素。

中医病因学以整体观念为指导思想，将人与自然环境和社会环境、人体内部各种组织结构、脏腑经络的生理功能、临床实践的经验总结等结合起来，用普遍联系和发展变化的观点，辩证地探求环境、外邪、精神、体质等在发病过程中的作用，从而构建中医病因学理论。

（三）病机

病机，是研究疾病发生、发展、变化机制的理论。主要阐述发病基本原理、基本病机，以及疾病的传变形式和规律。

病机，即疾病发生、发展、变化的机理，包括病性、病位、病势、病传及预后等。病机是用中医理论分析疾病现象，从而得出对疾病内在本质、规律性的认识，清晰分辨病机是认识疾病本质的关键，也是进行正确诊断和恰当治疗的重要前提。作为防治疾病的依据，病机研究一直受到历代医家的高度重视。

四、养生与防治原则

（一）养生

生、长、壮、老、已是人体生命过程的必然规律，健康与长寿是有史以来人类普遍渴求的愿望。

养生的目的是扶助人体正气，增强抗病能力，提高健康水平，减少疾病发生，从而延缓衰老、延长寿命。

中医养生的核心理念是"治未病"，即在疾病发生之前就进行预防和调养。中医学历来就重视预防，早在《黄帝内经》中就提出了"治未病"的预防思想，强调"防患于未然"。《素问·四气调神大论》说："圣人不治已病治未病，不治已乱治未乱。……夫病已成而后药之，乱已成而后治之，譬犹渴而穿井，斗而铸锥，不亦晚乎"，指出了"治未病"的重要意义。所谓治未病，包括未病先防和既病防变两个方面的内容。未病先防，就是在疾病未发生之前，做好各种预防工作，以防止疾病的发生，通过调摄精神、加强锻炼、起居有节以固护正气，同时注重防止病邪的侵害。未病先防，是最理想的积极措施。但如果疾病已经发生，则应争取早期诊断，早期治疗，以防止疾病的发展与传变。《难经·七十七难》说："上工治未病，中工治已病者，何谓也？然：所谓治未病者，见肝之病，则知肝当传之于脾，故先实其脾气，无令得受肝之邪。故曰治未病焉。中工者，见肝之病，不晓相传，但一心治肝，故曰治已病也。"肝属木，脾属土，肝木能乘克脾土，故临床上治疗肝病，常配合健脾和胃的方法，这是既病防变法则的具体应用。

（二）防治

防治原则是预防和治疗疾病的基本原则，是在整体观念和辨证论治指导下制定的反映中医预防和治疗学规律和特色的理论知识，对临床治疗立法、处方、用药，具有普遍指导意义。治则与治法不同，治则是用以指导治疗方法的总则，治疗方法是治则的具体化。因此，任何具体的治疗方法，总是从属于一定的治疗法则的。比如，各种病证从邪正关系来说，离不开邪正斗争、消长、盛衰的变化，因此，扶正祛邪即为治疗总则。在总则指导下的益气、养血、滋阴、补阳等方法，就是扶正的具体方法；而发汗、涌吐、攻下等方法，则是祛邪的具体方法。

由于疾病的证候表现多种多样，病理变化极为复杂，病变过程有轻重缓急，不同的时间、地点与个体对病情变化也会产生不同的影响。因此，必须善于从复杂多变的疾病现象中，抓住病变的本质，治病求本；根据邪正斗争所产生的虚实变化，扶正祛邪；按阴阳失调的病理变化，调整阴阳；按脏腑、气血失调的病机，调整脏腑功能、调理气血关系；按发病的不同时间、地点和个体，因时、因地、因人制宜。

参 考 文 献

[1] 江幼李. 道家文化与中医学[M]. 福州：福建科学技术出版社，1997.
[2] 张其成. 中国传统文化[M]. 北京：人民卫生出版社，2016.
[3] 张其成. 中医哲学基础[M]. 北京：中国中医药出版社，2016.
[4] 李灿东. 身在中医：走进中医的世界[M]. 北京：中国中医药出版社，2010.
[5] 李灿东. 中医状态学[M]. 北京：中国中医药出版社，2016.

第二章 诊法的研究

中医的诊法是以中医理论为指导，主要运用望、闻、问、切"四诊"方法诊察疾病，以探寻病因、病位、病性和病势，进而了解病情的方法。随着科技的发展，采用现代仪器设备收集中医病情资料的方法，也属于中医诊法的研究范畴。

《难经·六十一难》曰："望而知之谓之神，闻而知之谓之圣，问而知之谓之工，切而知之谓之巧，何谓也？然：望而知者，望见其五色，以知其病。闻而知者，闻其五音，以别其病。问而知者，问其所欲五味，以知其病所起所在也。切脉而知之者，诊其寸口，视其虚实，以知其病，病在何脏腑也。"四诊是诊病的要道，"神圣工巧"乃医者掌握四诊技术的水平，医者四诊合参，可识万病之根源。本章主要介绍望诊（望神、面诊、舌诊）、闻诊（听声音、嗅气味）、问诊、切诊（重点介绍脉诊）的主要内容。

第一节 望 诊

望诊是医生运用视觉观察患者身体有关部位及其分泌物和排泄物等变化，获取病情资料的基本诊断方法。望诊在中医诊法中占有重要的地位，在了解人体健康状态、判断病情、诊断病种、辨别证候等方面均十分重要。

一、望诊的原理与意义

（一）望诊的原理

中医学通过长期的临床实践观察，认识到人体的脏腑与体表存在密切联系，外部的表现可反映内在脏腑、气血、经络的病变。人是一个有机整体，脏腑通过经络与体表、五官、四肢密切联系，生理上相互联系，病理上相互影响。脏腑的生理病理状态发生改变，外在表现就会发生相应改变。因此，通过观察人体外在的局部表现，就可以推测相关脏腑的功能状态。临床上，肝火炽盛者可见面红目赤，肾精亏虚者则多目胞色黑晦暗，心火亢盛则舌红眦赤。

经络是气血运行的道路。脏腑发生病变，在相应经络循行的部位，尤其在气血汇聚的腧穴处，常常也出现异常反应。因此，人体的局部变化反映了整体的生理病理信息，人体的外部表现，特别是精神、面色、舌象的变化，与内在脏腑的虚实和气血的盛衰密切相关。观察患者的外部异常表现，可以推测内在的病理变化。

（二）望诊的意义

望诊在诊法中是最早形成和发展的，由于视觉直观方便，快捷灵敏，故被列为四诊之首，并有"望而知之谓之神"之说。这是因为患者神色形态等方面的外部表现，可以通过望诊直观了解，而这些临床表现又是诊断病、证的重要依据。学识渊博且经验丰富的医生，往往还可以根据患者的某些典型表现，形成与患者实际病情高度匹配的诊断意向。

医生与患者之间的沟通是一种信息交流，而人类获得的信息，90%是依靠视觉所获取的，因此，望诊为中医诊法之首。

望诊中，首先是望神。"一会即觉""以神会神"是望神的方法。"一会即觉"指医者在看见患者时，在非常短暂的时间内凭自己的视觉获得对患者神的状态的感受与判断。"以神会神"是指望神时，医生聚精会神地感受患者的脏腑功能活动的外在表现和情志、意识、思维。因此，要求医者在望神时，应全神贯注，善于用自己的神去观察患者的神气，否则所察非真，容易有误。

人是有思维、有情感的，当患者发现医生在注意自己时，往往会表现拘谨、有所掩饰，掩盖了其神的真实情况。而医生如果偏执某端，也往往容易因主观因素而影响了观察所得的客观性，进行长时间的观察，反而不易作出正确的判断。所以，望神的最佳时机是医生刚一接触患者，患者尚未注意，毫无拘谨、没有掩饰、自然流露的时候，此时所表现的神最为真实。这种"一会即觉""以神会神"的能力，需要平时在临床和生活实践中不断加以训练才能获得。

二、望诊的基本内容

望诊的主要内容包括：全身望诊（望神、色、形、态）；局部望诊（望头面、躯体、四肢、二阴、皮肤、小儿指纹）；望排出物（望痰涎、涕唾、呕吐物、二便）等。

（一）全身望诊

全身望诊又称整体望诊，是指医生在诊察患者时，对患者的精神、面色、形体、姿态等整体表现进行观察，以期对病情的轻重缓急获得一个总体的印象。医生须重视培养自己"一会即觉"的能力，在接触患者初期，通过敏锐观察，就能对病情有一个大体的认识、初步的估计。

1. 望神

望神是通过观察神表现于外的各种征象来诊察疾病的手段，是从外在疾病表现来把握病变本质的方法，贯穿于望诊的整个过程。

神是一个抽象的概念，有广义和狭义之分。广义的神指的是机体脏腑活动的外在表现，包含脏腑组织功能活动和精神意识状态等方面；狭义的神指的是人体的精神意识、思维活动等方面，即神志。总的来说，神是人体生命活动的外在表现，反映人体的精神意识思维活动，是机体脏腑组织功能活动和精神意识状态的综合。神可通过精神意识、语言、面色、神情、形体动作、舌象等反映于外，望神以观察两目、面色、神情、体态为重点。

（1）望两目

眼睛被称为"心灵的窗户"，两目反映人之神，是人体观察外界、收集信息的重要器官，七情皆可由目传，反映机体健康状态。中医可通过望两目了解人体神的状况。《灵枢·邪气脏腑病形》中记载："十二经脉三百六十五络。其血气皆上于面而走空窍，其精阳气上走于目而为睛"。十二经脉与目有着天然的联系。在《灵枢·大惑论》中记载："目者，五脏六腑之精也，营卫魂魄之所常营也，神气之所生也。""目者，心使也；心者，神之舍也"。心能藏神，外候在目，目系通于脑，活动受到心神的支配，故可通过两目传神。同时，《素问·脉要精微论》曰："头倾视深，精神将夺矣"，提示望神可以预测疾病的轻重、推测病情的发展变化和病势的进退。

（2）望面色

望面色是指医生通过观察人体面部颜色与光泽体察病情的方法。面部色泽是脏腑气血之外荣，其荣枯可反映脏腑精气之盛衰，从其变化可推断病情发展。望色十法的创立与应用，也来源于此。

（3）望神情

望神情是指医生通过观察人体的精神意识和面部表情等了解心神以及脏腑精气的盛衰的方法。《素问·灵兰秘典论》曰："心者，君主之官也，神明出焉。"心主神志，心神是人体生命活动的主宰；心主血脉，推动血液循行脉中，为神志活动提供物质基础。若神志清晰，思维有序，表情自然，则心神健旺；反之，若神志不清，思维紊乱，表情淡漠，表明心神已衰。

（4）望体态

望体态是指医生通过观察人体的形态特征来诊察疾病的方法。形态是反映神之盛衰的标志之一，形体胖瘦以及动作自如与否，均与脏腑精气盛衰有关。形体丰满，动作敏捷，为精气充沛；形体瘦弱，动作无力，属精气衰微。

2. 望色

望色又称"色诊"，是医生通过观察患者皮肤色泽变化来诊察病情的方法，其重点是望面部。心主血脉，其华在面，手足三阳经皆上行于头面，面部的血脉最为丰富。故《灵枢·邪气脏腑病形》说："十二经脉，三百六十五络，其血气皆上于面而走空窍。"加之面部皮肤嫩薄而外露，其色泽变化易于观察，脏腑的虚实、气血的盛衰，可通过面部色泽的变化而显现于外，故望色重在观察面部。

望面色主要是观察患者面部的颜色与光泽两方面。颜色是色调的变化，光泽是明度的变化。

（1）面部颜色望诊

面部的颜色可以反映脏腑气血的盛衰和运行情况。在疾病状态下，则可反映疾病的不同性质和不同的病位。《灵枢·五色》有"青黑为痛，黄赤为热，白为寒"之说，也有"青为肝，赤为心，白为肺，黄为脾，黑为肾"之说。验之于临床实践，面色的一些变化可真实反映不同脏腑的病证。面部皮肤的光泽，是脏腑精气外荣的表现，可反映脏腑精气的盛衰，对判断病情的轻重和预后有重要意义。一般言之，面色容润光泽者，为脏腑精气未衰之征，见于无病或病轻者；反之，面色晦暗枯槁无泽者，则提示脏腑精气已衰，见于病重之人。面色有常色和病色之分。

1）常色是健康人的面部色泽，我国健康人的面色表现为红黄隐隐、明润含蓄。常色包含四季常色和五行常色两个方面。《素问·经络论》记载："寒多则凝泣，凝泣则青黑，热多则淖泽，淖泽则黄赤。""此皆常色，谓之无病"，强调气候、环境的变化对人体面色的影响均属于常色，不可归属于病色。按照五行理论将人的性格、体型进行归纳分类，也可将人的面色分为5型：木形之人色常青，土形之人色常黄，火形之人色常赤，金形之人色常白，水形之人色常黑，这是五行人的常色，五行人的面色也会随着季节变化发生相应变化，应与病色加以区别。

2）病色是人体在疾病状态时的面部色泽。病色有善恶之分。《素问·五脏生成》认为："青如翠羽者生，赤如鸡冠者生，黄如蟹腹者生，白如豕膏者生，黑如乌羽者生，此五色之见生也。"强调气血虽病而神气未伤、面色虽有异但明润有泽者为善色，提示虽然已病，但是脏腑精气未衰，胃气可上荣于面，预后良好。又云："五脏之色，故色见青如草兹者死，黄如枳实者死，黑如炱者死，赤如衃血者死，白如枯骨者死，此五色之见死也。"此为气血俱亡、神气已去，其面色晦暗枯槁为脏腑精气已衰、胃气不能上荣于面，故为恶色，预后不良。

（2）脏腑色部

所谓色部，是指五脏六腑和形体肢节反映于面部的特定色诊部位，是古代医家根据"有诸内必形诸外"的原理，从长期的临床经验中总结出来的。如《素问·阴阳应象大论》所说："善诊者，察色……审清浊而知部分。"《望诊遵经》也提出："明堂察色，以脏腑部位为体，以气色诊法为用，故分观之，可以识其常；合举之，可以通其变。""既知气色之主病，当知部位之主病，夫而后可因部位气色之所主，以言脏腑经脉之所病。"面部气色分候脏腑，《黄帝内经》有以下两种方法，临床可供参考，但不可生搬硬套，应诊法合参。

1）明堂脏腑色部（出自《灵枢·五色》）：是以鼻为中心的明堂藩蔽图。它以面部中央部位分候五脏，六腑夹于两旁，其余头面、咽喉、胸背四肢等形体肢节各上下左右依次排列（图2-1）。

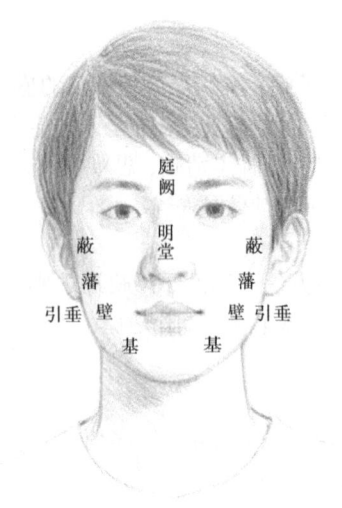

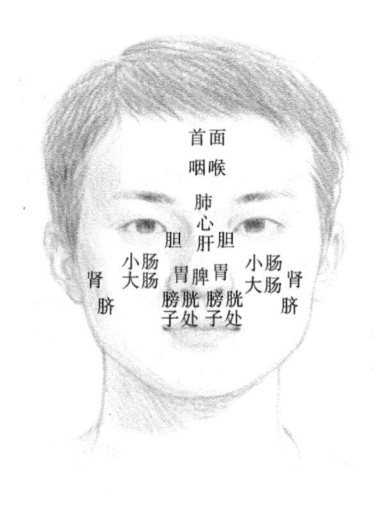

明堂藩蔽图　　　　　　　　　　　　　　面部脏腑分属图

图 2-1　面部分候脏腑示意图

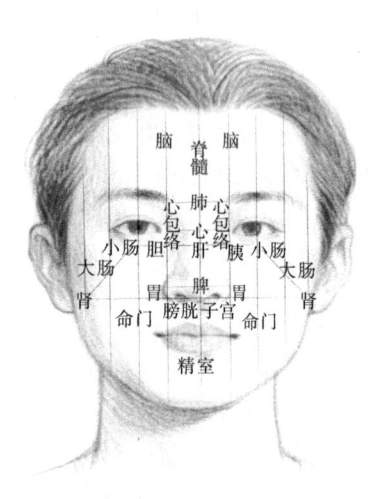

图 2-2　面部脏腑色部中心坐标图

王鸿谟绘制了一种脏腑色部中心坐标图（图 2-2），其绘图依据是人的面部正面宽度约为五个眼宽，可以通过前正中线、内眦垂线、瞳孔垂线（正前方线）、外眦垂线、太阳穴垂线，将面部均分为十个近似等份。这些垂线若与两眉内侧端连线、两目内侧端连线、两颧骨最高点连线、鼻翼中央偏上 1/3 连线、鼻翼基底水平线组成坐标，则脏腑色部的中心点基本均位于坐标横竖轴线的交叉点上[1]。

2）颜面五脏色部（出自《素问·刺热》）：又可称为面貌色部。是以面部的额部（上）诊心病，鼻部（中）诊脾病，颏部（下）诊肾病，左颊（左）诊肝病，右颊（右）诊肺病。最初用于诊断外感热病，后扩展应用于内伤杂病，尤其在小儿科应用最为广泛。

（二）局部望诊

局部望诊是在全身望诊的基础上，根据病情和诊断的需要，对患者的某些局部进行深入、细致的观察，以测知病情的一种诊察方法。全身的病变可反映于相应的局部，局部的病变也可影响至全身。观察局部的异常变化，既可诊断局部相应具体疾病，也有助于了解整体的病变。局部望诊的内容，包括望头面、五官、躯体、二阴及皮肤等。

舌诊，属于望面部官窍内容之一，主要通过观察舌质与舌苔两方面的变化以了解机体的生理功能和病理变化。在历史上，舌诊一向为历代医家所重视。在现代，随着医学的发展，学者们开展了舌诊现代化、客观化的研究，通过对舌象的显微镜观察、多种生理生化测定、病理检查以及动物实验等方法，对舌象形成的原理有了更加深入的了解，对舌象的临床诊断应用有了新的拓宽和发展。

舌诊主要内容及综合分析：

1. 望舌质与舌苔

舌质是舌的肌肉和脉络等组织。望舌质主要观察舌神、舌色、舌形和舌态等方面。舌神有荣、枯；舌色有淡白、淡红、红、绛、青紫；舌形有胖瘦、老嫩、齿痕、裂痕、点刺；舌态有痿软、强硬、短缩、吐弄、歪斜、颤动等。另外，在特殊情况下，还要参看舌下络脉，观察其长短、粗细、形状和颜色。

舌苔是舌体上面附着的一层苔状物，是舌面黏膜上皮角化和代谢的产物，《伤寒论》称之为"舌胎"，《形色外诊简摩·伤寒舌苔辨证》则引《伤寒绪论》之言："舌苔之名，始于长沙，以其邪气结，如有所怀，故谓之胎。"又注释道："一谓之苔，如地之生苔"。舌苔主要观察苔色、苔质两个方面。苔色有白、黄、灰、黑的不同，苔质有厚薄、润燥、腐腻、偏全、剥落、真假等变化，各有其临床意义。

2. 舌质舌苔的综合分析

舌质和舌苔所反映的临床意义各有侧重。一般认为，舌质颜色、形态主要反映脏腑气血津液的情况；舌苔的变化，主要与感受病邪和病证的性质有关。如《辨舌指南》所说："辨舌质可辨五脏之虚实，视舌苔可观察六淫之浅深。"《伤寒论本旨》也指出："观舌体，可验其阴阳虚实；审苔垢，即知其邪之寒热浅深也。"

（1）舌苔或舌质单方面异常

1）舌苔异常：苔色白多为寒为湿，色黄多为热为燥。苔厚多为有形浊邪内盛，苔少多为津液不足。舌苔满布全舌主邪气散漫，苔有偏布则邪有偏聚，偏于舌尖多为邪在上焦，显于舌中多为邪在中焦，聚于舌根可为邪在下焦，偏于舌之左右侧当虑邪在肝胆。

2）舌质异常：舌色淡为寒为虚，色深多为热，深入血分则舌色绛或紫。舌形胖嫩可为阳虚水停，形质红瘦当思阴血不充，苍老起刺可见邪气暴实，齿痕裂纹应虑正气久虚。舌痿软为脏虚至极，舌强硬多邪实扰神、阻络，舌歪斜、颤动、短缩之类皆为病邪深重之象。

气病重苔，血病重质；苔变在腑，质变在脏。寒伤气分可舌苔白滑，寒凝血分则舌质青淡。热犯气分则舌苔先黄，热入血分则舌质必绛。邪阻气分则苔多粗厚，邪滞血分则舌多紫黯。腑实内结苔必先变，脏虚久甚质亦变。苔根有无关乎胃气之多少，舌神有无有赖脏真之存亡。

（2）舌质与舌苔均出现异常

1）舌质与舌苔变化一致：舌质与舌苔出现一致的变化，提示病变比较单纯。如舌质淡红、苔薄白润主风寒表证；舌质红、苔黄燥主燥热内盛；舌质淡嫩、苔白滑主阳虚内寒；舌质红瘦、苔干而少主阴虚内热等。同时亦说明病变比较广泛。如舌质红绛干裂、舌苔焦黄起刺为火热极盛而气血两燔；舌质苍老青紫、舌苔粗厚紧敛为邪实内阻而气滞血瘀；舌质瘦小、舌苔薄少为脏器薄弱而气血两亏等。

2）舌质与舌苔变化不一：舌质与舌苔出现不一致甚至相反的变化，往往提示病变比较复杂。如舌质淡白、苔黄腻，可见于平素脾胃虚寒者，复感湿热之邪。若出现舌质变而苔未变，或舌苔变而质未变，这往往是病情发展尚在初期，或病变范围比较局限所致。如舌淡红、苔薄黄者可为风热犯卫、未及气血，舌红赤而苔薄白者可为郁火内生而尚未炽盛，舌淡嫩而苔薄白者，常因阳气虽虚而水湿未盛。

病情发展的不平衡，会影响舌象的一致性，导致舌质舌苔变化完全相反。如舌淡白而苔黄腻者，淡白主虚寒而黄腻主湿热，脾胃气虚之体感受湿热之邪，便可见此舌象。又如舌赤苍老而苔白滑腻者，苍老而赤应属火热，滑腻而白应属寒湿，湿犯气分而热郁血分或素体阴分伏火而阳分复感寒湿者，皆可现此舌象。

三、望诊的补充阐发

（一）望色十法

所谓望色十法，是指望色时要注意分辨色之浮沉、清浊、微甚、散抟、泽夭。《灵枢·五色》中已有论述，《望诊遵经·相气十法提纲》中正式提出："大凡望诊，先分部位，后观气色，欲识五色之精微，当知十法之纲领。十法者，浮沉清浊微甚散抟泽夭是也。"

1. 浮沉

浮是指色显露于皮肤之表，一般出现在疾病初起，提示病在表、在腑。沉是指色隐约于皮肤之内，提示病在里、在脏。病色初浮而后沉，为病从表入里，由浅入深。反之，病色由沉而转浮，提示病情好转，或病邪欲解。如果久病、重病反见两颧浮红，是虚阳浮越的表现，提示病情危重。

2. 清浊

清是指面色明亮，病属阳证。浊是指色泽晦暗浑浊，病属阴证。病色由清转浊，为阳证转阴证。由浊转清，为病由阴出阳。

3. 微甚

微是指色浅淡，多见于正气虚或病邪轻。甚是指色深浓，多见于邪气盛（实证）或病势重。病色由微转甚，多因虚致实，或病邪由轻转重。病色由甚转微，可为病情由实转虚，或病势由重转轻。

4. 散抟

散是指病色疏离，如去似散，为病程比较短暂，邪未积聚的表现。抟是指病色壅滞、团聚，为病久不解，病情深重。病色由散变抟，为病情加重。由抟变散，为病情减轻或病邪欲解。

5. 泽夭

泽是指肤色明润有光彩，提示虽病而气血未衰，病有生机。夭是指肤色枯槁，提示精气受损。先泽后夭，多为病趋严重，病情恶化。先夭后泽，多为正气渐复，病有转机。

总之，十法可从总体上辨表里、阴阳、虚实、久近、成败，但在望诊时，要重视十法与五色合参，进行动态观察，才能详审病情。正如《望诊遵经·五色十法合参》所说："病情深奥，望法精微，间有隐于此而显于彼者，其病盖又有遁情焉"。所以只有气色合参和动态观察，才能获得较为正确的诊断。

（二）颜面诊法

颜面部是脏腑气血的外荣之所，又为经脉所聚之处。《灵枢·邪气脏腑病形》曰："首面与身形也，属骨连筋，同血合气耳，……十二经脉，三百六十五络，其血气皆上于面而走空窍……其气之津液，皆上熏于面。"十二经脉中之手少阴心经、足阳明胃经、足太阳膀胱经、手阳明大肠经、手太阳小肠经、手少阳三焦经、足少阳胆经，奇经八脉中的冲、任、督脉，阴、阳跷脉，阴、阳维脉等，皆起于面部或循于面部，与面部有直接关系。其余经脉也都通过各种途径上荣于面，如六阴经中除足厥阴肝经上达巅顶之外，其他阴经虽未直达头面，其经别与阳经经别"相合"则也能作用于头面。而经络之中，颜面又与心胃二经的关系最为密切，因心经之正脉直接上面至目，心又是主血脉的脏器，与面部色泽的关系密切。所以《素问·五脏生成》曰："心之合脉也，其荣色也。"足阳明胃经循面最广，在面部腧穴分布最多，所以面部色泽与足阳明胃经的关系也十分密切。

由于面部经脉丰富，加之面部皮肤薄嫩，故人体脏腑精气通过气血的运化，从经脉而荣于外，通过色泽而显露于面部。《望诊遵经·五色相应提纲》曰："五色形于外，五脏应于内，犹根本之与枝叶也。色脉形肉，不得相失也，故有病必有色，内外相袭，如影随形，如鼓应桴。"故脏腑气血精津液的盛衰、邪气对气血之扰乱，都会在面部有所反映。颜面诊法不仅可诊查出面部本身的病变，而且可以了解正气的盛衰及邪气的深浅，推测病情的进退顺逆，判断其预后[2]。

（三）望舌辨体质禀赋

体质禀赋的特点与某些疾病的易感易发及转归预后均有一定的联系，但舌象与体质禀赋的关系，古代论述甚少，现代研究也不多。曹炳章在《辨舌指南·辨舌明体质禀赋之鉴别》中从人之体格、体质方面论述了望舌的意义。

1. 望舌辨体格

（1）强壮体

舌体阔厚而坦，舌色淡红，舌背常有滑苔，或白或微黄，有神采；体型呈骨骼粗大，胸廓广阔，肌肉坚实，皮肤滑润光泽。

（2）薄弱体

舌体尖薄，边尖多红，或紫或有瘀，甚则沿舌边屈曲如锯齿形，舌心苔少或无苔；体型呈骨骼细弱，胸廓狭小，肌肉瘦软，皮肤宽浮。

（3）中等体

舌体狭长不厚，色亦淡红，微有薄苔；体型介于上述二者之间。

2. 望舌辨体质

（1）肺痨质

身体瘦弱，头颈细长，皮色苍白，胸廓狭小或扁平，两颧稍赤，眼大有神；其舌体坦薄，边尖红赤，舌根苔厚而腻，舌中间无苔，常有津液；若患肺痨至二期，则舌根苔灰白，舌边尖质紫红；若重至三期，舌体转红赤，舌根无苔垢。

（2）卒中质

骨骼肌肉肥大，肥胖颇白，或兼苍兼赤，颈短而粗，肩高而耸，动则气喘；其舌体阔厚而长，尖端平圆，色淡红而白，常有白腻苔垢；发病后则舌体胖短，甚则强硬或胀大。

（3）神经质

举动灵便，视物捷，语言爽快，情绪不稳，性情急躁，发润而光；舌体薄小而端尖，边红微紫，虽有薄苔而无浮垢；发病时多因阴虚火旺，兼夹外邪，苔白而灰，并不厚腻；若多服温燥，舌易光绛。

（4）腺病质

多见于小儿期，皮肤苍白，体瘦不润，额面虚浮，颜面狭小，身体细弱。青筋暴露；皮肤易变，易生皮疹；其舌体薄短而尖，色多紫红，苔色灰白而少。

曹氏论及不同舌体与体质的形成时，引用《利济外乘》之语："无病之舌，形色各有不同，有常清洁者，有稍生苔层者，有鲜红者，有淡白色者，或为紧而尖，或为松而软，并有牙印者，或当伸出之时，润而软弱，或收束紧时而成尖锋，此因无病时，各有禀赋体格之不同，故舌质亦异也。"

陈泽霖《舌诊研究》中介绍了 2090 例平人舌象的普查，将受检者体型分为瘦削型、肥胖型和中等型 3 种。结果表明，以瘦削型舌质变化最多，其中红舌占 5 例，淡舌占 21.6%；从舌苔来看，3 种体型无显著差别。陈氏等另对 5403 例平人舌象进行普查，表明体质禀赋与舌质的变化尚无定论。这说明对此问题还有待于进一步探讨[3]。

第二节 闻 诊

闻诊是通过听声音、嗅气味了解病情的中医诊法，可由此判断脏腑功能及气血盛衰。

一、闻诊的原理与意义

（一）闻诊的原理

人体的各种声音和气味，都是在脏腑生理活动和病理变化过程中产生的，所以鉴别声音和气味的变化可以反映脏腑的生理和病理变化，为诊病、辨证提供依据。闻诊是四诊不可或缺的一部分，是诊察疾病的重要方法之一。《黄帝内经》首先提出五声、五音应五脏的理论，而《难经》也指出"闻而知之者，闻其五音以别其病"。故古代的闻诊多以"五声五音"与五脏的相应来辨别病变：肝在音为角，在声为呼；心在音为徵，在声为笑；脾在音为宫，在声为歌；肺在音为商，在声为哭；肾在音为羽，在声为呻。这是根据五行学说而来，即以五音五声等以应相应五脏，从而辨其病变，尤其是情志方面的病变，可以从五音五声的变化推断其相应脏腑的病证。《黄帝内经》中还有通过声音、语言来辨识病情的相关记载，如《素问·脉要精微论》指出："声如从室中言，是中气之湿也；言而微，终日乃复言者，此夺气也；衣被不敛，言语善恶，不避亲疏者，此神明之乱也。"张仲景也重视将患者的语言、呼吸、喘息、咳嗽、呕吐、呃逆、肠鸣、呻吟等作为辨识病情的依据。

（二）闻诊的意义

闻诊通过声音和气味的变化直观判断人体气血盛衰、病邪性质及脏腑功能状态，评估病情的轻重，提示特殊病情，监测疾病进展，与望问切三诊结合，可更全面分析病情，是中医辨证的重要依据之一。其简便、无创的特点，尤其适合在临床初步判断病情时应用，为后续治疗提供方向。人体语声的发出，是肺、喉、会厌、舌、齿、唇、鼻等器官协调活动、共同发挥作用的结果。肺主气，司呼吸，气动则有声，故肺为发声的动力来源。喉是发声机关，声由喉出，其余器官则对声音起调节作用。此外，肾主纳气，为气之根，肾间动气上出于舌而后能发出声音，肝之疏泄可调畅气机，脾为气血生化之源，心主神志，五脏均与发声有关。肠鸣则与胃的和降功能与肠的传导功能相关。后世医家又将病体气味及病室气味等列入闻诊范围，从而使闻诊从耳听扩展到鼻嗅，闻诊的内容得以不断丰富。正如清代王秉衡所说："闻字虽从耳，但四诊之闻，不专主于听声也。"在疾病状态下，由于邪气侵扰，气血运行失常，脏腑功能失调，秽浊排出不利，产生腐浊之气，可表现出体气、口气、分泌物、排泄物的气味异常。一般气味酸腐臭秽者，多属实热；气味偏淡或微有腥臭者，多属虚寒。故通过嗅气味可以了解疾病的寒热虚实情况。

二、闻诊的基本内容

（一）听声音

声音可以反映人体生命活动的内在变化，是医家判断脏腑功能及精气盛衰的重要依据之一。正常人的生理性声音，因体质、年龄、情绪及所在环境等差异而有声调高低、声响大小、语速快慢等不同，但其发声通常自然流畅、清亮和调，这是脏腑精气安畅的表现。而人体处于病理状态，如脏腑气血虚损或外邪入侵时，其声音就会产生异常改变。

对于以声音改变为主要诊断依据的疾病，如咳、喘、呕吐、狂言等，通过听声或询问其声音特点，可以较容易地对其辨病；不以声音改变为主要诊断依据的疾病，医家通过诊察病人声音的异常变化，亦可初步判断病变的部位、疾病性质的寒热虚实、致病的因素、预后吉凶，并以此明确治疗方向，辅助遣方用药。正如《素问·阴阳应象大论》所述："视喘息，听声音，而知所苦。"《难经·六十一难》也指出"闻而知之者，闻其五音，以别其病。"确立了声诊在中医四诊中的地位以及意义。《四诊抉微》记载"脾应宫""肺应商""肝应角""心应徵""肾应羽"，认为声音的变化可反映病位，进一步丰富了声诊的内容。

（二）嗅气味

嗅气味诊法，简称嗅诊，是中医四诊的重要组成部分。患者气味包括体气、口气、分泌物、排出物等的异常气味。临床上，通过嗅气味可以诊病辨证，对中医病证诊断具有重要意义。一般而言，气味酸腐臭秽者，多属实热；气味不重，或微有腥臭者，多属虚寒。

历代医家对嗅气味以诊察疾病都十分重视。《金匮要略》中"咳而胸满，振寒，脉数，咽干不渴，时出浊唾腥臭，久久吐脓如米粥者，为肺痈"的条文即强调了浊唾腥臭为肺痈的预兆。《脉经·卷第七·热病生死期日证》记载："热病，身面尽黄而肿，心热，口干，舌卷，焦黄黑，身麻臭，伏毒伤肺。中脾者，死。"指出了黄疸病人出现臭气、舌焦黑而干的症状，并据此指出是肺脾两脏气绝的死候，此即通过望诊和嗅诊结合诊断疾病的方法。《诸病源候论》记载："口臭，由五脏六腑不调，气上胸膈。然腑脏气臊腐不同，蕴积胸膈之间，而生于热，冲发于口，故令臭也。"除此之外，还有很多辨腋臭、体臭、尸臭等的嗅诊内容，十分丰富。明清时期，温病学得到了较快的发展，嗅诊作为诊察疾病的一种重要方式，得到了更多的重视和发挥。王秉衡《重庆堂随笔·读〈全体新论〉》对"辨气"极为推崇，强调嗅气味具有普遍的临床意义，不仅仅限于疫病。在临床中，消渴病人出现烂苹果味，水肿晚期出现尿臭，黄疸后期出现肝臭，癥瘕出现特殊恶臭气皆为病危之候。

近几十年来，先进的气体传感器阵列技术的电子鼻逐渐被运用于医学嗅觉诊断上，其具有客观性强、无损伤、易于操作、简便快捷等特点。电子鼻能获得样品气味的整体特征信息，与中医整体观念的思想是相符的。因此电子鼻技术的发展，可以为嗅诊的研究和发展提供良好的技术手段。

三、闻诊的补充阐发

（一）闻诊的源流

"闻"，一字多义，如《诗经》中即有"声闻于天""令闻令望"等。而中医闻诊中"闻"字的含义则随着中医闻诊的成熟和发展，其内涵亦不断充实和完善，主要有以下两层意思[4]。

1. 听声音

"闻"是有意识地听患者发出的声音，并领会这些声音与证候的关系，以作为辨证的依据。在《黄帝内经》问世之前，闻声只有散在记述。《黄帝内经》明确地提出五音（角、徵、宫、商、羽），五声（呼、笑、歌、哭、呻）与五脏相配，奠定了闻诊的理论基础，但《黄帝内经》却未明确闻诊为四诊之一。《灵枢·邪气脏腑病形》曰："余闻之，见其色，知其病，命曰明。按其脉，知其病，命曰神。问其病，知其处，命曰工。"至《难经》将闻诊定义为"闻而知之者，闻其五音，以别其病。"并以望、闻、问、切为序，确立了闻诊在四诊中的位置，而且强调了闻诊的重要性。如《六十一难》说："闻而知之谓之圣"。当时以闻诊为听声诊病的方法，对后世影响极大，历代医家论闻诊则多尊此说，从闻声立论。如《东垣十书》《医学六要》《医门法律》等均将闻诊称作"声诊""闻声""听声音"等。听辨声音不仅可以诊察发音器官的病变，还可以根据声音的变化，进一步诊察体内各脏腑的变化。《四诊抉微》曾说"听声审音，可察盛衰存亡"，并指出"声应于外者，有若桴鼓之捷也"。强调了听声音在疾病诊断中的重要作用。

2. 嗅气味

"闻"是有意识地用鼻子嗅患者病体之气以及所居病室之气，以作为辨证的依据。有关病理性气味的记载，古亦有之。《黄帝内经》有臊、焦、香、腥、腐"五臭"，《难经》还有以嗅味诊病的记载，如《四十九难》"何以知伤暑得之，然当恶臭"，《脉经》甚至有"人病尸臭，不可近者，死"的记载，但历代医籍中大多只有"呕吐酸腐""泻下臭秽"等描述，而未能真正视嗅气味为诊法之一。随着温病学的兴起和发展，嗅气味得到了更多的重视和运用。《瘟疫明辨》开篇便强调"辨气"，提出以有无臭气来鉴别瘟疫与风寒外感等，这实际上是运用嗅气味以诊病。《重庆堂随笔》对"辨气"极为推崇，强调指出嗅气味具有普遍的临床意义，非疫证亦须辨气，并较为明确地论述了闻诊应包括听声音和嗅气味两部分。到了民国年间，更多的医家则将嗅气味作为一种诊法归于闻诊。如梁翰芬在其《诊断学讲义》中，于"闻诊"一章列上"附嗅法"，并加按语道："此亦闻法之一，但一则以耳闻，一则以鼻闻，斯为异耳。"其所论内容涉及尸臭、口气、汗气、大小便气、矢气等病理性气味。这种理论体系，一直沿用至今。

（二）五声、五音诊病理论

古代医家将五声、五音诊病法视为闻诊的基础。声和音的含义既有区别而又密切相关。声是指高低、清浊、大小等不同的声调。音则是指声的浑厚、尖细等不同的韵律。《四诊抉微》谓："音者杂比也，声者单出也。"声为音之本，音以声而生，故声音不能截然分开。

呼、笑、歌、哭、呻五声，均为生理和病理状态下所常见，所谓以人之情，感物成声。宫、商、角、徵、羽五音，是古代音乐中的五个音级，从宫到羽的顺序相当于现代简谱中的1、2、3、5、6。《黄帝内经》首先把五声、五音引入了中医学领域，《素问·阴阳应象大论》及《素问·金匮真言论》根据五行理论把五音、五声分别与五脏、五色、五气、五方、五体、五志等的相互关系进行了阐述，

《素问·五脏生成》还特别强调"五脏相音，可以意识"，明确了闻声音诊察疾病的重要性。

《医宗金鉴·四诊心法要诀》指出，五音的发音和音韵特征是：舌头居中，音自喉出，为宫之正音，有沉洪雄厚之韵；开口张腭，音自口出，为商之正音，是五音中次低次长而浊之音，有铿锵清肃之韵；内缩舌尖而发，为角之正音，是五音中长短、高低、清浊居中之音，有条畅中正之韵；以舌抵齿而发，为徵之正音，是五音中较高、短、清晰之音，有抑扬咏越之韵；撮口而发，音自唇出，为羽之正音，是五音中最高亢而短的清晰音，有柔细尖利之韵。

五音随喉、会厌、舌、齿、唇五者的结构变化和功能状态而不同，所谓五者相须，故成五音。声音是人的喜怒哀乐等精神状态、情绪变化的外在反映，与五脏的虚实盛衰密切相关。五声、五音分属五脏，一般情况下，声音相应则无病，音乱声变则生病。

五声、五音的生理特征及病理变化如《古今图书集成·医部全录》所言："五脏有声，而声有音。肝声呼，音应角，调而直，音声相应则无病，角乱则病在肝；心声笑，音应徵，和而长，音声相应则无病，徵乱则病在心；脾声歌，音应宫，大而和，音声相应则无病，宫乱则病在脾；肺声哭，音应商，轻而劲，音声相应则无病，商乱则病在肺；肾声呻，音应羽，沉而深，音声相应则无病，羽乱则病在肾。"

五脏受病，则五声也常随之改变。如肝气实，多呼声忿急；心气实，多笑声雄壮；脾气衰，则歌声怠慢；肺气伤，则哭声悲嘶；病深伤肾，则呻声低微。此音乱声变，多属病态。一般而言，轻浅疾病，声音变化小。病及脏腑，声音变化大。久病苛疾，声音必变，且与预后相关。

《周礼·天官冢宰·疾医》规定医师诊断"以五气、五声、五色眡其死生"。孙思邈在《备急千金要方》中指出："上医听声，中医察色，下医诊脉。"可见闻诊中五声、五音的诊病方法在诊断中的重要性，但由于医者听觉分辨力有限，此法尚未得到广泛应用。正如明·张三锡所说："然此义深奥，非寻常所可仿佛者"。目前，利用现代声频频谱技术对声调和音韵方面进行客观化研究，将促进五声、五音诊法的新发展。

（三）特殊气味的临床意义

1. 烂苹果味

此气味见于消渴病重证，有口渴多饮、多食、多尿、消瘦和皮肤易生疮疖等症状，病情重，特别是发生昏迷的时候其气味尤其明显。这种情况西医学称为糖尿病酮症酸中毒，其特殊气味称为丙酮气息。

2. 尿味

此气味见于严重的水肿病、癃闭患者，多与厌食、恶心、呕吐等症状并见，是病危的征象。小便失禁、遗尿浸渍衣被也可使患者带有这种气味，应仔细分辨。

3. 热臭味

壮热的患者热气迫人，而且有一种特殊的臭味，时日越久越明显。外感热病或其他疾病出现壮热的症状，都可能产生这种气味。根据这种气味，在问诊和切诊之前常能先发现有壮热的症状。

4. 血腥味

鼻腔、口腔出血，还有吐血、咯血，都可能使气息产生血腥味，这种气味有助于发现出血。

5. 霉臭味

黄疸、右胁下积聚和臌胀，如出现昏迷不醒，常产生一种霉臭味，这意味着病情严重，预后不良。

6. 毒物气息

误服或故意吞服毒物，如果毒物有特殊气味，例如乐果、敌敌畏、来苏、鸦片等，常在气息中表现出来；饮酒过量引起酒精中毒，气息则含有浓郁的酒味。对于不能言语或不肯言明所服毒物的患者，闻气息非常重要。

第三节 问 诊

问诊是医生通过对患者或陪诊者进行有目的的询问，了解病情、诊察疾病的重要方法。中医问诊由来已久，《素问·邪气脏腑病形》说："问病知其处，命曰工"，《医宗金鉴》曰："问而知之谓之工，是以言审五病也"。在中医临床诊断中，许多疾病信息只有通过问诊才能获得，尤其是患者的自觉症状。问诊是建立正确诊断的第一步，对其他诊法具有先导意义，为临床诊病和辨证提供诊断依据，在中医诊法中占有重要地位。

一、问诊的原理与意义

（一）问诊的原理

疾病的发生发展是邪正交争、不断发展变化的动态过程，同时这一过程亦会受到外界的自然气候、地理环境及各种社会因素的影响。所以，通过问诊，医生可以了解疾病的发生、发展、变化过程、诊治经过、自觉症状以及其他与疾病相关的情况，进而分析脏腑气血阴阳的盛衰变化、邪正斗争的力量对比，推断病证的发展演变趋势、进退预后，最后得出病证诊断结论，为临床治疗提供重要依据。

（二）问诊的意义

1. 问诊的不可替代性

望闻问切四诊是医生获取疾病诊断线索的基本方法，而问诊可以收集其他三诊无法取得的病情资料，以弥补其他三诊的不足。如疾病的发生、发展、变化的过程、诊治经过，患者的自觉症状、既往病史、思想情绪、生活习惯、饮食嗜好、家族病史，以及疾病发生的季节气候、地理环境特点、人文因素等情况，只有通过问诊才能获得，而这些资料正是医生分析病位及病因病性、判断病证演变趋势的重要依据。尤其是在某些疾病的早期阶段，客观体征尚未出现或不明显，患者仅表现有自觉症状时，或某些精神情志病变患者仅有心悸、失眠、头晕、乏力、焦虑、恐惧等自觉症状而无明显客观体征时，通过问诊收集病情资料，获取病证信息，为诊断提供依据，并指导疾病的早期治疗及精神心理治疗就显得尤为重要。

2. 问诊的启发指导作用

中医诊断重视四诊合参，问诊对其他诊法的操作具有启发指导作用。事实上，临床医生在诊察病情、收集病情资料的过程中也不可能将四诊操作截然分开。一方面，问诊是通过医生与患者的语言交流来获取病情资料的，而语言是人的思维意识活动的突出表现，医生在问诊时不断地对问到的资料进行辨别思考、分析归纳，为下一步诊察提供线索，从而在下一步的检查内容及形式上启发指导其他三诊的操作。另一方面，临床的某些病证表现虽属其他三诊的检查范畴，但受各种具体因素的影响和条件限制不能进行诊察时，也常常需要通过问诊来收集资料。如分泌物与排泄物的形、色、量、质、味，以及疾病发作的即时状态等资料往往需要通过问诊获得。再如临床通过按诊收集压痛、叩击痛的程度、性质、喜恶等资料时，亦需配合问诊及时了解情况。

3. 问诊的桥梁作用

临床问诊的过程除收集病情资料为诊断提供依据外，还是医患沟通的桥梁，有助于对患者进行健康教育，甚至在与患者的沟通交流过程中可起到心理治疗的作用。临床上，有些疾病的发生、发展和演变，与患者的不良生活方式或习惯密切相关，医生在问诊时了解到这些情况，不仅有助于疾病的诊断，而且能及时给予患者适当的劝诫及指导，从而有利于疾病的有效治疗和康复。如某些疾病与不良情绪刺激或心理社会因素相关，医生通过问诊可及时了解患者的情绪变化和思想动态，在诊察病情的同时，给予患者适当的语言疏导，可帮助患者调整情绪，减轻心理负担，提高治疗的依从性，促进病情向好的方向发展以早日康复。

此外，问诊的重要性还在于问诊的过程是医患沟通、建立良好医患关系的重要时机。正确的问诊方法和良好的问诊技巧能使患者感到医生的亲切和可信，使其有信心与医生合作，从而对疾病诊治起到积极的促进作用。

二、问诊的基本内容

问诊的历史久远，早在《黄帝内经》中就有关于问诊的重要性及所问内容的记载。如《素问·徵四失论》言："诊病不问其始，忧患饮食之失节，起居之过度，或伤于毒，不先言此，卒持寸口，何病能中"。《素问·疏五过论》亦曰："凡欲诊病者，必问饮食居处。"《素问·三部九候论》则强调："必审问其所始病，与今之所方病，而后各切循其脉。"《灵枢·邪气脏腑病形》则有云"问其病，知其处，命曰工。"《难经·六十一难》则将望、闻、问、切四种诊法并列称为神圣工巧。其后，历代医家不断充实完善问诊的内容，使其成为中医临床诊察病情的基本方法之一。如汉代张仲景《伤寒杂病论》以"×××脉证并治"为篇名，其中记载的大量自觉症状无不是问诊所得，其所问内容广泛，包括问宿疾与素体状况、问治疗经过、问现症、问服药后情况等，为辨病、辨证提供重要依据，彰显了问诊在临证中的地位。唐代孙思邈《备急千金要方》强调"未诊先问"的重要性，提出"问而知之，别病深浅，名曰巧工"。明代张介宾认为问诊"乃诊治之要领，临证之首务。"其《景岳全书·传忠录·十问篇》较全面地归纳总结了问诊的内容、顺序及其辨证意义，并编成《十问歌》，言简意赅，较易掌握，切合临床实用。清代林之翰《四诊抉微》将问诊始列为专篇。清代喻嘉言对问诊内容的论述更为系统，其《寓意草》中拟定了议病格式，对问诊的一般项目、现病史、既往史等内容都做了详细规定，为后世中医病案的书写奠定了基础。

问现在症状是问诊的核心内容，是询问患者就诊时所感受到的痛苦和不适，以及与病情相关的全身情况[5]。

（一）问寒热

问寒热是指询问患者有无怕冷或发热的感觉。寒与热是临床最常见症状，是问诊的重点内容。

"寒"指患者自觉怕冷的感觉，常分为三种：恶风、恶寒和畏寒。恶风指患者遇风觉冷、避之可缓。恶寒指患者自觉怕冷，多加衣被或近火取暖仍不能缓解。畏寒指患者自觉怕冷，多加衣被或近火取暖能够缓解。恶风、恶寒二者名称虽异，但症状特征相同，皆属恶寒，只是轻重程度不同而已。故许多医家认为，外感病中二者无本质区别。如《证治概要·恶寒》中说："恶寒有轻重程度不同，重则恶寒战栗，四肢厥冷；轻则微恶风寒而已，亦称恶风。""热"指发热，包括患者体温升高，或体温正常而患者自觉全身或局部（如手足心）有发热感觉。

寒与热的产生，主要取决于病邪的性质和机体阴阳的盛衰两方面。邪气致病者，由于寒为阴邪，其性清冷，故寒邪致病则怕冷症状突出。热为阳邪，其性炎热，故热邪致病则发热症状明显。机体阴阳失调时，阳盛则热，阴盛则寒，阴虚则热，阳虚则寒。所以，寒热是机体阴阳盛衰的反映，患者怕冷与发热的情况可作为辨别病邪性质和机体阴阳盛衰的重要依据。诚如张介宾所说"阴阳不可见，寒热见之"，并将问寒热列为《景岳全书·传忠录·十问篇》之首。

由于寒、热之间的相互关系，构成临床上常见的四种寒热类型：恶寒发热、但寒不热、但热不寒、寒热往来。

恶寒发热指患者恶寒与发热同时出现，是表证的特征性症状。古人有"有一分恶寒就有一分表证未解"的说法。其机制是外邪侵袭肌表，卫阳被遏，肌腠失于温煦则恶寒。正气奋起抗邪，且卫阳郁而化热，故患者又有发热的症状。由于感受外邪性质的不同，寒热症状可有轻重的区别。临床上常见恶寒重发热轻、发热重恶寒轻以及发热轻而恶风三种类型。

但寒不热指患者只感寒冷而不发热的症状，是里寒证的特征。其怕冷的产生，多为感受寒邪，阻遏或损伤机体阳气所致，或为阳气不足而阴寒内生。根据发病的缓急和病程的长短，其临床上常见新病恶寒和久病畏寒两种类型。

但热不寒指患者只觉发热，而无怕冷之感的症状。其多因阳盛或阴虚所致，是里热证的特征。根据发热的轻重、时间、特点等，其临床上常见壮热、潮热及微热三种类型。

寒热往来指患者自觉恶寒与发热交替发作的症状，是正邪相争、互为进退的病理反映，常见于伤寒病的少阳病，或温病的邪伏膜原，为邪在半表半里证的特征。因外感病邪至半表半里阶段时，正邪相争，正胜则发热，邪胜则恶寒，故恶寒与发热交替发作，发无定时。

如果患者恶寒战栗与高热交替发作，每日或二三日发作一次，发有定时，则常见于疟疾。其特点是发作时先出现恶寒战栗，痛苦非常，伴有剧烈头痛，然后又出现发热较甚，热后大汗出，口渴引饮而热退。因疟邪侵入人体，潜伏于半表半里的部位，入与阴争则寒，出与阳争则热，故恶寒战栗与高热交替出现，休作有时。

此外，气郁化火及妇女热入血室等也可出现寒热往来，似疟非疟，临床应当结合病史及其他兼症详细辨识。

寒热的证型多样，故在问寒热时首先应该询问患者有无怕冷或发热的症状。如有寒热的症状，必须询问怕冷与发热是否同时出现，还应注意询问寒热的新久、轻重程度、持续时间的长短，寒热出现有无时间或部位特点，寒热与体温的关系，寒热消长或缓解的条件，以及兼症等。

（二）问汗

汗是阳气蒸化津液经玄府达于体表而成，故《素问·阴阳别论》说："阳加于阴，谓之汗。"正常汗出有调和营卫，调节体温，滋润皮肤的作用。正常人在体力活动、进食辛辣、气候炎热、衣被过厚、情绪激动等情况下容易出汗，属于正常生理现象。

若当汗出而无汗，不当汗出而多汗，或仅见身体的某一局部汗出，均属病理现象。病理性汗出的有无，与病邪的性质和机体正气的亏虚有着密切的关系。由于病邪的性质，或正气亏损的程度不同，可出现各种病理性的汗出异常。所以，询问患者汗出的异常情况，对于判断病邪的性质和机体阴阳的盛衰有着重要的意义。

出汗既是中医临床常见的症状之一，又是中医临床常见的疾病之一，也是中医临床常用的治疗方法之一。故询问时，应首先询问患者汗出与否。若有汗，则应进一步询问汗出的时间、多少、部位及其主要兼症，以及近期是否有服用发汗的中西药物等；若无汗，则应重点询问其兼症，以进一步明确诊断。

在疾病过程中，特别是外感病，汗的有无是判断病邪性质和卫阳盛衰、津液盈亏的重要依据，病理性有汗无汗有表证、里证之分。特殊汗出指具有某些特征的病理性汗出，见于里证，临床常见自汗、盗汗、绝汗、战汗、黄汗五种。局部汗出是指身体某一部位的汗出，也是体内脏腑病变的反映，询问局部汗出的情况及其兼症，有助于病证的诊断，临床常见的局部汗出有头汗出、手足汗出、心胸汗出、半身汗出及外阴汗出五种。

（三）问疼痛

疼痛是临床最常见的症状之一，可以通过诊查疼痛发生的部位以及疼痛特征，来推测受病脏腑及病理改变的性质。

引发疼痛的病因病理可概括为虚、实两大类。因邪实而致痛者，或感受外邪，或饮食积滞，或气滞血瘀，或痰浊阻滞，或外伤虫积等，均可阻滞肌腠脉络、脏腑气血，气血运行不畅，则为"不通则痛"。因正虚而致痛者，或气血不足，或阴精亏损，使机体脏腑脉络失养，出现"不荣而痛"。

临床应根据疼痛起病的急缓，病程的新久，疼痛的特点、程度及患者的喜恶等情况，进行虚实辨证。一般情况下，若新病疼痛，起病急，病程短，痛势较剧，持续不止，痛而拒按者，多属实证；若久病疼痛，起病较缓，病程较长，痛势较轻，时痛时止，痛而喜揉按者，多属虚证。

此外，还需询问疼痛的部位及伴随症，方可比较准确地辨别病位，以及寒热、虚实等病性。一些相关的医学辅助检查，如影像学检查，也对疼痛的诊断有参考意义。

在辨别疼痛虚实的基础上，进一步询问疼痛的特征，可识别具体的病证性质。临床常见的疼痛性质有胀痛、刺痛、冷痛、灼痛、绞痛、闷痛、走窜痛、固定痛、隐痛、空痛、掣痛、酸痛、重痛等类型。

问疼痛的部位，可通过机体各部位与脏腑经络的相互联系性来了解病位所在，临床常见的部位有头痛、胸痛、胁痛、脘痛、腹痛、背痛、腰痛、四肢痛、周身痛等。

（四）问睡眠

睡眠是人体为了适应自然界昼夜节律性变化，维持机体阴阳平衡协调的重要生理活动，是人体生命活动过程中不可缺少的一个重要组成部分。睡眠的情况与人体卫气的循行和阴阳的盛衰有着密切的关系。在正常情况下，卫气昼行于阳经，阳气盛则醒；夜行于阴经，阴气盛则眠。正如《灵枢·口问》所说："阳气尽，阴气盛，则目瞑；阴气尽而阳气盛，则寤矣。"

此外，睡眠还与人体气血的盛衰、心肾等脏腑的功能活动有着密切的关系。若机体气血充盈，心肾相交，阴平阳秘，则睡眠正常；若机体气血亏虚，心肾不交，阴阳失调，则睡眠出现异常。因此，通过询问睡眠时间的长短、入睡的难易与程度、是否易醒、有无多梦等情况，有助于了解机体阴阳气血的盛衰，心神是否健旺安宁等。睡眠失常可分为失眠和嗜睡两类。

失眠指患者经常不易入睡，或睡而易醒，难以复睡，或时时惊醒，睡不安宁，甚至彻夜不眠的症状，又称为不寐或不得眠。失眠的主要病机是机体阴阳平衡失调，阴虚阳盛，阳不入阴，神不守舍，但有虚实之分。虚者多因阴血亏虚，心神失养；实者多因邪气内盛，心神被扰。

嗜睡指患者精神疲倦，不论昼夜，睡意很浓，经常不自主地入睡的症状，亦称多寐、多眠睡。嗜睡的主要病机是机体阴阳平衡失调，阳虚阴盛或痰湿内盛。

嗜睡尽管睡意很浓，但神志始终清醒。嗜睡伴轻度意识障碍，叫醒后不能正确回答问题，多因邪闭心神所致。其病邪以热邪、痰热、湿浊为多见。此种嗜睡常是昏睡、昏迷的前期表现。

嗜睡与昏睡不同。嗜睡者，神疲困倦，时时欲睡，但呼之即醒，神志清楚，醒后复睡；而昏睡者，日夜沉睡，神志模糊，不能正确应答，甚则神志昏迷，对外界刺激无反应。

（五）问饮食口味

问饮食口味是指对病理情况下的口渴、饮水、进食、口味等的询问。主要询问有无口渴、饮水多少、喜冷喜热，有无食欲、食量多少、食物的喜恶，以及口中有无异常味觉、气味等。饮食与口味的异常，不仅提示津液的盈亏、脾胃运化的失常，也能够反映疾病的寒热虚实性质，对临床疾病的诊断具有重要意义。

口渴与饮水的情况，与体内津液的盈亏和输布、脏腑气化功能的状态、病证的寒热虚实性质密切相关。通过询问口渴与饮水情况，可以了解体内津液的盛衰、输布情况及病性寒热虚实。临床常见口不渴饮、口渴欲饮及渴不多饮三种类型。

食欲和食量，与脾、胃、肠、肝等脏腑的功能状态密切相关。胃主受纳、腐熟水谷；脾主运化，化生与转输水谷精微；小肠泌别清浊、大肠传导糟粕；肝主疏泄，共同完成饮食物的消化吸收。如消化吸收功能正常，人有食欲，摄食量适当。若脾胃或相关的脏腑发生病变，常可引起食欲与食量异常。故询问患者的食欲与食量情况，对于判断患者脾胃及其相关脏腑功能的强弱，以及疾病的轻重和预后转归具有重要意义。临床常见食欲减退、厌食、消谷善饥、饥不欲食、偏嗜食物或异物、食量变化等类型，若患者自觉吞咽艰涩，进食哽噎不顺，胸膈阻塞，饮食难下，甚至食入即吐者，称为噎膈。其多因肝脾肾功能失调,痰、气、血互结,津枯血燥,渐致食管狭窄不通所致。

口味指口中的异常味觉或气味。脾开窍于口,其他脏腑之气亦可循经上至口中,故口中异常味觉或气味,多是脏腑,特别是脾胃病变的反映。实际上口味异常可因感受外邪、饮食所伤、七情失调及劳倦过度等,导致脏腑功能失调或虚衰,引起脏气上溢于口。临床常见口淡、口甜、口黏腻、口酸、口苦、口涩、口咸等类型。

(六)问二便

大便的排泄,由大肠所主,与脾胃的受纳运化、肾阳的温煦、肝的疏泄、肺的肃降均有着密切的关系。小便与肾的气化、脾的运化、肺的肃降及三焦的通调等有着密切的关系。故询问二便的变化,可了解脏腑功能的盛衰以及疾病的寒热虚实。如《景岳全书》中说:"二便为一身之门户,无论内伤外感,皆当察此,以辨其寒热虚实。盖前阴通膀胱之道,而其利与不利,热与不热,可察气化之强弱……后阴开大肠之门,而其通与不通,结与不结,可察阴阳之虚实。"询问时,应着重了解二便的次数、气味、性状、颜色、便量、排便时间、排便时的感觉,以及伴随的症状。

健康成人大便一般每日或隔日一次,质软成形,干湿适中,排便通畅,内无脓血、黏液及未消化的食物。大便改变包括便次、色、质及感觉方面的变化。便次异常是指大便次数的变化,有便秘和泄泻之分。便色异常指大便颜色的改变。询问便色的改变,可了解病性的寒热。此外,有些疾病可出现特异的便色,对诊断具有重要的意义。常见的便色异常包括大便黄褐如糜而臭、大便灰白、大便有黏冻、脓血等。便质异常指大便质地的改变。正常的大便应不燥稀,软硬适中。除便秘和泄泻可伴见大便过干或过稀外,常见的便质改变还有完谷不化、溏结不调、便血等。排便感异常,正常排便时一般没有特别不适的感觉,病变时常有肛门灼热、里急后重、排便不爽、滑泄失禁、肛门重坠等方面的变化。

健康成人在一般情况下,白天小便4~6次,夜间0~2次,一天的尿量在1000~2000 mL。尿次和尿量受饮水、温度、汗出、年龄等因素影响。了解小便有无异常变化,可诊察体内津液的盈亏和有关脏腑的气化功能是否正常。小便的改变包括尿量、尿次、色质及排尿感异常等几方面。尿量异常指尿的量明显增多或减少,包括尿量增多和尿量减少。尿次异常指尿的次数明显增多或减少,包括小便频数和癃闭。尿色质异常指尿的颜色或质地出现异常变化,包括小便清长、小便短黄、尿中带血、小便浑浊及尿中有砂石等异常改变。排尿感异常指排尿时的感觉异常,包括小便涩痛、余沥不尽、小便失禁及遗尿等改变。

三、问诊的补充阐发

(一)问诊症状的规范化研究

症状名称在临床使用中存在不规范现象,例如一症多名、多症一名以及证症混淆等,这些情况容易导致临床误诊。因此,中医问诊中症状描述及其内涵的规范化是必要的。规范化方法包括:对具有相同实际含义的症状,选择最恰当的名称作为标准;确保症状的独立性,对相似症状进行明确区分;避免使用诊断性术语;确保症名的使用能够反映病情的本质;正确诠释症状等。

(二)问诊量表研制与应用

中医问诊需要全面准确,因而对于医师的询问和记录都有严格规范的要求,临床主要问题在于主观性较为突出。为进一步满足临床、科研的需要,使得中医问诊进一步客观化,有学者以传统中医症状量化为基础,借鉴现代医学和心理学中针对主观症状的量化分级方法,在中医症状的量化表达方面进行了许多尝试,用于收集症状、规范辨证及疗效评价等。中医证候量表研制主要结合统计学与数据挖掘等方法,其中流行病学调查法、德尔菲专家咨询法、文献法等主要用于条目设计方面;

因子分析、隐变量分析、结构方程模型等被应用于中医量表研制中证候的量化方面。适当的症状量化，不但可以把主观化的感受转化为客观的定量，而且可以更好地指导治疗和进行疗效评价。

（三）问诊模型构建与应用

传统问诊存在花费时间长、主观性强或者问诊不完整等不足，随着现代计算机技术的发展，有学者探索研制问诊信息采集系统，以实现问诊信息的完整、规范及数字化。"人机结合，以人为主"的问诊模型在部分疾病中已经初具成效。人工智能技术发展为中医问诊模型研发升级提供了技术支持，探索问诊与大模型结合的新模式是中医问诊现代化的趋势，需要注意的是，研发工作应立足于中医基础理论、专科疾病的特点，并规范运用中医术语来开展，将算法与中医理论深度结合，推动标准化问诊体系的建立。

（四）主症的识别及询问

主症是指疾病的主要症状与体征，是疾病本质的外在表现。每一病证都有特定性的主症。主症可以是一个，也可由若干个组成。抓住主症进行询问，就是以主症作为认识疾病本质的中心和关键而进行诊断思维的方法。临床若能准确抓住主症，并能围绕主症进行询问。且通过主症进行分析思考，则有利于对疾病本质的认识，为准确治疗提供可靠依据。主症不单纯是对患者感觉最痛苦的主要症状的简单记录。多数时候，患者首先陈述的主症，可以确定为主诉。但有时主症不一定是患者诉说的第一个症状。譬如"太阳之为病，脉浮，头项强痛而恶寒"是《伤寒论》太阳病的提纲，对于外感表证的患者来说，脉浮不易察觉，恶寒往往也不是患者就诊的主要痛苦，因此头项强痛很可能是首先陈述的主症。然而对于诊断太阳病来说恶寒是必有的症状，应是太阳表证的主症。

准确地认识主症，并不是一件容易的事。由于患者缺乏对疾病本质的认识，就诊时往往诉说的症状较多。有时会将自认为很重要的痛苦当作主症，或主次无序，仅讲出一些表面的、次要的症状，不能反映病证本质。这就要求临床医师必须详细地询问病史，并要配合望、闻、切诊获得的资料，包括西医的体格检查，然后结合自己所掌握的中西医知识，进行判断、挑选，寻找能真正揭示反映病证本质的症状体征作为主症。

主症确定以后，要围绕这一中心线索进行询问和思考，并且要问症与辨证（即边询问边分析）相结合，减少盲目性和防止遗漏。如以"腹痛"为主症，则首先应询问腹痛的发生时间、发生的原因，疼痛的具体部位、性状、程度、喜恶等；其次询问与主症密切相关的情况，如有无恶心呕吐？有无腹胀腹泻？饮食如何等；然后询问全身其他病情，如有无恶寒发热？有无汗出？小便如何等等；最后是进行舌脉等项检查。由此可见，临床上的问诊，并不是机械地按"十问"的顺序进行，实际是要以主症为中心开展询问。所以对于问现在症的方法，可以这样归纳：首定主症问深全，次问主症紧相关，再问全身不适感，十问顺序可以参。

（五）对寒热往来机制的认识

寒热往来，是指恶寒与发热交替出现，寒时自感恶寒而不觉热，热时自觉发热而不觉冷，一日一发或数发。历代医家认为病位在少阳，为半表半里证。唯对寒热往来的病机众说纷纭，莫衷一是。大部分医家从邪正斗争展开争议，唐容川《伤寒论浅注补正·辨太阳病脉证》篇云："出与阳争则寒，入与阴争则热。"而方有执《伤寒论条辨·辨太阳病脉证并治》则认为："邪入并于阴则寒，邪出并于阳则热。"叶桂《医效秘传·伤寒诸证论·寒热》则从阴阳相胜来解释，认为："阳不足，则阴邪出表与之争，故阴胜而为寒；阴不足，则阳邪入里而与之争，故阳胜而为热。"诸家解释互相矛盾，难以归于一致。李洪涛主编的《中医外感病学》认为邪正分争，正胜则热，邪胜则寒。中医诊断学教材亦持此说，把寒热往来又分为两大类：一是无规律性的寒热往来，属少阳病。二是有规律性的寒热往来，属疟疾。其实寒热往来，不仅见于外感病，亦可见于内伤杂病。病位不仅见于半表半里证，还可见于表证、里证。外感热病中《伤寒论》太阳病篇桂枝麻黄各半汤、桂枝二麻黄一汤证（表证），均有寒热往来的表现；温病湿热阻遏于膜原（半表半里证），正邪相争可致寒热往来如疟状；内伤杂病中奔豚气病（如《金匮要略·奔豚气病脉证治》云："奔豚气上冲胸，腹痛，往来寒热，奔豚汤主之。"），疟疾病，妇人热入血室，西医学所说的败血症，即中医所云邪毒内陷证（里证）等，均可见到寒热往来的表现。

由此可见，寒热往来一症并非少阳证半表半里证所特有，其病机不宜一概用少阳枢机不利，邪正出表入里阐释。寒热往来的病机是邪正相争，肌表阳气出现不足或增多的盛衰交替变化。表证与半表半里证是邪正相争，邪气胜，卫阳被遏，失于温煦，肌表阳气较少，而出现恶寒。正气胜，正气抗邪，卫阳郁积于外，阳气增多，则出现发热；里证之恶寒，是邪气胜，正邪相争，阳气困遏于里，不能外达，肌表阳气不足所致。其发热，则是正胜邪，阳热蒸腾，肌表阳气增多所致。故正胜则热，邪胜则寒，正邪相持，互有胜负，而寒热往来。

第四节 脉　　诊

脉诊又称切脉，是医生用手指对患者身体某些特定部位的动脉进行切按，体验脉动应指的形象，以了解健康状况或患者病情变化，进行病证辨别的一种诊察方法。

脉诊有着悠久的历史。公元前5世纪，著名医家扁鹊擅长候脉诊病。《黄帝内经》记载了"三部九候"等脉法；《难经》弘扬"独取寸口"候脉言病。东汉张仲景确立了"平脉辨证"的原则。西晋王叔和著《脉经》确立了二十四脉，是我国现存最早的脉学专著。宋代崔嘉彦的《脉诀》以浮、沉、迟、数四脉为纲，将二十四脉分别隶属其下，且增补革、牢二脉。明代张景岳《景岳全书·脉神章》对脉神、正脉十六部、脉之常变、脉之从舍、顺逆等论述甚详。明代李时珍《濒湖脉学》载二十七脉，编成"七言诀"。明代李中梓《诊家正眼》增定脉象二十八种。此外，清代李延昰的《脉诀汇辨》、清代张璐的《诊宗三昧》、清代黄宫绣的《脉理求真》、清代周学霆的《三指禅》等脉学专著，对于脉理辨析、临证经验互相印证，颇为实用。

一、脉诊的原理与意义

（一）脉诊的原理

脉象是医生用手指感觉脉搏跳动的形象，或称为脉动应指形象。历代医家在长期的医疗实践中，较早地发现"心主血脉"的功能与脉象形成有关，认为血液依赖心气的推动作用沿着脉道循环于周身，内至脏腑经络，外达四肢百骸；脏腑之气也通过血液输布于全身。因此，脉象能够反映机体脏腑功能、阴阳、气血、经络的生理病理变化。

1. 心是形成脉象的主要动力

脉象的形成主要依赖于心脏的搏动、脉道的通利、心阴心阳的协调。《四诊举要》："脉乃血脉，气血之先，血之隧道，气息应焉。"脉为血府，心主血脉。《素问·五脏生成篇》："心之合脉也"，《素问·脉要精微论》中曰："夫脉者，血之府也"，心脏的搏动、脉道的约束，使血液沿着脉道有序运行供给全身。中医学还认为，心脏的搏动以及血液在脉管中运行还有赖于宗气的推动作用。《素问·平人气象论》言："胃之大络，名曰虚里，……出于左乳下，其动应手，脉宗气也。"说明宗气有推动心脏搏动的作用。《灵枢·邪客篇》曰："宗气积于胸中，出于喉咙，以贯心脉"。指出了宗气所在部位以及宗气具有推动血液运行的重要作用。此外，心阴心阳也是维持正常脉搏的重要条件。心阴、心血是心脏生理活动的物质基础，心气、心阳是心脏的功能活动表现。心气、心阳协调，则脉搏从容和缓，均匀有力。

2. 气血是形成脉象的物质基础

气血是构成和维持人体生命活动的基本物质。《医学入门》曰："脉乃气血之体，气血乃脉之用也。"气和血是脉象发生的必要条件，两者共同参与脉象的形成。脉象的变化也是反映气血盛衰的重要表现。

3. 脏腑协同是脉象正常的前提

肺主气，司呼吸，朝百脉，参与了脉象的形成。循行于全身的血液汇聚于肺，通过肺的宣发肃降，输布全身。脾胃为气血生化之源，脾主统血，血液的正常运行依赖于脾气的统摄作用。肝藏血，主疏泄，有贮藏血液，调节循环血量的作用。肾藏精，精化气，是人体一身阳气的根本，各脏腑组织功能活动的原动力，精可化血，是血液生成的物质基础之一。故脉象的形成与各脏腑的协同作用密切相关。

（二）脉诊的意义

脉诊是中医诊断学的重要组成部分，属于"切诊"的内容之一。虽然居于望、闻、问、切四诊的末位，但是其诊断意义和作用却非常重要。脉象的形成与脏腑气血的关系较为密切，机体的任何变化都可影响到阴阳、脏腑、气血、经络，使得脉象发生变化。故根据脉的部位、数律、形势等的变化可以判断疾病的部位、性质和推断疾病的预后。

由于脉象与主病之间的关系十分复杂，因而对于如何分析脉象所反映的不同病证本质，或辨别病证所出现的不同脉象，在脉诊临床运用中，需要注意下列几个问题。

1. 独异脉象主病

临床时若能发现疾病中所表现出的某种特殊的脉象变化，即"独异脉"，这对于病证诊断是极为有益的。如《景岳全书·脉神章·独论》说："独之为义，有部位之独也，有脏气之独也，有脉体之独也。部位之独者，谓诸部无恙，惟此稍乖，乖处藏奸，此其独也。脏气之独者，不得以部位为拘也，如诸见洪者皆是心脉……五脏之中，各有五脉，五脉互见，独乖者病……脉体之独者，如经所云，独小者病，独大者病，独疾者病，独迟者病……但得其一而即见病之本矣。"

（1）部位之独

部位之独是指某种脉象仅见于某一部，例如左关脉独弦，右寸脉独弱之类。这些脉的主病多与该部所对应脏腑有关。如左关脉弦为肝郁，右寸脉弱为肺虚，左尺脉弱多肾虚等。

（2）脏气之独

脏气之独是指某些脉常见于相应脏腑的病证，如结、代、促脉常是心病的表现，其他如肝病多见弦脉，肺病常见浮脉，脾病常见缓脉，肾病的脉象多沉等，五脏之中，各有本脉，独见者病也。

（3）脉体之独

脉体之独是指病中突出表现为某种脉象，其所主的病证自明，如滑脉主痰湿、湿热、食积，紧脉主伤寒、痛证，濡脉主脾虚、湿困，伏脉主邪闭、厥病、痛极，芤脉见于亡血、伤阴之际等。

2. 注意反向意义脉象

脉象一般以浮为主表，沉为在里，数多热，迟多寒，弦大为实，细微为虚。但这些表、里、寒、热、虚、实之间，又有真假疑似，需要注意。如《景岳全书·脉神章·真辨》说："如浮为在表，而凡阴虚血少，中气亏损者，脉必浮而无力，是浮不可概言表。沉为在里，而凡表邪初感，寒束皮毛，脉不能达，其必沉紧，是沉不可概言里，数虽为热，而真热者未必数，凡虚损之证，阴阳俱困，虚甚者数必甚，是数不可概言热。迟虽为寒，然伤寒初退，余热未清，脉多迟滑，是迟不可概言寒。"

3. 脉症的顺逆与从舍

（1）脉症顺逆

脉症顺逆是指脉与症的相应与不相应，以判断病情的顺逆。一般而论，脉与症一致者为顺，反之为逆。如暴病脉来浮、洪、数、实者为顺，反映正气充盛能够抗邪；久病脉沉、微、细、弱者为顺，说明正虽不足而邪亦不盛。若新病脉反见沉、细、微、弱，说明正气衰；久病脉反见浮、洪、数、实等，则表示正气衰而邪不退，均属逆证。

（2）脉症从舍

脉与症有时有不相应者，故临床时当根据疾病的本质决定从舍，或舍脉从症，或舍症从脉。如自觉烦热，而脉见微弱者，必属虚火；腹虽胀满，而脉微弱者，则是脾虚弱之故。胸腹不灼，而见脉大者，必非火邪；本无胀满疼痛，而脉见弦强者，并非实证。有从舍，说明脉象只是疾病表现的一个方面，因而要四诊合参，才能全面认识疾病的本质。

二、脉诊的基本内容

（一）正常脉象

正常脉象也称为平脉、常脉。是指正常人在生理条件下出现的脉象，既具有基本的特点，又有一定的变化规律和范围，而不是指固定不变的某种脉象。正常脉象反映机体气血充盈，气机健旺，阴阳平衡，精神安和的生理状态，是健康的象征。

正常脉象的特点

（1）正常脉搏的形象特征

正常寸口部脉搏的寸关尺三部皆有脉，不浮不沉，不快不慢，一息四五至，相当于72~80次/分（成年人），不大不小，从容和缓，节律一致，尺部沉取有一定的力量，并随生理活动、气候、季节和环境等的不同而有相应变化。

（2）正常脉象的胃、神、根

古人将正常脉象的特点概括称为"有胃""有神""有根"。

1）有胃："有胃"，即脉有胃气。脉之胃气，主要反映脾胃运化功能的盛衰、营养状况的优劣和能量的储备状况。正如《素问·平人气象论》所说："人以水谷为本，故人绝水谷则死，脉无胃气亦死。"

脉象中的"胃气"，在切脉时可以感知。《灵枢·终始》认为是"谷气来也徐而和"，就是说有胃气的脉应是不疾不徐、从容和缓。《素问·玉机真脏论》说："脉弱以滑，是有胃气"。戴启宗《脉诀刊误》则称："凡脉不大不细，不长不短，不浮不沉，不滑不涩，应手中和，意思欣欣，难以名状者，为胃气。"陈士铎《脉诀阐微》指出："无论寸关尺，下指之时觉有平和之象，即是有胃气。"这些论述，虽说法不一，但均可供参考。

现在一般认为，脉有胃气的表现是指下具有从容、徐和、软滑的感觉。平人脉象不浮不沉，不疾不徐，来去从容，节律一致，是为有胃气。即使是病脉，不论浮沉迟数，但有冲和之象，便是有胃气。

胃为"水谷之海"，是人体营卫气血生化之源，各脏腑、组织、经络的功能活动，有赖于胃气的充养。脉之胃气亦赖水谷之气的充养，在一定程度取决于胃气的有无。人以胃气为本，脉亦以胃气为本，有胃气则生，少胃气则病，无胃气则死，正如清·程国彭《医学心悟·脉法金针》所言："凡诊脉之要，有胃气曰生，胃气少曰病，胃气尽曰不治。"因此，诊察脉象有无胃气，对于推断疾病的预后具有重要的意义。

2）有神："有神"，即脉有神气。诊脉神之有无，可察精气之盈亏，并与胃气的盛衰有关。

脉之有神的表现，李杲认为"脉中有力，即为有神。"周学霆认为"缓即为有神"，陈士铎《脉诀阐微》中说："无论浮沉、迟数、滑涩、大小之各脉，按指之下若有条理，先后秩然不乱者，此有神之至也。若按指而充然有力者，有神之次也。其余按指而微微鼓动者，亦谓有神。"综合各家之说，脉之有神是指脉律整齐、柔和有力。即使微弱之脉，但未至于散乱而完全无力；弦实之脉，仍带柔和之象，皆属脉有神气。反之，脉来散乱，时大时小，时急时徐，时断时续，或弦实过硬，或微弱欲无，都是无神的脉象。

脉贵有神与脉有胃气的表现基本一致，都是具有和缓有力之象，故周学海说："脉以胃气为有神"。神以精气为物质基础，而精气产生于水谷之气，故有胃即有神。

"神"是机体生命活动的体现，可表现在各个方面，亦可表现在脉象上。脉象有神，常人见之，精气充盛；有病之人见之，虽病而精气未竭。故观察脉神推测病情，须与全身情况结合，患者形神充沛，虽见脉神不振，尚有挽回之望；若形神已失，虽脉无凶象，亦不能掉以轻心。

3）有根："有根"，即脉有根基。脉之有根无根有赖于肾气的盛衰。由于肾藏精，乃先天之本，元气之根，人身十二经脉全赖肾间动气之生发，故《难经·八难》说："然诸十二经脉者，皆系于生气之原，所谓生气之原者，谓十二经之根本也，谓肾间动气也，此五脏六腑之本，十二经脉之根"。

有根脉主要表现为尺脉有力、沉取不绝两个方面。因为尺脉候肾，沉取候肾，尺脉沉取应指有力，就是有根的脉象。若在病中，症虽危重，但尺脉沉取尚可摸得，则为肾气未绝，犹如树木之有根，枝叶虽枯，根本不坏，尚有生机。正如王叔和所说："寸关虽无，尺犹不绝，如此之流，何忧殒灭？"相反，若尺脉沉取不应，则说明肾气已败，病情危笃。

总之，脉贵有胃、有神、有根，是从不同侧面强调正常脉象的必备条件。胃神根三者是三位一体的，相互补充而不能截然分开，有胃必然有神、有根，即不论是何种脉象，只要节律整齐，有力中不失柔和，和缓中不失有力，尺部沉取应指有力，就是有胃、有神、有根的表现，说明脾胃、心、肾等脏腑功能不衰，气血精神未绝，虽病而病尚轻浅，正气未伤，生机仍在，预后良好。

（二）常见脉辨识

中医脉象的辨识主要依靠手指的感觉，体会脉搏的部位、至数、力度和形态等方面。历史上曾有过四要素、七要素、八要素等多种分法。医家周学海说："盖求明脉理者，须将位、数、形、势四字讲得真切，便于百脉无所不赅，不必立二十八脉之名可也"，可见脉象要素意义之重大。目前临床应用最多的是八要素法，将复杂的脉象表现按八要素分析辨别是一种执简驭繁的重要方法。脉象的各种因素，大致归纳为脉象的脉位、至数、脉长、脉力、脉宽、脉律、脉流利度、脉紧张度八方面，每种脉象可用不同的脉象要素来描述与区分。

1. 脉位

脉位指脉动显现部位的浅深。脉位表浅为浮脉，《四言举要》云："浮脉法天，轻手可得，泛泛在上，如水漂木。"《难经·八十一难》曰："浮者，脉在肉上行也。"其脉象特点是脉管的搏动在皮下较浅表的部位，即位于皮下浅层。因此，轻取即得，按之稍减而不空。脉位深沉为沉脉，《脉诀汇辨》云"沉行筋骨，如水投石"。其脉象特点是脉管搏动的部位在皮肉之下靠近筋骨之处，因此用轻指按触不能察觉，用中等指力按触搏动也不明显，只有重用指力按才能感觉到脉搏明显的跳动。

2. 至数

至数指脉搏的频率。中医以一个呼吸周期为脉搏的计量单位，一呼一吸为"一息"。一息脉来四五至为平脉，一息三至或三至以下为迟脉，约每分钟脉搏跳动 60 次以下，来去较慢。《脉经》谓："迟脉，呼吸三至，去来极迟。一息五至以上为数脉，往来快。"《诊家枢要》谓："数，太快也，一息六至，超过平脉两至也。"脉来急疾，一息七八至以上为疾脉，脉率比数脉更快，相当于脉搏每分钟 120 次以上。

3. 脉长

脉长指脉动应指的轴向范围长短。脉动范围超越寸、关、尺三部称为长脉，首尾端直，超过本位。应指不及三部称为短脉，首尾俱短，显于关部，寸尺两部不显，李中梓说："短脉涩小，首尾俱俯，中间突起，不能满部。"

4. 脉力

脉力指脉搏的强弱。脉搏应指有力为实脉，三部脉充实有力，其势来去皆盛，应指幅幅。《脉经》载："实脉大而长，微弦，按之应指幅幅然"。应指无力为虚脉，三部脉举之不足，按之无力，应指松软。虚脉是应指无力的脉象，但按之并不空。《诊宗三昧》曰："指下虚大而软，如循鸡羽之状，中取重按皆弱而无力，久按仍不乏根。"

5. 脉宽

脉宽指脉动应指的径向范围大小，即手指感觉到脉道的粗细（不等于血管的粗细）。脉道宽大者为大脉，脉体宽大，但无脉来汹涌之势，寸口三部皆脉大而和缓、从容。脉体宽大，充实有力，来盛去衰，状若波涛汹涌为洪脉，《濒湖脉学》曰："洪脉指下极大，来盛去衰，来大去长。"脉道狭小者为细脉，脉细如线，但应指明显，李中梓曰："细直而软，累累萦萦，状如丝线，较显于微。"浮细无力而软为濡脉，又称软脉，脉位表浅，轻按即得，极软而浮细，举之有余，按之渐无。《脉经》谓："软脉极软而浮细，一曰按之无有……一曰极小软，软作濡，濡者如帛衣在水中，轻手相得。"沉细无力而软为弱脉，位沉、形细、势软。由于脉管细小不充盈，其搏动部位在皮肉之下靠近筋骨处，指下感到细而无力。李中梓《诊家正眼》曰："弱脉细小，见于沉分，举之则无，按之乃得"。极细极软，按之欲绝，若有若无为微脉，脉形极细小，脉势极软弱，以至于轻取不见，重按起落不明显，似有似无。《脉经》曰："极细而软，或欲绝，若有若无。"

6. 脉律

脉律指脉动节律的均匀度。其包括两个方面：一是脉动节律是否均匀，有无停歇；二是停歇的至数、时间是否规律。如结脉，脉来缓慢，时有中止，止无定数，《脉经》曰："结脉往来缓，时一止复来"。《诊家正眼》称结脉是"迟滞中时见一止"。代脉，脉来一止，止有定数，良久方还，李中梓说"代为禅代，止有常数，不能自还，良久复动"，又说"蝉代之义也，如四时之蝉代，不愆其期也"，说明代脉停止有定时，停时较长。促脉，脉来数而时有一止，止无定数，如李时珍说："促脉来去数，时一止复来。"散脉，浮取散漫，中候似无，沉候不应，并常伴有脉律不规则，时快时慢而不匀，或脉力不一致，《脉经》谓："散脉大而散……有表无里。"《诊家正眼》曰："散有二义，自有渐无之象，亦有散乱不整之象也。"《濒湖脉学》则形容其为"散似杨花无定踪"。

7. 脉流利度

脉流利度指脉搏来势的流利通畅程度。脉来流利圆滑者为滑脉，往来流利，应指圆滑，如盘走珠，李中梓曰："滑脉替替，往来流利，盘珠之形，荷露之义。"来势艰难，不流利者为涩脉，形细而行迟，往来艰涩不畅，脉势不匀，李中梓曰："涩脉蹇滞，如刀刮竹，迟细而短，三象俱足。"

8. 脉紧张度

脉紧张度指脉管的紧急或弛缓程度。脉管紧张度高如弦脉、紧脉，弦脉：端直以长，如按琴弦，脉形端直而似长，脉势较强，脉道较硬，切脉时有挺然指下、直起直落的感觉，故形容为"从中直过""挺然于指下"。其弦硬程度随病情轻重而不同，轻则如按琴弦，重则如按弓弦，甚者如循刀刃。紧脉：绷急弹指，状如牵绳转索，脉势紧张有力，坚搏抗指，脉管的紧张度、力度均比弦脉高，其指感比弦脉更加绷急有力，且有旋转绞动或左右弹指感，屈曲不直。李中梓曰："紧脉有力，左右弹指，如绞转索，如切紧绳。"脉弛缓者可见于缓脉，脉搏的跳动不疾不徐，稍慢于正常而快于迟脉。缓为脾胃本脉，和缓有神，为脾气健旺，身体健康之征。《三指禅》曰："不浮不沉，恰在中取；不迟不数，正好四至。欣欣然、悠悠然、洋洋然，从容柔顺"。若在病中，则为急缓无力，驰纵不鼓。

三、脉诊的补充阐发

（一）妊娠脉象的特征

妊娠脉象，一般均以脉滑为其代表，临床可有几种情况。

1. 停经而脉象如常

《素问·腹中论》云："何以知怀子且生也？岐伯曰，身有病而无邪脉。"妇女突然停经，并有饮食口味异常，如嗜酸、作呕等类似疾病的一些症状反应，而脉象无异常的表现，此时应考虑妊娠可能。所谓"无邪脉"，《难经》有较具体的说明："三部脉浮沉正等，按之无绝者，有妊也"。《诊家枢要》也曰："三部脉浮沉正等，无他病而不月者，妊也。"所谓"浮沉正等"，即仲景《金匮要略·妇人妊娠病脉证并治》所讲的"妇人得平脉"的引申，亦即人虽病而脉仍正常之谓。清·林之翰《四诊抉微》引王宏翰之说，则描述更为具体："按脉浮沉正等者，即仲景所谓寸关尺三处之脉，大小浮沉迟数同等也。"

2. 阴搏阳别

《素问·阴阳别论》："阴搏阳别，谓之有子。"所谓"阴搏阳别"，唐·王冰《重广补注内经素问》曰："阴，谓尺中也。搏，谓搏触于手也。尺脉搏击，与寸口殊别，阳气挺扬，则为有妊之兆。何者？阴中有别阳故。"清·林之翰《四诊抉微》引王宏翰之说，作了更具体的解释："细释《黄帝内经》，并诸家之论，谓阴搏阳别，则尺脉搏击于手者，乃数滑有力，而寸脉来微，有别异于尺，则是寸脉来微，殊别于尺脉之滑数，是有子之象也……此节之经文，乃寸微尺数之旨也"。可见妊娠时脉象可表现为尺脉滑数有力（阴搏），寸脉较尺脉稍微弱（阳别）。这是由于尺脉属肾属阴，肾主胎胞，妊娠者胎气鼓动，故两尺滑数搏指。

3. 手少阴脉动甚

《素问·平人气象论》曰："妇人，手少阴脉动甚者，妊子也。"对于"手少阴脉"的理解，历代有三种注释：一种认为是指左寸部，因为是男左女右，妊子者左脉明显，手太阴属心，分属于左寸部。此说欠妥，关键在于"妊子者"可能是泛指妊子女而已，因《素问·平人气象论》中未再提及"妊女者"的脉象。第二种认为是指两手尺部，因为尺脉属肾，肾藏精，主胎胞，故两手尺脉动甚。此说与"阴搏阳别"有相似之处。第三种认为是指神门穴处的动脉，如王冰《重广补注内经素问》注曰："手少阴脉，谓掌后陷中者，当小指动而应手也。"理由是手少阴为心经之脉，神门穴为心经之原穴。心主血，血聚养胎，胎气鼓动，故神门穴处脉动甚。对于此说启玄子评曰："手少阴脉……盖指心经之脉，即神门穴也，其说甚善。"

综上所述，人是复杂的有机整体，由于个体的差异，包括妊娠时间、孕妇体质等不同，妊娠脉象可有多种表现。临床辨识妊娠脉象宜结合停经、身体情况等从多方面考虑，同时还须与有关的病脉进行鉴别才能确定。

（二）脉症从舍

由于"脉症不应"是症状表现与脉象不相一致，因此其中必有一方反映疾病本质，而另一方则与本质不符合或是假象。所以临床辨证时就必须以反映疾病本质的一方为诊断依据而舍弃另一方，此即所谓的"脉症从舍"。如陶节庵《伤寒家秘的本》曰："大抵病人表里虚实不同，邪之传变有异……有症变者，或有脉变者，或有取症不取脉者，或有取脉不取症者。"若症真脉假则"舍脉从症"，症假脉真则"舍症从脉"。

1. 舍脉从症

所谓"舍脉从症"，是在脉症不应的情况下，医生经过分析，认为症状反映了疾病的本质，而脉象与疾病本质不符，也即症真脉假。因此以症状作为辨证的依据而舍弃脉象。例如：症见腹部胀满、疼痛拒按，大便燥结，舌红苔黄厚干燥，而脉迟细者。此时症状所反映的是实热内结肠胃的本质，而脉象所反映的似是虚寒之象，症真脉假，故须舍脉从症。此外，临床上某些慢性病因发病时间较久，脉象无显著变化，诊断用药往往多根据症状而定。还有，根据前人经验，对于某些病证，辨证时主要凭症而定，如周学霆有"偏正头痛不问脉""痿症不从脉""老痰不变脉"之说。虽不能一概而论，但亦是前人经验之谈，有一定参考价值。

2. 舍症从脉

所谓"舍症从脉",是指脉症不应而症假脉真时,应以反映本质的脉象作为辨证的依据,而舍弃与本质不符,甚至是假象的症。如热闭于内,症见四肢厥冷,脉象洪数。此时脉象所反映的是阳热内盛的本质,而四肢厥冷似是寒象,症假脉真,故须舍症从脉。

值得注意的是,对于脉症之"从"与"舍",不能机械地理解。实际上"从"与"舍"也是相对的,往往是"从中有舍","舍中有从"。这一方面是由于不同的疾病以及在发病的不同阶段,脉与症在辨析疾病上各有侧重,其所发挥的作用不尽相同。另一方面是脉与症的辨证意义都有常、有变,有一般的规律与特殊的规律。"症真脉假"时"舍脉",此时的"脉假"只是对一般的常规来讲属假,但如从其特殊的规律而言,实际还是"真"。例如,阳明腑实证之"脉迟",对于"迟脉主寒证"这一常规而言,是"假"。但如考虑到"迟脉也可见于热证"这一特殊情况而言,"脉迟"也就无所谓"假",自然就不必"舍"了。同样,"症假脉真"时"舍症",也有类似情况。例如,邪热内闭时"四肢厥冷",对于四肢厥冷一般属寒象而言,此时的"肢冷"与邪热内盛的本质不符,是谓假象,但若考虑到"热深厥深""阳盛格阴"这一特殊规律时,"肢冷"也就无所谓"假",自然就不必"舍"了。

此外,就"舍症从脉"之"舍症"而言,并不是将全部症状都舍弃,而单凭脉象就作出诊断。事实上,患者患病时的诸多症状不可能全部是假象。所谓的"症假"只是指少数乃至个别的症状,而多数的症状显然还是与疾病本质相符的。

由此可见,"舍脉从症"也好,"舍症从脉"也好,其实质是在于告诫我们,诊病辨证时要全面收集病情资料,并对其进行全面的综合分析,对脉与症互勘互证,知常达变,透过现象,去伪存真,揭示疾病本质,从而作出正确的诊断。

参 考 文 献

[1] 王鸿谟,张栋. 中医色诊学的定位定量研究[J]. 中华中医药杂志,1998,(4):14-18.
[2] 朱文锋. 中医诊断学(中医药学高级丛书)[M]. 北京:人民卫生出版社,2011.
[3] 陈泽霖,陈梅芳. 舌诊研究[M]. 2版. 上海:上海科学技术出版社,1982.
[4] 邓铁涛. 实用中医诊断学[M]. 北京:人民卫生出版社,2004.
[5] 李灿东. 实用中医诊断学[M]. 北京:中国中医药出版社,2021.

第三章　辨证的研究

第一节　八纲辨证

　　八纲，是指表、里、寒、热、虚、实、阴、阳八个纲领。八纲是从各种具体证的个性中抽象出来的具有普遍规律的共性纲领。表、里是用以辨别病位浅深的基本纲领；寒、热、虚、实是用以辨别疾病性质的基本纲领；阴、阳是区分疾病类别、归纳病证的总纲，并可涵盖表、里、寒、热、虚、实六纲。

　　八纲辨证，是指运用八纲对四诊所收集的各种病情资料，进行分析、归纳，从而辨别疾病现阶段病变部位浅深、疾病性质寒热、邪正斗争盛衰和病证类别阴阳的方法。通过八纲辨证，可找出疾病的关键所在，掌握其要领，确定其类型，推断其趋势，为临床治疗指出方向。因此，八纲辨证是用于分析疾病共性的一种辨证方法，是其他辨证方法的基础，在诊断过程中能起到执简驭繁、提纲挈领的作用。

一、八纲辨证的基本内容

　　八纲是指阴与阳、表与里、寒与热、虚与实四对纲领，八纲是从各种具体证候的个性中抽象出来的带有普遍规律的共性，对于任何一种证候，从大体病位来说，总离不开表或里；从基本性质来说，一般可区分为寒与热；从邪正斗争的关系来说，主要反映为实与虚；从病证类别来说，都可归属于阴或阳。其中阴阳是所有证候的总纲，表里是用以辨别病位深浅的基本纲领，寒热虚实是判断疾病性质的基本纲领。八纲辨证，既有八纲的基本证候，还有八纲之间因相兼、错杂、真假、转化关系形成的复合证候类型。

　　（一）表里辨证

　　表、里是辨别病变部位外内、浅深的两个纲领。一般而论，身体的皮毛、肌腠在外，属表；血脉、骨髓、脏腑在内，属里。但是临床辨证时，一般把外邪侵犯肌表，病位浅者，称为表证；病在脏腑，病位深者，称为里证。表、里证的辨别主要以临床表现为依据，不能把表、里简单地理解为固定的解剖部位。辨别表、里对外感疾病的诊断和治疗具有特别重要的意义。这是由于内伤杂病一般属于里证范畴，主要应辨别"里"所在的脏腑具体病位，而外感病则往往具有由表入里、由浅而深、由轻而重的发展传变过程。因此，表里辨证是对外感病发展阶段性的基本认识，可以说明病情的轻重浅深及病变趋势，从而把握疾病演变的规律，取得诊疗的主动性。

1. 表证

　　表证是指六淫、疫疠等邪气，经皮毛、口鼻侵入机体的初期阶段，正气抗邪于肌表，以新起恶寒发热为主要表现的证。

2. 里证

　　里证是指病变部位在内，脏腑、气血、骨髓等受病，以脏腑受损或功能失调症状为主要表现的证。

3. 表证与里证的鉴别

表证、半表半里证与里证的辨别，主要以审察寒热症状特点、脏腑症状是否突出及舌象、脉象等的变化为鉴别要点。此外，尚可参考起病的缓急、病情的轻重及病程的长短等。一般而言，外感病中，恶寒发热同时并见者属表证；但热不寒或但寒不热者属里证；寒热往来者属半表半里证。表证以头身疼痛、鼻塞、喷嚏等为常见症，脏腑症状表现不明显；里证则以脏腑症状，如心悸、咳喘、腹痛、呕吐之类表现为主症；半表半里证则有胸胁苦满等独特表现。表证及半表半里证的舌象变化不明显，里证舌象多有变化；表证多见浮脉，里证多见沉脉或其他多种脉象，半表半里证多见弦脉。

（二）寒热辨证

寒、热是辨别疾病性质的两个纲领。病邪有阳邪与阴邪之分，正气有阳气与阴液之别。阳邪致病导致机体阳气偏盛而阴液受伤，或是阴液亏损而阳气偏亢，均可表现为热证；阴邪致病导致机体阴气偏盛而阳气受损，或是阳气虚衰而阴寒内盛，均可表现为寒证。因此，寒证与热证实际是机体阴阳偏盛、偏衰的具体表现。寒象、热象与寒证、热证既有区别，又有联系。如恶寒、发热等可被称为寒象或热象，是疾病的表现征象，而寒证或热证是对疾病本质所作的判断。一般情况下，疾病的本质和表现的征象多是相符的，热证见热象，寒证见寒象。但某些特殊情况下，出现寒象或热象时，疾病的本质不一定就是寒证或热证。因此，寒热辨证，不能孤立地根据个别寒热症状作判断，而是应在综合四诊资料的基础上进行分析、辨识。辨清寒证与热证，是确定"寒者热之，热者寒之"治疗法则的依据，对于认识疾病的性质和指导治疗有重要意义。

1. 寒证

寒证是指感受寒邪，或阳虚阴盛，导致机体功能活动受抑制而表现出具有"冷、凉"等症状特点的证。由于阴盛或阳虚都可表现为寒证，故寒证有实寒证与虚寒证之分。

2. 热证

热证是指感受热邪，或脏腑阳气亢盛，或阴虚阳亢，导致机体功能活动亢进而表现出具有"温、热"等症状特点的证。由于阳盛或阴虚都可表现为热证，故热证有实热证、虚热证之分。

3. 寒证与热证的鉴别

寒证与热证，是机体阴阳偏盛偏衰的反映，寒证的临床表现以"冷、白、稀、润、静"等为特点，热证的临床表现以"热、红（黄）、稠、干、动"等为特点。临床上在鉴别寒证与热证时，应对疾病的全部表现进行综合观察，尤其是应以恶寒发热、对寒热的喜恶、四肢的温凉、口渴与否、面色的赤白及二便、舌象、脉象等作为鉴别要点。

（三）虚实辨证

虚、实是辨别邪正盛衰的两个纲领。实主要指邪气盛实，虚主要指正气不足，所以实与虚主要反映病变过程中人体正气的强弱和致病邪气的盛衰。由于邪正斗争是疾病过程中的主要矛盾，阴阳盛衰及其所形成的寒、热证，亦存在着虚实之分。所以，分析疾病过程中邪正的虚实关系，是辨证的基本要求。通过虚实辨证，可以了解病体的邪正盛衰，为治疗提供依据。实证宜攻，虚证宜补，虚实辨证准确，攻补方能适宜，才能免犯实实虚虚之误。

1. 虚证

虚证是指人体阴阳、气血、津液、精髓等正气亏虚，以"不足、松弛、衰退"为主要症状特征的证。其基本病理为正气亏虚、邪气不著。

【证的类型】 虚证，可分为气虚证、血虚证、津液亏虚证、阳虚证、阴虚证和各脏腑虚损证等，阳虚至极为亡阳证，阴虚至极为亡阴证，也属于虚证范畴。在此，仅介绍阳虚、阴虚、亡阳、亡阴四证，其余见气血津液辨证与脏腑辨证内容。

（1）阳虚证

阳虚证是指由于机体阳气亏损，其温养、推动、气化等功能减退，以畏寒肢冷为主要表现的证。

（2）阴虚证

阴虚证是指由于机体阴液亏损，其滋润、濡养等功能减退，或阴不制阳，阳气偏亢，以口咽干燥、五心烦热、潮热盗汗等为主要表现的证。

（3）亡阳证

亡阳证是指由于阳气极度衰微，以致欲将亡脱，以冷汗、肢厥、面白、脉微为主要表现的证。

（4）亡阴证

亡阴证是指由于机体阴液严重耗损而衰竭，以汗出如油、身热烦渴、面赤唇焦、脉数疾为主要表现的证。

【鉴别诊断】 亡阳证与亡阴证的鉴别。亡阳与亡阴均属于疾病的危重证，辨证稍有偏差，救治稍迟，即可危及人命。由于阴阳互根，相互依存，亡阳可导致亡阴，亡阴也可导致亡阳。汗、吐、下太过，或出血过多，均可导致体内阴液迅速亡失，而气随津脱，气随血脱，也可出现亡阳。亡阳之证，阳气脱失，固摄气化无权，也可致阴液耗损。所以，临床宜准确辨识亡阳、亡阴之主次，以及时施治。一般从汗出特点，结合四肢、面色、气息、舌象、脉象情况，不难鉴别。

2. 实证

实证是指人体感受外邪，或疾病过程中阴阳气血失调，体内病理产物蓄积，以"有余、亢盛、停聚"为主要症状特征的证。其基本病理为邪气盛实、正气不虚。

3. 虚证与实证的鉴别

虚证与实证，主要从发病、病程、病势、临床表现、体质等方面加以鉴别。实证患者体质多壮实，多新病、暴病，病程较短，病势多急，临床症状多表现剧烈有余。而虚证患者体质多虚羸，多久病耗损，病程较长，病势多缓，临床症状多表现不突出。

（四）阴阳辨证

阴阳是八纲的总纲，是归纳病证类别的两个纲领。阴、阳分别代表事物相互对立的两个方面，它无所不指，也无所定指，根据阴阳的基本属性和临床证候所表现的病理本质，可以将一切病证归纳为阴阳两大类。阴、阳代表事物相互对立的两方面，根据阴阳的基本属性和临床证候所表现的病理本质，可以将一切病证归纳为阴阳两大类。凡临床上具有兴奋、躁动、亢进、明亮等表现的表证、热证、实证，都可归属于阳证；凡具有抑制、沉静、衰退、晦暗等表现的里证、寒证、虚证，均可归属于阴证。所以，八纲中的阴阳两纲可以概括其余六纲，成为辨证归类的总纲领。

1. 阴证

阴证是指机体阳气虚衰，阴寒内盛所表现的证。

2. 阳证

阳证是指机体阴气虚衰，阳热亢盛所表现的证。

3. 阴证与阳证的鉴别

阴证与阳证的划分不是绝对的，是相对而言的。例如，与表证相对而言，里证属于阴证，但里证又有寒热、虚实之分，相对于里寒证与里虚证而言，里热证与里实证则又归于阳证的范畴。因此，临床上在对具体病证归类时会存在阴中有阳、阳中有阴的情况。

二、八纲证之间的关系

（一）证的相兼

证的相兼，是指八纲之中不相对立的两纲或两纲以上的证同时并见。相兼证的临床表现一般多是相关纲领证临床表现的叠加。由于临床上的证，不可能只涉及病位而无病因或病性，反之，也不可能只有病因病性而无病位。而表里、寒热、虚实各自只从不同的侧面反映疾病某一方面的本质，不能互相概括、替代。因此，证的相兼在临床上是极其常见的，论病位之在表或在里，必然要进而区分表证、里证的不同性质；辨病情之属寒属热，必然要审察其属邪气盛所致，抑或精气夺所致，寒或热的病位是在表还是在里；分析邪正的盛衰，应当辨别属于何种性质之虚，何种原因所成之实。

（二）证的错杂

证的错杂，是指疾病的某一阶段同时存在八纲中互相对立两纲的证。因而证候显得相互矛盾、错杂。它包括有表里同病、寒热错杂、虚实夹杂三类。

1. 表里同病

表里同病是指在疾病过程中，同一患者身上既有表证，又有里证的情况。表里同病的形成可概括为以下三种情况：一是发病即同时出现表证和里证的表现；二是先有表证未罢，又及于里；三是先有内伤病未愈而又感外邪。临床上常见的表里同病有以下几种情况。

（1）表里病性相同

表里同病，而寒热或虚实性质并无矛盾者，有表里俱寒、表里俱热、表里俱实。

（2）表里病性相反

表里同病，但寒热或虚实性质相反者，有表寒里热、表热里寒、表实里虚。

表里同病，且寒热、虚实性质均相反者，除可有表实寒里虚热证外，其余组合临床极少见到。在表里同病的情况下，疾病的证一般是由内在的病理本质所决定，如内有积热或阳气偏亢者，其外感表证多从热化；内在阳气不足者，其外感表证很少见有表热证。所以，理论上的所谓表实热里虚寒证、表虚寒里虚热证、表实寒里虚热证、表虚热里实寒证之类，临床上实际难以见到。

2. 寒热错杂

寒热错杂是在同一患者身上，既有寒证，又有热证，寒热交错的情况。寒热错杂的形成可概括为以下三种情况：一是先有热证，复感寒邪，或先有寒证，复感热邪；二是先有外感寒证，寒郁而化热，虽已入里，但表寒未解；三是机体阴阳失调，出现寒热错杂。

寒热错杂是就病情的性质而言，尚应结合病位，除表里同病中所说表实寒里实热证、表实寒里虚寒证等之外，还有上下寒热的错杂，如上热下寒证、上寒下热证等。

3. 虚实夹杂

虚实夹杂是指在同一患者身上，既有虚证，又有实证的情况。虚实夹杂的形成可概括为以下两种情况：一是先有实证，邪气太盛，损伤正气，以致正气亦虚，而出现虚证；二是先有正气不足的虚证，无力祛除病邪，以致病邪积聚，或复感外邪，又出现实证。

结合病位不同，虚实夹杂可概括为表虚里实、表实里虚，或上实下虚、上虚下实等证，而虚实夹杂的辨证关键，在于分辨其虚实的孰多、孰少，病势的孰缓、孰急，为临床确立治则提供依据。故可将虚实夹杂概括为以虚证为主的虚中夹实、以实证为主的实中夹虚和虚证、实证难分轻重的虚实并重三种类型。

（1）虚证夹实

以正虚为主，又夹有某些邪实的表现，常见于久病不愈者。

（2）实证夹虚

以邪实为主，正虚为次的表现，常见于新病势急者。

（3）虚实并重

正虚与邪实均明显的表现。

(三)证的转化

证的转化是指在疾病发展变化过程中,八纲中相互对立的证,在一定条件下可以相互转化。证的转化,是一种证转化为与之对立的另一证,矛盾的性质已变,现象与本质都已改变。但是证的转化这种质变之前,往往有一个量变的过程,即转化之前常表现为证的相兼和夹杂。

1. 表里出入

(1)表证入里

疾病在发展过程中,正邪相争,表证不解而内传,变成里证,即为表证入里。其表现是先有表证,然后出现里证,并且表证随之消失,其病机谓外邪入里。其常见于外感病过程中的初、中期阶段,是病情由浅入深,病势发展的反映。

(2)里邪出表

里邪出表是指某些里证因治疗及时、护理得当,机体抵抗力增强,祛邪外出,邪气有向外透达之势,是邪有出路,病情有向愈的趋势。但这并不是里证转化成了表证,因此不能称为"里证出表",因为其既不具备恶寒发热并见、脉浮等表证的特有症状,也不是里证的消除。

2. 寒热转化

寒热转化是指寒证或热证在一定条件下相互转化,形成相反的证。寒证化热提示阳气旺盛,热证转寒提示阳气衰惫。

(1)寒证化热

寒证化热是指原为寒证,后表现为热证,并且寒证随之消失。其常见于外感寒邪未及时解散,而机体阳气偏盛,阳热内郁到一定程度,则寒证转化为热证或寒湿之邪郁遏而机体阳气不衰,常易由寒而化热;或因使用温燥之品太过,亦可使寒证转化为热证。

(2)热证转寒

热证转寒是指原为热证,后出现寒证,并且热证随之消失。其常见于邪热毒气严重的情况下,或因失治、误治,以致邪气过盛,耗伤正气,正不胜邪,功能衰败,阳气散失,故而转化为虚寒证甚至表现为亡阳的证候。

3. 虚实转化

虚实转化是指在疾病的发展过程中,由于正邪力量对比的变化,致使虚证和实证相互转化,形成相反的证。实证转虚为疾病的一般规律,虚证转实临床较少见到,多表现为因虚致实、本虚标实的错杂证。

(1)实证转虚

实证转虚是指原为实证,后出现虚证,而实证随之消失。由于失治、误治,以及邪正斗争的必然趋势等原因,以致病邪耗伤正气,或病程迁延,虽邪气渐却,但阳气或阴血已伤,渐由实证变为虚证。实证转虚临床上极其常见,基本上是病情演变的一般规律。

(2)因虚致实

因虚致实是指正气不足,脏腑功能减退,组织失却濡养,或气机运化无力,导致机体气血津液等代谢障碍,进而产生气滞、血瘀、痰饮、水湿、食积等病理产物蓄积,邪实上升为矛盾的主要方面,而表现为本虚标实的证。其本质是因虚致实,体现了马克思主义矛盾论和辩证法的思想。

(四)证的真假

证的真假是指某些疾病的发展过程中,特别是病情危重的阶段,可以出现一些与疾病本质相反的"假象",甚至掩盖病情的"真象"。所谓"真",是指与疾病的内在本质相符的证候;所谓"假",是指疾病表现的某些不符合常规认识的所谓假象,即与病理本质所反映的常规证候不相符的某些表现。对于证候的真假必须认真辨别,才能抓住疾病的本质,当机立断,做出正确的诊断和处理。

1. 寒热真假

在某些疾病的危重阶段，如病情发展到寒极或热极的时候，有时会出现一些与其寒热病理本质相反的"假象"，即所谓"热极似寒，寒极似热"，从而影响对寒证、热证的准确判断，具体有真寒假热和真热假寒两种情况。

（1）真热假寒

真热假寒是指疾病的本质为热证，却出现某些"寒象"，又称"热极似寒"。

（2）真寒假热

真寒假热是指疾病的本质为寒证，却出现某些"热象"，又称"寒极似热"。

这种真寒假热的表现，是由于久病而阳气虚衰，阴寒内盛，逼阳于外，形成虚阳浮游于上、格越于外的阴极似阳现象，也就是阴盛于内、拒阳于外的阴盛格阳证，又称为虚阳浮越证、戴阳证。

当临床出现上述真热假寒或真寒假热的情况时，要注意在四诊合参的基础上全面分析，透过现象抓本质。在具体辨别时，应注意以下几方面：

1）了解疾病发展的全过程，一般情况下"假象"容易出现在疾病的后期及危重期。

2）辨证时应以表现于内部、中心的症状作为判断的主要依据，外部、四肢的症状可能为"假象"。

3）"假象"和真象存在不同，如"假热"之面赤，是面色㿠白而仅在颧颊上浅红娇嫩，时隐时现，而里热炽盛的面赤却满面通红；"假寒"常表现为四肢厥冷伴随胸腹部灼热，揭衣蹬被，而阴寒内盛者则往往身体蜷卧，欲加衣被。

2. 虚实真假

疾病处于较为复杂或发展到严重阶段，如当患者的正气虚损严重，或病邪极其盛实时，会出现一些与其虚实病理本质相反的"假象"，从而影响对虚实证的准确判断，具体有真实假虚和真虚假实两种情况。

（1）真实假虚

真实假虚是指疾病的本质为实证，却出现某些"虚羸"的现象，即所谓"大实有羸状"。

（2）真虚假实

真虚假实是指疾病的本质为虚证，反出现某些"盛实"的现象，即所谓"至虚有盛候"。

临床上反映于虚实方面的证候，往往是虚实夹杂者为多，即既有正虚的证候，又有邪实的证候。病性的虚实夹杂与虚实"真假"较难截然区分。当出现上述真实假虚或真虚假实的情况时，要注意围绕虚、实证的表现特点及鉴别要点综合分析，仔细辨别，分清虚实真假。应注意以下几点：①脉象的有力无力、有神无神、浮沉如何，尤以沉取之象为真谛。②舌质的胖嫩与苍老，舌苔的厚腻与否。③言语发声的响亮与低怯。④患者平素体质的强弱，发病的原因，病程的新久，以及治疗经过等。

三、八纲辨证的特点及阐发

（一）八纲辨证的特点

八纲辨证是中医辨证的纲领，是用于分析各种疾病共性的辨证方法，是其他辨证方法的基础，在诊断过程中能起到执简驭繁、提纲挈领的作用。八纲辨证突出地反映了中医学辨证思维的特点。八纲之间既相互区别，又相互联系，相兼错杂，相互转化，不可分割。

八纲辨证还有以下几个特征：第一，八纲应以阴阳为总纲，六纲可分属于阴阳，如阳证可概括表证、热证、实证，多见于正气旺，抗病力强或疾病初期；阴证可概括里证、寒证、虚证，多见于正气衰，抗病力低或疾病的后期。第二，八纲病证可相兼错杂，如表寒里热，表实里虚等。第三，八纲病证可在一定条件下，向对立的一方转化。一般有阴证转阳，阳证转阴，由里出表，由表入里，由虚转实，由实转虚，热证变寒，寒证变热。第四，八纲辨证不仅包括单纯的八纲，还有存在中间状态，比如半表半里证等。

（二）八纲辨证的阐发

"八纲辨证"运用阴、阳、表、里、寒、热、虚、实等四组对立的特定类型，对纷繁复杂的疾病变化进行推理、判断，是一种朴素的辨证逻辑思维过程。如程钟龄在《医学心悟》中指出："看证之法，先辨内伤、外感，次辨表、里……"这种第一步分外感、内伤，第二步分表、里，第三步分寒、热，第四步分虚、实的连续、渐进的二分法，理论上只须四步分析，就可以在错综复杂的病情之中，将证候的"八纲"属性辨清。"八纲辨证"形成的时间比其他辨证方法要晚，也是在其他辨证方法的基础上凝练、总结而成。"八纲辨证"也可以说是中医诊断辨证思维逻辑体系逐步形成和完善的标志。

八纲辨证的逻辑思维方法，是中医理论的精华所在。八纲所揭示的辨证逻辑思维具体表现在以下四个方面：

1. 认识作用

可以借助其逻辑分析方法，做到举一反三。如阴、阳、表、里、寒、热、虚、实都有各自的内涵，借助八纲的内涵，可以认识错综复杂的各种病理变化。有学者认为，从八纲角度能够帮助医者在临床上理解少阳病和厥阴病，如半表半里的阳证为少阳病，半表半里的阴证为厥阴病。

2. 论证作用

可以借助它提供的有效证明形式，为其他辨证方法的应用作出逻辑证明。如任何辨证方法都必须借助八纲表明病位、病性、邪正盛衰、疾病的大类别属性。如方隅《医林绳墨·伤寒》"虽后世千方万论，终难违越矩矱，然究其大要，无出乎表、里、虚、实、阴、阳、寒、热八者而已"，可见八纲的重要作用。

3. 表达作用

可以借助"八纲"提供的逻辑表达方法，对各种辨证方法的结果作出基本属性的判断，使概念更加明确。如诊断为"里虚寒证"，就表明病位在里，病性属寒，病理的主要矛盾是虚。但也有学者表示，八纲辨证只适用于分析疾病共性，是宏观、笼统、抽象的辨证结论，还需要结合其他辨证方法（如气血、津液辨证等）进行深入细致的辨证，才能作出准确的诊断。

4. 系统建构作用

可以将其提供的形式公理系统作为辨证理论系统化的模式，建构各种辨证方法的实质性公理系统，也有助于中医学理论体系科学化。

诸多学者认为，八纲是分析疾病共性的辨证方法，是各种辨证的总纲。在诊断过程中，有执简驭繁、提纲挈领的作用，适用于临床各科的辨证。在八纲的基础上，结合脏腑病变的特点、气血津液病变的特点、温病的病变特点、经络的特点而分支为脏腑辨证、气血津液辨证、卫气营血辨证、经络辨证等。

尽管各种复杂病证都可用八纲辨证进行归纳、概括，但八纲辨证对疾病本质的认识尚不够具体、全面。例如，八纲辨证中的里证涵盖的内容广泛，还不能明确病变所在的具体脏腑；寒证与热证不能完全概括湿、燥等邪气所致病证；虚证与实证所涵盖的各种具体证的内容尚未论及等。因此，八纲证毕竟只是"纲"，八纲辨证的结果比较笼统、抽象，临床不能只满足于对八纲的分辨，而应结合其他辨证方法，对疾病的具体临床表现进行深入的分析，才能对证做出更加准确的判断，为论治提供全面、可靠的依据。此外，在少数无症状、无体征的功能性、隐匿性疾病中，对于已病和未病状态难以进行辨别。

八纲辨证存在着疏于对纵向病位（上、中、下三部）的判断，缺少对疾病病势的描述（气、血、津、液等物质的具体运动形势），以及忽略了与药物的升降沉浮相应等不足。因此，有学者建议补充上下、燥湿、已未（已病未病）、有无、集散、藏泻、开阖、体用等为疾病的纲领。例如，有学者尝试将升降辨证加入八纲辨证，形成"阴阳、表里、升降、寒热、虚实"的十纲辨证法，即以阴阳为总纲，以表里辨横向病位，以升降辨纵向病位和病势，以寒热辨病证性质，以虚实辨邪正盛衰；有研究主张以"逆陷、散郁"对八纲进行补充，此设想也弥补了八纲对疾病动态之势（即病势）的疏漏[1]；还有学者提出增设"散集""亏盈"的设想，比如对于感染性疾病，病原体由局部侵入引起局部的红肿热痛等炎症反应，尚未累及全身而表现为集证；机体的免疫力抵御病原体，如果免疫力强而病原毒力低，病变可不进展而局限化，仍表现为集证；二者相当，则出现相持的慢性过程；如果机体免疫力低而病原毒力强则感染扩散，可从局部向四周蔓延，甚而血行播散遍及全身形成败血症，引起休克，这时表现为散证。亏盈则可用于一些内分泌疾病的辨证，比如甲状腺功能亢进、甲状腺功能减退等，亏即激素分泌不足，盈则为过多，既把握了主要矛盾，又符合现代医学的发展趋势，值得进一步探讨。

第二节 病因辨证

一、六淫辨证的基本内容

六淫是风、寒、暑、湿、燥、火六种病邪的统称。辨六淫证候，是根据患者所表现的症状、体征等资料，对照六淫病邪的致病特点，分析辨别疾病当前病理本质中是否存在着六淫证。

其中风淫证主要是因风邪侵袭人体肤表、经络，卫外功能失常，以恶风，微发热，汗出，苔薄白，脉浮缓；或有鼻塞、流清涕、喷嚏，或伴咽喉痒痛、咳嗽；或突起风团，皮肤瘙痒，瘾疹；或突发肌肤麻木，口眼㖞斜；或肌肉僵直、痉挛、抽搐等为主要表现的证；寒淫证是因寒邪侵袭机体，阳气被遏，以恶寒甚、无汗、头身或胸腹疼痛、或为四肢厥冷，局部拘急冷痛、苔白、脉弦紧等为主要表现的实寒证；暑淫证是因感受暑热之邪，耗气伤津，以发热口渴、神疲气短、心烦头晕、汗出、小便短黄、舌红苔黄干等为主要表现的证；湿淫证是指感受外界湿邪，阻遏气机与清阳，以身体困重、肢体酸痛、腹胀腹泻、纳呆、苔滑、脉濡等为主要表现的证；燥淫证是因外界气候干燥，耗伤津液，以皮肤、口鼻、咽喉干燥等为主要表现的证，根据兼夹风寒或风热有凉燥、温燥的不同；火淫证是因外感火热邪毒，阳热内盛，以发热、口渴、胸腹灼热、面红、便秘尿黄、舌红苔黄而干、脉数或洪等为主要表现的证。

二、六淫辨证的特点及阐发

（一）六淫辨证的特点

六淫证除了具有发病急、病程短等共性特点外，还各自具有自身的证候特点。

1. 风淫证

风为阳邪，具开泄之性，易袭阳位，且善行而数变，常兼他邪。发病迅速，如风疹突发，瘙痒疹块此起彼伏；变化快，如行痹的关节疼痛游走不定；还会有汗出、恶风、头痛、咽痒等症状，因风性轻扬、善动不居，使腠理疏松，常犯人体上部和肌表，且易与寒、热、湿等邪气夹杂，致症状多样复杂。

2. 寒淫证

寒为阴邪，其性凝滞、收引，易伤阳气。寒邪入侵，气血津液凝结，如寒痹之关节剧痛、拘挛；经络筋脉收缩，可见恶寒、无汗、头身疼痛；阳气受损则有脘腹冷痛、呕吐腹泻、肢冷神疲等症状，因寒邪阻碍气血运行，损伤机体阳气，寒象明显。

3. 暑淫证

暑与火热同类，但具严格季节性。暑性炎热升散、耗气伤津且易夹湿邪。症见高热、心烦、多汗、口渴、气短乏力等，因暑邪致人体阳气过盛，迫津外泄而耗气；又因夏季暑湿交织，还会有胸闷脘痞、恶心呕吐、身热不扬、苔腻等湿阻表现，病情与暑热湿邪程度相关。

4. 湿淫证

湿为阴邪，阻遏气机、易伤阳气，黏滞缠绵且重浊趋下。表现为身体困重，如头重如裹、四肢酸懒；关节肿胀疼痛重着；分泌物排泄物秽浊，如大便溏泻、小便浑浊、白带量多；胸闷腹胀、食欲不振等，因湿邪阻碍气机、困脾伤阳，湿性黏滞致病程长、易反复。

5. 燥淫证

燥邪致病有明显季节性，秋燥常见，分温燥与凉燥。温燥伴发热、微恶风寒、干咳少痰、咽干鼻燥等，因初秋余热未尽，燥邪与温热之邪伤津；凉燥有恶寒重、发热轻、咳嗽痰稀白等，因深秋气凉，燥与寒邪犯肺，使肺气失宣、津液受损，燥邪均伤津液，致口鼻皮肤干燥、大便干结等。

6. 火淫证

火为阳邪，其性炎上，易耗气伤津、生风动血、致肿疡。发病多高热、恶热、烦渴、汗出，头面部症状明显，因火性上炎，出现面红目赤、咽喉肿痛等；火热迫津外泄致气阴两伤，出现口渴、乏力等；热极生风则有高热神昏、抽搐等；灼伤脉络致吐血、衄血等出血；热毒壅聚成痈肿疮疡，局部红肿热痛，甚至化脓。

（二）六淫辨证的阐发

1. "六淫"概念的形成与演变

"六淫"概念的形成经历了一个长期的演变过程。最初，"淫"字与雨水过多相关，后指代过度或无节制的状态。"六淫"思想在《黄帝内经》中已有体现，《黄帝内经》中的"风胜则动，热胜则肿，燥胜则干，寒胜则浮，湿胜则濡泻"与"六淫"概念相近。在南宋陈无择的《三因极一病证方论》中，"六淫"被明确提出，包括风、寒、暑、湿、燥、火六种气候现象，这些自然现象的过度或失序会对人体产生影响。此外，"六淫"的形成也受到了"三才"思想的影响，即天、地、人三者的关系，以及历法学中"六六为节"的认识，将一年分为六节或六步，从而将自然界气候变化分为风、寒、暑、湿、燥、火六种。这些思想的融合与发展，共同促成了"六淫"概念的形成和演变。

2. 对燥、湿的寒热属性的不同认识

关于燥、湿的寒热属性的认识还存在差异。《易经·乾》曰："水流湿，火就燥"，如吴昆《医方考》曰："湿为阴邪"，叶天士《外感温热篇》曰："湿胜则阳微也"，喻昌《医门法律》曰："燥者火类，所以火就燥也""燥终属热"。认为湿从水，属阴属寒，故湿的本质为阴；火热甚则干，燥亦干，故燥的本质属阳。但王孟英认为燥气属阴，其《温热经纬·叶香岩温热外感篇》曰："以暑统风火，阳也；以寒统燥湿，阴也。"沈目南《医征·秋燥》亦认为："燥病属凉，谓之次寒，病与感寒同类……前人谓热，非也。"

3. "六淫"的内涵实质

随着现代医学微生物学的发展，部分学者试图将"六淫"与病原微生物联系起来，认为古代所谓的六淫致病，实际上可能是各种细菌、病毒、真菌等病原微生物感染人体所致。如流感病毒感染引起的流行性感冒，其发病症状与外感风邪、寒邪等有相似之处，如发热、恶寒、头痛等，于是推测风邪、寒邪等可能是古人对这类具有相似症状的微生物感染性疾病病因的一种笼统概括。中医的"六淫"致病有着自身独特的辨证论治体系和症状特点，并非所有微生物感染都能简单对应某一"六淫"之邪。中医对"六淫"的认识更多是基于整体的症状表现、机体反应状态等综合判断，与单纯的病原微生物致病存在差异。

有学者认为六淫的形成基于古人对气象灾害的长期观察和实践经验，其核心在于"气候因素致

病"和"过度为害"。通过对"六淫"内涵名目的演变分析，揭示了古人对气的温度、湿度及运动状态三个维度在四时节度上的代表性列举，体现了对气化产生根本机制——天火地水（能量与物质）相互作用的深刻体悟。强调了六气节度变化常异对生命维系所需"水火既济"状态的影响[2]。也有学者认为六淫并非单纯是真正风、寒、暑、湿、燥、火等六气为病，而是具有抽象性特征。临床实践中，在推求六淫病因时，不必拘泥于发病是否真正存在某一气候异常，只要与某一气象特性相符，皆可据此辨证求因。

六淫之邪是外感病的致病因素，即病因，是中医基础理论的核心之一。现代医学证明，疾病的发生不仅有外部原因，如环境、物理、化学、生物因素，也有机体自身调节能力、物质代谢等内在原因。辨证唯物论认为，外因需通过内因而起作用。因此，外部致病因素的侵袭是以机体内部的环境变化和功能失常为先决条件，即所谓"正气存内，邪不可干"。

现代医学认为，从疾病的发生到痊愈，病因是确定不变的，很难转化为其他因素，而病变的性质和症状，会因病情程度的不同而发生变化。而六淫则会随着病情发展而发生转变，因体质不同，邪气入侵机体后发生不同的变化，如阴虚阳盛体质，寒邪入里后化热，而阳虚阴盛体质，感邪后易化寒、化湿。这种情况并非六淫之气在进入机体后自身发生了变化，而是随着体质、药物作用等因素，邪气侵袭机体所致病的性质和症状发生了改变，从而与初感的外邪性质有所不同。因此，我们可以基于现代医学知识体系中疾病发生发展的规律和原理，与中医六淫进行比较和分析，并进行抽象化、哲学化的总结归纳，完善中医发病理论，揭示六淫的病理实质，为中医六淫的科学性提供现代医学基础。

三、七情辨证的基本内容

情志活动，主要有喜、怒、忧、思、悲、恐、惊等七种，又称"七情"。情志证，是指由于精神刺激过于强烈或过于持久，人体不能调节适应，导致情志失常，脏腑、气血功能紊乱所表现的证。

（1）喜伤心

心在志为喜，正常的喜乐情绪能使心气舒畅，但过度喜乐则会耗散心气，损伤心神。常见症状有精神涣散，注意力难以集中，时常嬉笑不休，失眠，心悸等，严重时甚至会出现神志失常、语无伦次的情况。

（2）怒伤肝

肝在志为怒，愤怒等过激情绪容易使肝气疏泄失常，导致肝气上逆或横逆。怒证常因暴怒或者长期郁怒引发。常见症状有烦躁易怒，头晕目眩，胁肋胀痛，面红目赤等，情况严重时可能出现呕血、咯血，甚至突然昏仆。

（3）思伤脾

脾在志为思，过度的思虑会影响脾的运化功能，使气机郁结于中焦脾胃之处。患者通常呈现出忧愁不乐的神情，表情淡漠，伴有神疲乏力，脘腹痞闷，食欲不振，腹胀便溏，面色萎黄等症状。

（4）悲伤肺

肺在志为悲（忧），悲伤过度会耗伤肺气，影响肺的宣发肃降功能。常见善悲欲哭，面色惨淡，神疲乏力，气短懒言，心悸，自汗等症状。

（5）恐伤肾

肾在志为恐（惊），突然遭受惊恐或者长期处于恐惧状态，会损伤肾气，影响肾的封藏功能。常表现为恐惧不安，同时伴有腰膝酸软，二便失禁，遗精，耳鸣等症状。惊证则是因突然受惊，致使气机紊乱，心神不安，会有心慌心悸，惊恐不安，夜不能寐，呼吸急促，或有短暂的精神失常等表现。

四、七情辨证的特点及阐发

(一)七情辨证的特点

1. 直接伤及内脏

由于内脏之间存在着各种复杂的关系,所以七情损伤某一内脏时,其病理反应会波及多个脏腑。如郁怒伤肝,肝气横逆,又常犯脾胃,出现肝脾不调、肝胃不和等证。同时,由于心为精神活动的最高主宰,故七情所伤都与心有密切关系。从临床来看,七情所伤以心、肝、脾三脏为多见。

2. 影响脏腑气机

七情隶属五脏,七情过极易影响脏腑气机,导致气血逆乱而表现出不同的病证,《素问·举痛论》曰:"怒则气上、喜则气缓、悲则气消、恐则气下……惊则气乱……思则气结"。

3. 多发情志病证

情志病系指发病与情志刺激有关,并具有情志异常表现的病证。七情过极导致的疾病,从病证类别而言,多为情志类病证。如郁证、癫、狂、胸痹、真心痛等,大多因异常的情志刺激发病或诱发,具有异常的情志表现,其病情也随情志变化而有相应的改变。

4. 影响疾病转归

七情变化会影响疾病的发生、发展、变化和转归。心情开朗,乐观向上,则不易发病,即使发病也易于好转痊愈;反之则易于发病,或诱发疾病发作或加重病情。如胸痹、真心痛等,可因七情刺激而诱发或加重病情;恶性肿瘤可因七情刺激致病情迅速恶化。了解七情活动对病情正负两方面的影响,对把握病情发展变化,采取全面正确治疗,具有重要的指导意义。

(二)七情辨证的阐发

(1)不同性质的情志刺激,常常作用于相关脏腑,可引起不同病证。如《灵枢·本神》曰:"喜乐者,神惮散而不藏","悲哀动中者,竭绝而失生";《素问·生气通天论》曰:"大怒则形气绝,而血菀于上,使人薄厥";《素问·举痛论》曰:"惊则心无所倚,神无所附,虑无所定";《诸病源候论》曰:"气结病者,忧思所生也,心有所存,神有所止,气留而不行,故结于内"。七情致病的特异性对临床辨证用药具有指导意义,值得进一步探讨研究。"情志辨证"不能以某一独立情感变化而责之于某一绝对脏腑。由于心主神明,与情志关系密切,故损伤各脏的同时多累及心,导致神不守舍。

(2)体质因素的强弱与人体是否易感情志病证有关,七情是否致病,首先取决于机体耐受力的大小,而机体的耐受力又与体质状态有关。因此,正气在情志病变中占有主导地位,是病变的内在因素。精神刺激致病主要取决于个体对外界精神刺激的应激抗御能力和自我调节能力。同时,情志异常可导致体内气机升降失调,脏腑功能紊乱,阴阳平衡破坏,以致正气虚弱,邪气入侵而致病。

近年来,中医情志致病已经成为临床各科探究的热点问题,如探讨情志因素与各类疾病之间的相关性;五志辨证(喜志辨证、怒志辨证、忧志辨证等);利用情志之间的生克关系治疗疾病(情志相生疗法、情志相胜疗法);通过非特异性药物疗法调理脏腑达到疗情之效(调肾疗情、调脾疗情);以及借助情志与五脏对应的关系,通过特异性药物疗法调理五脏,以达疗情之效(调心疗喜、调肝疗怒、调脾疗思等)。七情变化与五脏密切相关,这是中医学理论的一个基本观点,它与阴阳五行、脏腑、经络、气血等理论相辅相成,同样对临床辨证论治起着重要的指导作用。

七情辨证作为一种辨证方法,每一种情志不单是一种情绪表现,而是个体对心理刺激的综合反映形式。现代医学模式已经向生物-心理-社会医学模式不断转变,中医七情学说的地位越来越突出。情志因素是人与社会环境统一性研究的核心,七情学说是中医心理学基础理论的核心部分,与中医心理疗法、药物疗法、音乐疗法、气功疗法等在理论上相互联系，实践上相互印证，形成理论方药贯通一体的诊疗体系，既增强了辨证上的准确性，又增强了治疗上的针对性，在当代医学心理学领域具有明显的优势，并且有学者在七情辨证的基础上提出了刚柔辨证、肝郁辨证等新的情志病辨证方法。

有学者认为随着时代的变迁，社会的发展，因情绪变化与环境适应不良所致的心身疾病发生率日渐增高，"郁"是重要的影响因素，"七情"学说已不足以解释所有的情志活动，从而在"七情"的基础上提出了"八情"概念。因此，在梳理已有研究的基础上，应继续深化中医情志因素研究，对当今社会呈现的情志现象、病证作出新概括，发展七情概念，创新情志理论，完善并构建中医七情辨证理论，实现中医七情辨证理论的传承、创新与发展。七情的情绪量化，心理量表的研究，情志相胜法在心理疾病中的应用及机理，七情与神经内分泌、免疫系统的关系是今后研究的重要方向，值得进一步深入研究。

第三节　气血津液辨证

一、气血津液辨证的基本内容

气血津液辨证是指在中医理论指导下，运用气血津液理论，去辨别、分析、判断、综合病人的病情资料，从而确定其气、血、津液的具体病机、证型的思维过程和辨证方法。气血津液作为人体的精微物质，在生命功能活动中无处不在，《素问·调经论》云："人之所有者，血与气耳。"《医宗必读》云："气血者，人之所以赖以生者也。"《灵枢·五癃津液别》云："津液各走其道，故三焦出气，以温肌肉，充皮肤，为其津，其流而不行者为液。"因此，各种疾病无不存在气血津液的异常。如"百病生于气也""气血不和，百病乃变化而生"。

（一）气血辨证

气血辨证，是根据气血的生理功能、病理特点，对四诊所收集的各种病情资料进行分析、归纳，以辨别疾病当前病理本质是否存在着气血病证的辨证方法。

气血病证的分类：气病虚证包括气虚证、气陷证、气不固证、气脱证；气病实证包括气滞证、气逆证、气闭证；血病的虚证包括血虚证、血脱证；血病的实证包括血瘀证、血寒证、血热证。

气与血密切相关，临床常见的气血同病证型有气血两虚证、气滞血瘀证、气不摄血证、气随血脱证、气虚血瘀证等。

1. 气病辨证

气病范围较为广泛，《素问·举痛论》说："百病生于气也。"这里的"气"，主要是就人体的气机而言。因为脏腑能正常发挥功能，有赖于人体气机和畅通达，升降出入有序。所以，当气失调和，百病乃变化而生。《景岳全书·杂证谟》曾言："而凡病之为虚为实，为热为寒，至其变态莫可名状，欲求其本，则只一气字足以尽之，盖气有不调之处，即病本所在之处也。"气病以气的功能减退、气机失调为基本病机。

（1）气的虚证

常见证型有气虚证、气陷证、气不固证、气脱证等。

1）气虚证：指机体元气不足，脏腑组织机能减退，以神疲乏力、少气懒言、脉虚等为主要表现的证。

由于元气亏虚，常常导致诸多脏腑组织功能减退，故临床上常见心气虚证、肺气虚证、脾气虚证、肾气虚证、胃气虚证等；也可各脏气虚证相兼出现，如心肺气虚证、脾胃气虚证、肺肾气虚证、脾肺气虚证等。气虚可因多种原因所致，而气虚又可引发多种病理变化。

2）气陷证：指气虚升举无力而反下陷，以自觉气坠，或内脏下垂为主要表现的证。

3）气不固证：指气虚失其固摄之职，以自汗，或二便、经血、精液、胎元等不固为主要表现的证。

4）气脱证：指元气亏虚已极而欲脱，以气息微弱、汗出不止、脉微等为主要表现的危重证。

（2）气的实证

常见证型有气滞证、气逆证、气闭证等。

1）气滞证：指人体某一部位，或某一脏腑、经络的气机阻滞，运行不畅，以胀闷、疼痛、脉弦为主要表现的证。气滞证又称气郁证、气结证。

2）气逆证：指气机升降失常，逆而向上，以咳喘、呕恶、头痛眩晕等为主要表现的证。

3）气闭证：指邪气阻闭神机或脏器、管窍，以致气机逆乱，闭塞不通，以突发神昏晕厥、绞痛等为主要表现的证。

2. 血病辨证

血病的主要病理变化为血液不足，或血行障碍，其常见证型有血虚证、血脱证、血瘀证、血热证与血寒证。

（1）血的虚证

常见证型有血虚证、血脱证。

1）血虚证：指血液亏虚，不能濡养脏腑、经络、组织，以面、睑、唇、舌色淡白，脉细为主要表现的证。

血虚证临床主要见于心血虚证和肝血虚证，或心肝血虚证，并可有血虚肠燥证、血虚肤燥证、血虚生风证等。血虚可与气虚、阴虚、血瘀等相兼，形成气血两虚证、阴血亏虚证、血虚夹瘀证。血虚进一步发展可致血脱。

2）血脱证：指突然大量出血或长期反复出血，致使血液亡脱，以面色苍白、心悸、脉微或芤为主要表现的证，又称脱血证。

气脱证、血脱证、亡阳证、亡阴证，皆属疾病发展到濒危阶段的证，且常可相互影响而同时存在，临床不易严格区分，诊断时主要是辨别何种亡脱在先。亡阳、血脱、气脱均可见面色苍白、脉微；亡阴、亡阳、气脱均有汗出的特点。亡阴证有身热口渴的特征，亡阳证以身凉肢厥为特征，气脱证以气息微弱尤为突出，血脱证有血液大量耗失的病史。

（2）血的实证

常见证型有血瘀证、血热证与血寒证。

1）血瘀证：指瘀血内阻，以疼痛、肿块、出血、瘀血色脉征为主要表现的证。

2）血热证：指火热炽盛，热迫血分，以出血与实热症状为主要表现的证。

3）血寒证：指寒邪客于血脉，凝滞气机，血行不畅，以拘急冷痛、形寒、肤色紫暗为主要表现的实寒证。

3. 气血同病辨证

气与血在生理上具有相互依存、相互资生、相互为用的关系，即所谓气为血之帅，血为气之母。气与血在病理上则相互影响，气病可影响及血，血病也可波及气，这种既见气病，又见血病的状态即为气血同病。因此，气血同病辨证是根据气与血关系的特点，分析辨认气血病证的辨证方法。

临床常见的气血同病证型有气血两虚证、气虚血瘀证、气不摄血证、气随血脱证和气滞血瘀证。其病机特点是：二者互为因果，兼并为患，即气滞可导致血瘀，血瘀可导致气滞；气虚可导致血虚、血瘀和失血，而血虚、血瘀和失血也可演变为气虚，失血甚至可致气脱。

1）气血两虚证：指气血不能互相化生，以气虚和血虚症状相兼为主要表现的证。

2）气虚血瘀证：指由于气虚运血无力而致血行瘀滞，以气虚和血瘀症状相兼为主要表现的证。

3）气不摄血证：指气虚不能统摄血液而致出血，以气虚及出血症状为主要表现的证。

4）气随血脱证：指大量失血时引发气随之暴脱，以大出血及气脱症状为主要表现的证。

5）气滞血瘀证：指由于气滞导致血行瘀阻，或血瘀导致气行阻滞，出现以气滞和血瘀症状相兼为主要表现的证。

（二）津液辨证

津液辨证，是根据津液的生理和病理特点，对四诊所收集的各种病情资料进行分析、归纳，辨别疾病当前病理本质是否存在津液病证的辨证方法。津液病主要以津液亏虚和津液输布与运行障碍为主，常见证型有津液亏虚证、痰证、饮证、水停证等。

1. 津液亏虚证

津液亏虚证是指机体津液亏少，形体、脏腑、官窍失却滋润濡养和充盈，以口渴欲饮、尿少便干、官窍及皮肤干燥等为主要表现的证。

2. 痰证

痰证是指痰浊停聚或流窜于脏腑、组织之间，临床以痰多、胸闷、呕恶、眩晕、体胖、包块等为主要表现的证。

3. 饮证

饮证是指饮邪停聚于腔隙或胃肠，以胸闷脘痞、呕吐清水、咳吐清稀痰涎、肋间饱满等为主要表现的证。

4. 水停证

水停证是指体内水液停聚，以肢体浮肿、小便不利，或腹大胀满、舌质淡胖等为主要表现的证。

二、气血津液辨证的特点及阐发

（一）气血津液辨证的特点

气血津液辨证，是通过综合分析四诊得到的症状，结合气血津液与脏腑的生理功能特点，运用八纲辨证来识别气血津液的病理变化规律，从而进行辨证施治的辨证方法。气血津液是维持人体生命活动的基本物质，其生成和输布依赖于脏腑的正常功能，而脏腑功能的维持又依赖于气血津液的滋润和濡养。因此，气血津液的病变与脏腑功能失常相互影响，气血津液辨证与脏腑辨证在内科杂病、妇科疾病等诊治中互相补充，对于准确诊断和有效治疗具有重要意义。

（二）气血津液辨证的阐发

气血津液辨证是属于辨病因，还是辨病机的问题，一直存在争议。一些著作和教材中将痰饮与瘀血归于病因，但有学者指出将痰饮和瘀血归为病因是不成立的，认为应将其归于病机、病证中阐发。病因与病机的区别：中医认为主要的致病因素包括外感六淫、内伤七情等，而痰饮和瘀血不应被视为病因。病因是指导致疾病发生的起始因素，而病机是指疾病发展过程中的病理变化和机制。痰饮和瘀血是病理过程中的继发因素，是脏腑功能失调的病理产物，属于病机或病证的范畴。痰饮和瘀血的定位：在中医经典著作中，痰饮和瘀血是以病证的概念出现的，如《金匮要略》将痰饮和瘀血作为两类病证进行论治。后世的认识也认为痰饮、瘀血是多种病证的病机所在，是人体病理变化的一个环节或过程，而非病因。因果关系的混淆：将痰饮、瘀血作为病因的一个理由是它们可以引起其他疾病，但这是混同了病因学与因果关系的概念。在疾病过程中，痰饮、瘀血与其他病理因素之间存在因果关系，但这并不意味着它们是病因。若如此，其他病理因素如气滞、气逆等也应被视为病因，这将混淆病因与病理的概念，造成理论的混乱。辨证求因的正确理解："辨证求因"是中医辨证论治的重要方法，其"因"是指产生某些证候群的原因，与证候群之间存在因果关系，而非病因与疾病的关系。因此，辨证求因之"因"与病因学之"因"不能混为一谈，应明确区分病因与病机在中医理论中的不同定位和作用。

有学者提出"津液链"理论的学术观点,内涵是人体各类津液如血液、精液、髓液、汗液、唾液等之间具有相互连接和转化的链性关系[3]。津液之间的链性关联首先体现于生成方面的同源性:从本体论角度而言,各类津液均是气所化生的产物,如《灵枢·决气》言:"余闻人有精、气、津、液、血、脉,余意以为一气耳,今乃辨为六名";从生理角度来说,除先天之精以外的各类津液均由中焦水谷精微所化生,如《灵枢·邪客》曰:"五谷入于胃也,其糟粕、津液、宗气分为三隧。"在同源性的基础上,各类津液之间可以通过直接或间接的相互转化以互补、互充。后世医家在《黄帝内经》津液理论的基础上结合自身临床经验,对津液之间的关联性进行了更加深入的研究,如张仲景在津血同源的基础上进一步指出"血不利则为水",阐释了津与血之间的病理关联;李中梓基于精血同源理论提出了"乙癸同源",丰富了肝肾二脏之间的生理联系。这一理论不仅高度概括了人体津液之间的生理联系,为运用整体、动态的思维观察人体、辨治疾病提供了新思路,对临床疾病辨治具有重要的指导意义。

此外生理状态下气、血、津液的生物学基础以及病理情况下气、血、津液亏虚、停聚所形成的证候的生物学指标研究是中医证候本质研究的重要内涵。探讨不同病位的气、血、津液的亏虚、停聚的特异性生物学基础对于病证鉴别诊断具有重要意义。目前尚缺乏客观公认的气、血、津液亏虚、停聚的动物证候模型,其制备方法及模型评价指标仍然是中医界正在摸索的问题。

第四节 脏腑辨证

一、脏腑辨证的基本内容

脏腑辨证,是在认识脏腑生理功能、病理特点的基础上,将四诊所收集的症状、体征及有关病情资料,进行综合分析,从而判断疾病所在的脏腑部位病因、病性等,为临床治疗提供依据的辨证归类方法。简言之,即以脏腑病位为纲,对疾病进行辨证。

脏腑辨证作为病位辨证的方法之一,其重点是辨别疾病所在的脏腑部位。脏腑辨证的内容,主要包括脏病辨证、腑病辨证,以及脏腑兼病辨证。

八纲辨证可以确定证的纲领,病性辨证可以分辨证的性质,但是这些辨证结果的具体病位尚不明确,因而还不是最后的诊断。要确切地辨明疾病的部位,必须落实到具体的脏腑。当然,每一脏腑的病证除了病位诊断之外,还包括了病性诊断,只有这样才能形成完整、规范的证名。脏腑辨证是中医辨证体系中的重要内容,是临床诊断的基本方法,也是内、外、妇、儿各科辨证的基础,具有广泛的适用性。

脏腑病证是脏腑病理变化反映于外的客观征象。脏腑辨证的过程,首先是辨明脏腑病位。由于各脏腑的生理功能不同,疾病过程中所表现的症状、体征也各不相同。因此,熟悉各脏腑的生理功能及其病理特点,是脏腑辨证的关键所在。其次要辨清病性,结合病变所在的脏腑病位,分辨在此病位上的具体病性。病性辨证是脏腑辨证的基础,只有辨清病性,才能确定治疗原则,只有辨清病位才能使治疗更有针对性。但是,由于病位与病性之间相互交织,临床辨证既可以脏腑病位为纲,区分不同病性;也可在辨别病性的基础上,根据脏腑的病理特征确定脏腑病位[4]。

(一)心与小肠病辨证

心居胸中,为君主之官,主血脉,又主神志,为五脏六腑之大主,其华在面,开窍于舌,在体为脉,其经脉循肩臂内侧后缘,下络小肠,与小肠相表里。小肠具有受盛化物和泌别清浊的功能。心病的主要病理为主血脉和藏神的功能失常,常见症状为心悸,怔忡,心痛,心烦,失眠,健忘,精神错乱，神志昏迷，以及某些舌体病变等。小肠病变主要反映在泌别清浊功能和气机的失常，常见症状为腹胀，腹痛，肠鸣，腹泻或小便赤涩疼痛，小便浑浊等。心病的常见证型中，虚证多见心血虚证、心阴虚证、心气虚证、心阳虚证及心阳虚脱证；实证多见心火亢盛证、心脉痹阻证、痰蒙心神证、痰火扰神证及瘀阻脑络证。小肠实证有小肠实热证，虚证有小肠虚寒证。

1. 心的虚证

（1）心血虚证

心血虚证是指血液亏虚，心失濡养，以心悸、失眠、多梦及血虚症状为主要表现的证。

（2）心阴虚证

心阴虚证是指阴液亏损，心失滋养，虚热内扰，以心悸、心烦、失眠及阴虚症状为主要表现的证。

心血虚证与心阴虚证均可见心悸、失眠、多梦等症，但心血虚证以面色淡白，唇舌色淡等"色白"血虚表现为特征；心阴虚证以口燥咽干，形体消瘦，两颧潮红，手足心热，潮热盗汗等"色红"及阴虚内热之象为特征。

（3）心气虚证

心气虚证是指心气不足，鼓动无力，以心悸怔忡及气虚症状为主要表现的证。

（4）心阳虚证

心阳虚证是指心阳虚衰，温运失司，虚寒内生，以心悸怔忡，或心胸疼痛及阳虚症状为主要表现的证。

（5）心阳虚脱证

心阳虚脱证是指心阳衰极，阳气欲脱，以心悸、胸痛、冷汗肢厥、脉微欲绝为主要表现的证。

2. 心的实证

（1）心火亢盛证

心火亢盛证是指心火内炽，扰神迫血，火热上炎下移，以心烦失眠、舌赤生疮、吐衄、尿赤及火热症状为主要表现的证。

（2）心脉痹阻证

心脉痹阻证是指瘀血、痰浊、阴寒、气滞等因素阻痹心脉，以心悸怔忡、心胸憋闷疼痛为主要表现的证。

（3）痰蒙心神证

痰蒙心神证是指痰浊内盛，蒙蔽心神，以神志抑郁、错乱、痴呆、昏迷及痰浊症状为主要表现的证。痰蒙心神证又称痰迷心窍证。

（4）痰火扰神证

痰火扰神证是指火热痰浊交结，扰乱心神，以狂躁、神昏及痰热症状为主要表现的证。痰火扰神证又称痰火扰心（闭窍）证。

（5）瘀阻脑络证

瘀阻脑络证是指瘀血阻滞脑络，以头痛、头晕及血瘀症状为主要表现的证。

3. 小肠实热证

小肠实热证是指心火下移小肠，热迫膀胱，气化失司，以小便赤涩疼痛、心烦、舌疮及实热症状为主要表现的证。

（二）肺与大肠病辨证

肺居胸中，上通喉咙，开窍于鼻，外合皮毛，肺为娇脏，为脏腑之华盖。其经脉下络大肠，与大肠相表里。肺的主要生理功能有主气、司呼吸，主宣发、肃降，通调水道，朝百脉，主治节等。大肠具有传化糟粕的功能，称为"传导之官"。

肺病的主要病理为宣发、肃降功能失常，常见症状为咳嗽、气喘、咯痰、胸闷胸痛、咽喉疼痛、声音嘶哑、喷嚏、鼻塞、流涕等。其中以咳、喘、痰为特征表现。大肠病的主要病理为传导功能失常，常见症状有便秘、泄泻等。肺病证型有虚实之分。虚证有肺气虚证和肺阴虚证；实证有风寒犯肺证、风热犯肺证、燥邪犯肺证、肺热炽盛证、痰热壅肺证、寒痰阻肺证、饮停胸胁证、风水相搏证等。大肠病常见证型亦有虚实之分。虚证有肠燥津亏证、肠虚滑泻证；实证有肠道湿热证、肠热腑实证、虫积肠道证等。

1. 肺的虚证

（1）肺气虚证

肺气虚证是指肺气虚弱，宣肃、卫外功能减退，以咳嗽、气喘、自汗、易于感冒及气虚症状为主要表现的证。

（2）肺阴虚证

肺阴虚证是指肺阴亏虚，虚热内生，肺失滋润，清肃失司，以干咳无痰，或痰少而黏及阴虚症状为主要表现的证。

2. 肺的实证

（1）风寒犯肺证

风寒犯肺证是指由于风寒侵袭，肺卫失宣，以咳嗽及风寒表证症状为主要表现的证。

（2）风热犯肺证

风热犯肺证是指由于风热侵犯，肺卫失宣，以咳嗽及风热表证症状为主要表现的证。

（3）燥邪犯肺证

燥邪犯肺证是指燥邪侵犯，肺失清润，肺卫失宣，以干咳无痰，或痰少而黏及口鼻干燥症状为主要表现的证。

（4）肺热炽盛证

肺热炽盛证是指热邪壅肺，肺失清肃，以咳嗽、气喘及里实热症状为主要表现的证。肺热炽盛证又称热邪壅肺证。

（5）痰热壅肺证

痰热壅肺证是指痰热交结，壅滞于肺，肺失清肃，以咳喘、痰黄稠及痰热症状为主要表现的证。

（6）寒痰阻肺证

寒痰阻肺证是指寒痰交阻于肺，肺失宣降，以咳嗽气喘、痰多色白及寒证症状为主要表现的证。寒痰阻肺证又名寒饮停肺证、痰浊阻肺证。

（7）饮停胸胁证

饮停胸胁证是指水饮停于胸胁，阻滞气机，以胸廓饱满、胸胁胀闷或痛及饮停症状为主要表现的证。即属痰饮病之"悬饮"。

（8）风水相搏证

风水相搏证是指由于风邪袭肺，宣降失常，通调水道失职，水湿泛溢肌肤，以突起头面浮肿及卫表症状为主要表现的证。

3. 大肠的实证

（1）大肠湿热证

大肠湿热证是指湿热壅阻肠道气机，大肠传导失常，以腹痛、泄泻及湿热症状为主要表现的证。大肠湿热证又称肠道湿热证。

（2）肠热腑实证

肠热腑实证是指邪热入里，与肠中糟粕相搏，以腹满硬痛、便秘及里热炽盛症状为主要表现的证。肠热腑实证即六经辨证中的阳明腑实证。

（3）虫积肠道证

虫积肠道证是指蛔虫等寄居肠道，阻滞气机，噬耗营养，以腹痛、面黄体瘦、大便排虫及气滞症状为主要表现的证。

4. 大肠的虚证

（1）肠燥津亏证

肠燥津亏证是指津液亏损，肠失濡润，传导失职，以大便燥结难下及津亏症状为主要表现的证。肠燥津亏证又名大肠津亏证。

（2）肠虚滑泻证

肠虚滑泻证是指大肠阳气虚衰不能固摄，以大便滑脱不禁及阳虚症状为主要表现的证。肠虚滑泻证又称大肠虚寒证。

（三）脾与胃病辨证

脾与胃同居中焦，通过经脉相互络属而互为表里。脾在体合肉，主四肢，开窍于口，其华在唇。脾主运化、消化水谷并转输精微和水液，脾主升清，上输精微并升举内脏，脾喜燥恶湿；胃主受纳、腐熟水谷，胃主通降、以降为和，胃喜润恶燥。脾胃阴阳相合，燥湿相济，升降相因，纳运相助，共同完成饮食物的消化吸收及精微的输布过程，化生气血，以营养全身，故称脾胃为"气血生化之源""后天之本"。

脾病主要病理为运化、升清、统血功能的失常，其常见的症状有腹胀、便溏、食欲不振、浮肿、内脏下垂、慢性出血等。胃病主要病理为受纳和降、腐熟功能障碍，其常见的症状有胃脘胀满或疼痛、嗳气、恶心、呕吐、呃逆等。脾病和胃病常见证型均有虚、实之分。脾病虚证多见脾气虚证、脾虚气陷证、脾阳虚证、脾不统血证；脾病实证有湿热蕴脾证、寒湿困脾证。胃病虚证多见胃气虚证、胃阳虚证、胃阴虚证；胃病实证有寒滞胃脘证、胃热炽盛证、食滞胃脘证。

1. 脾的虚证

（1）脾气虚证

脾气虚证是指脾气不足，运化失职，以纳少、腹胀、便溏及气虚症状为主要表现的证。

（2）脾虚气陷证

脾虚气陷证是指脾气虚弱，升举无力而反下陷，以眩晕、泄泻、脘腹重坠、内脏下垂及气虚症状为主要表现的证。脾虚气陷证又名中气下陷证。

（3）脾阳虚证

脾阳虚证是指脾阳虚衰，失于温运，阴寒内生，以纳少、腹胀、腹痛、便溏及阳虚症状为主要表现的证。

（4）脾不统血证

脾不统血证是指脾气虚弱，统血失常，血溢脉外，以各种出血及脾气虚症状为主要表现的证。脾不统血证又名气不摄血证。

2. 脾的实证

（1）湿热蕴脾证

湿热蕴脾证是指湿热内蕴，脾失健运，以腹胀、纳呆、便溏及湿热症状为主要表现的证。

（2）寒湿困脾证

寒湿困脾证是指寒湿内盛，困阻脾阳，运化失职，以脘腹痞闷、纳呆、便溏、身重与寒湿症状为主要表现的证。

3. 胃的虚证

（1）胃气虚证

胃气虚证是指胃气虚弱，胃失和降，以纳少、胃脘痞满、隐痛及气虚症状为主要表现的证。

（2）胃阳虚证

胃阳虚证是指胃阳不足，胃失温养，以胃脘冷痛及阳虚症状为主要表现的证。

（3）胃阴虚证

胃阴虚证是指胃阴亏虚，胃失濡润和降，以胃脘隐隐灼痛、饥不欲食及阴虚症状为主要表现的证。

4. 胃的实证

（1）寒滞胃脘证

寒滞胃脘证是指寒邪犯胃，阻滞气机，以胃脘冷痛、恶心呕吐及实寒症状为主要表现的证。

（2）胃热炽盛证

胃热炽盛证是指火热壅滞于胃，胃失和降，以胃脘灼痛、消谷善饥及实热症状为主要表现的证。

（3）食滞胃脘证

食滞胃脘证是指饮食停积胃脘，以胃脘胀满疼痛、拒按、嗳腐吞酸、泻下臭秽及气滞症状为主要表现的证。

（四）肝与胆病辨证

肝位于右胁，胆附于肝，肝胆互为表里。肝开窍于目，在体合筋，其华在爪。足厥阴肝经绕阴器，循少腹，布胁肋，络胆，系目，交颠顶。肝主疏泄，调畅气机，使气血畅达，助脾运化，疏泄胆汁，助食物的消化吸收，调节精神情志，有助于女子调经、男子泄精；肝又主藏血，具有贮藏血液和调节血量的功能。胆能贮藏和排泄胆汁，并主决断。肝病的主要病理为疏泄与藏血功能失常，常见症状有胸胁、少腹胀痛或窜痛，情志抑郁或易怒，头晕胀痛，肢体震颤，手足抽搐，目部症状，月经不调，阴部症状等。胆病的主要病理为贮藏和排泄胆汁功能失常，常见症状有胆怯易惊、惊悸不宁、口苦、黄疸等。肝病常见证型可有虚、实和虚实夹杂之分。实证多见肝郁气滞证、肝火炽盛证、肝经湿热证、寒滞肝脉证；虚证多见肝血虚证、肝阴虚证；虚实夹杂证多见肝阳上亢证、肝风内动证。胆病的常见证型有胆郁痰扰证。

1. 肝的虚证

（1）肝血虚证

肝血虚证是指肝血不足，机体失养，以眩晕、视力减退、肢体麻木及血虚症状为主要表现的证。

（2）肝阴虚证

肝阴虚证是指肝阴不足，虚热内生，以眩晕、目涩、胁痛及虚热症状为主要表现的证。

2. 肝的实证

（1）肝郁气滞证

肝郁气滞证是指肝失疏泄，气机郁滞，以情志抑郁，胸胁、少腹胀痛及气滞症状为主要表现的证。肝郁气滞证又名肝气郁结证。

（2）肝火炽盛证

肝火炽盛证是指火热炽盛，内扰于肝，气火上逆，以头痛、胁痛、烦躁、耳鸣及实热症状为主要表现的证。肝火炽盛证又名肝火上炎证。

（3）寒凝肝脉证

寒凝肝脉证是指寒邪侵袭，凝滞肝经，以少腹、前阴、颠顶冷痛及实寒症状为主要表现的证。

3. 虚实夹杂证

（1）肝阳上亢证

肝阳上亢证是指肝肾阴亏，阴不制阳，阳亢于上，以眩晕耳鸣、头目胀痛、头重脚轻、腰膝酸软等上盛下虚症状为主要表现的证。

（2）肝风内动证

肝风内动证是指因阳亢、火热、阴虚、血亏等所致，出现以眩晕、麻木、抽搐、震颤等以"动摇"症状为主要表现的一类证。肝风内动证属内风证。根据病因病机、临床表现的不同，分为肝阳化风、热极生风、阴虚动风、血虚生风四证。

1）肝阳化风证：指阴虚阳亢，肝阳升发无制，引动肝风，以眩晕头痛、肢麻震颤、㖞僻不遂为主要表现的证。

2）热极生风证：指邪热亢盛，燔灼筋脉，引动肝风，以高热、神昏、抽搐与实热症状为主要表现的证。

3）阴虚动风证：指肝阴亏虚，筋脉失养，虚风内动，以手足震颤或蠕动及虚热症状为主要表现的证。

4）血虚生风证：指血液亏虚，筋脉失养，虚风内动，以手足颤动、肢体麻木及血虚症状为主要表现的证。

4. 胆郁痰扰证

胆郁痰扰证是指痰热内扰，胆气不宁，以胆怯易惊、心烦失眠及痰热症状为主要表现的证。

（五）肾与膀胱病辨证

肾位于腰部，左右各一，肾开窍于耳及二阴，在体为骨，生髓充脑，其华在发。肾主藏精，主生长、发育与生殖，又主水，主纳气。肾内寄元阴元阳，为脏腑阴阳之根本，故称先天之本。膀胱位于小腹中央，与肾直接相通，又有经脉相互络属，故与肾互为表里。膀胱有贮尿和排尿的功能。肾病的主要病理为生长、发育迟缓，生殖功能障碍，水液代谢失常等。肾病的常见症状有腰膝酸软或痛，眩晕耳鸣，发育迟缓，智力低下，发白早脱，牙齿动摇，男子阳痿遗精、精少不育，女子经少经闭、不孕，以及水肿，二便异常，呼多吸少等。膀胱病的主要病理为贮尿、排尿功能失常，常见症状为小便频急涩痛、尿闭、遗尿、小便失禁等。肾病的常见证型以虚证为多，可见肾阳虚证、肾阴虚证、肾精不足证、肾气不固证、肾虚水泛证、肾不纳气证等。膀胱病的常见证型为膀胱湿热证。

1. 肾的虚证

（1）肾阳虚证

肾阳虚证是指肾阳亏虚，机体失其温煦，以腰膝酸冷、性欲减退、夜尿多及阳虚症状为主要表现的证。

（2）肾虚水泛证

肾虚水泛证是指肾的阳气亏虚，气化无权，水液泛溢，以浮肿下肢为甚、尿少及肾阳虚症状为主要表现的证。

（3）肾阴虚证

肾阴虚证是指肾阴亏损，失于滋养，虚热内扰，以腰酸而痛、遗精、经少、头晕耳鸣及阴虚症状为主要表现的证。

（4）肾精不足证

肾精不足证是指肾精亏损，脑与骨、髓失充，以生长发育迟缓、生育机能低下、成人早衰等为主要表现的证。

（5）肾气不固证

肾气不固证是指肾气亏虚，失于封藏、固摄，以腰膝酸软，小便、精液、经带、胎气不固及肾虚症状为主要表现的证。

（6）肾不纳气证

肾不纳气证是指肾气亏虚，纳气无权，以久病咳喘、呼多吸少、动则尤甚及肾虚症状为主要表现的证。肾不纳气证又称肺肾气虚证。

2. 膀胱湿热证

膀胱湿热证是指湿热侵袭，蕴结膀胱，以小便频急、灼涩疼痛及湿热症状为主要表现的证。

（六）脏腑兼病辨证

人体是一个以五脏为中心，通过经络连接六腑、四肢百骸、五官九窍、皮肉筋骨脉等构成的有机整体。五脏之间有生克乘侮关系，脏腑之间有互为表里的关系。在进行辨证时，一定要从整体观念出发，不仅需要考虑一脏一腑的病理变化，还需注意脏腑间的联系和影响。在疾病发生发展过程中，同时出现两个或两个以上脏腑的证候，称为脏腑兼证。脏腑兼证并非单一脏腑证的简单相加，需要从脏腑之间的各种生理病理及经络的联系出发，弄清彼此存在的先后、因果、主次、并列等相互关系。

脏腑兼证在临床上甚为多见，这里仅介绍临床常见的证型。

1. 心肾不交证

心肾不交证是指心肾水火既济失调，以心烦、失眠、梦遗、耳鸣、腰膝酸软等为主要表现的证。

2. 心脾两虚证

心脾两虚证是指脾气亏虚，心血不足，以心悸怔忡、失眠多梦、食少、腹胀、便溏及气血两虚症状为主要表现的证。

3. 肝火犯肺证

肝火犯肺证是指肝火炽盛，上逆犯肺，肺失清肃，以胸胁灼痛、急躁易怒、咳嗽阵作或咳血及实热症状为主要表现的证。

4. 肝胃不和证

肝胃不和证是指肝气郁结，横逆犯胃，胃失和降，以脘胁胀痛、嗳气、吞酸、情绪抑郁及气滞症状为主要表现的证。

5. 肝郁脾虚证

肝郁脾虚证是指肝失疏泄，脾失健运，以胸胁胀痛、腹胀、便溏、情志抑郁症状为主要表现的证。

肝郁脾虚证须与肝胃不和证鉴别。两证均有肝郁气滞表现，见胸胁胀满疼痛、善太息、情志抑郁或烦躁易怒。肝胃不和证兼胃失和降的表现，见胃脘胀痛、痞满、嗳气、呃逆等症；肝郁脾虚证兼脾失健运的表现，常见食少、腹胀、便溏等症。

6. 肝胆湿热证

肝胆湿热证是指湿热内蕴肝胆，肝胆疏泄失常，以身目发黄、胁肋胀痛及湿热症状为主要表现的证。其中以阴痒、带下黄臭及湿热症状为主要表现者，称为肝经湿热（下注）证。

肝胆湿热证须与湿热蕴脾证鉴别。两证均可见湿热内阻的表现，常见发热、纳呆、恶心、黄疸、苔黄腻等症状。不同点在于，前者病位在肝胆，故胁肋胀痛明显，或见阴痒等肝经湿热症状；后者病位在脾，常见脾失健运的表现，如腹胀、便溏不爽等症状，而无胁肋胀痛。

7. 肝肾阴虚证

肝肾阴虚证是指肝肾两脏阴液亏虚，虚热内扰，以腰酸胁痛、两目干涩、眩晕、耳鸣、遗精及阴虚症状为主要表现的证。

8. 脾肾阳虚证

脾肾阳虚证是指脾肾阳气亏虚，温化失职，虚寒内生，以久泄久痢、浮肿、腰腹冷痛及阳虚症状为主要表现的证。

脾肾阳虚证须与心肾阳虚证鉴别。两证均可见肾阳虚衰、水湿内停的表现，常见形寒肢冷、腰膝酸软、浮肿、小便不利、舌淡胖、苔白滑等症状。不同点在于，前者兼脾阳亏虚，运化无权表现，常见久泄久痢、便质清冷等症状；后者兼心阳虚衰，血行不畅的表现，常见心悸怔忡、唇甲紫暗等症状。

二、脏腑辨证的特点及阐发

（一）脏腑辨证的特点

1. 脏腑辨证是中医辨证的核心内容

中医的辨证方法很多，但在临床上运用最多的还是脏腑辨证，脏腑的定位是辨证内容组成的基本要素之一。脏腑辨证的体系完整,每个脏腑都有其独特的生理功能、病理表现和证候特征,有利于病位的准确判断,并与病性有机结合,形成完整的证型诊断。因此,脏腑辨证是中医辨证体系的重要组成部分,是临床辨证的基本方法,具有广泛的适用性,尤其是在内科、妇科、儿科等领域的疾病诊疗中。

2. 脏腑辨证是确立治法的重要依据

辨证论治是中医学的基本特点,证的形成包括病位和病性两个基本要素。即使病性相同,但由于脏腑病位不同,治法和方药的运用也会有很大差异。如实热证候可能表现为肺热炽盛、心火亢盛或肝火炽盛等不同情况。治疗时需要根据肺、心、肝等不同脏腑的生理功能及其病理变化确立治疗法则,并根据脏腑归经选择合适的药物。因此,在临床上,通过分析患者的症状和体征,确定脏腑病位,并结合具体的病理性质,才能准确辨识病机,得出正确的诊断,为治疗提供确切的依据。

(二)脏腑辨证的阐发

脏腑辨证体系始于先秦两汉,经过隋唐时期的不断完善趋于系统化,于宋金至明清时期有长足发展。其理论体系以宋金时期为分水岭,分为系统研究阶段和专题研究阶段。

1. 先秦两汉时期:奠基阶段

《黄帝内经》奠定了脏腑辨证的理论基础。强调五脏的重要性,证的分类以气为核心,以虚实寒热为分类标准,但还不系统。如《灵枢·本神》曰:"肝气虚则恐,实则怒……心气虚则悲,实则笑不休"。主要以虚实寒热为标准,尚未形成明确的脏腑辨证

晋代皇甫谧《针灸甲乙经》对《黄帝内经》中的脏腑辨证进行了分类整理,进一步系统化了脏腑辨证的内容。有关脏腑辨证部分集中在《精神五脏论第一》《五脏变腧第二》《五脏六腑阴阳表里第三》《五脏六腑官第四》《五脏大小六腑应候第五》《津液五别第十三》《五色第十五》数篇中,从篇名可以看出,《针灸甲乙经》对前期文献中脏腑辨证的内容是以五脏和六腑为整体进行系统整理的,说明当时的脏腑辨证内容具有以脏腑为单位的系统性与完整性。

2. 隋唐时期:系统化阶段

华佗《中藏经》对脏腑辨证进行了第一次系统整理,在继承基础上有了更深入的发展,奠定了以虚实寒热为基本纲要的辨证体系,确立了"虚则补之,实则泻之,寒则温之,热则凉之,不虚不实,以经调之"的针对脏腑病证的论治大法,开脏腑辨证体系之先河。

孙思邈《备急千金要方》对脏腑辨证进行了第二次大规模的系统整理,理论基础上补充了方证证治的内容,该书脏腑各卷自成体系,具有独立性,同时腑又从属于脏,互为表里的脏腑复合证位列脏卷之中。如肝胆俱虚证、肝胆俱实证列于肝脏卷。脏腑证以虚实为纲,各脏腑证均列有相应方剂,每一脏腑证均有特征性脉象,如"左手关上脉阴实"为肝实热证的脉象,"右手关上脉阴实"为脾实热证的脉象,这种定位方法与今之脉理无大差异。

3. 宋金元时期:专题研究阶段

刘完素的脏腑六气病机学说运用运气学说的理论将脏腑病变的病因与六气联系起来,以虚实寒热为脏腑病变的基本病机,提出了脏腑本气虚实的学术观点。

张元素对脏腑辨证进行了第三次系统整理,提出了药物归经与引经报使理论,进一步发展了药物学理论,为脏腑辨证的专题研究奠定了基础。

李杲提出了"内伤脾胃,百病由生"的学术观点,开创了脾胃学说,强调脾胃在疾病发生中的重要性,为后世脾胃学说的发展奠定了基础。

朱丹溪兼通刘、张、李三家学说,提出了著名的相火论。相火寄于肝肾二部,其性内阴而外阳,相火妄动则煎熬真阴,阴虚则病,阴绝则死。可以认为此相火论启迪了明代温补学派,温补学派和扶阳学派则进一步深化了肾命学说,提出了命门为肾间动气和真阴之脏的观点,丰富了肾命学说的理论内涵。温补学派的命门理论强调命门水火的平衡,认为命门是真阴之脏,是人体阴阳的根本。

扶阳学派则以扶阳为主导，认为真阳是人体立命之本，提出"人身立命在于以火立极，治病立法在于以火消阴"的指导思想，进一步发展了肾命学说的理论内涵。

现代学者在"有诸内必形于诸外"的指导思想下，开始探寻"证"的物质基础，其中关于肾本质研究的成果，在中医学界引起很大的震动和反响，引发了证实质研究的热潮。从20世纪七八十年代开始，采用现代数理、生理、生化、病理、生物学等手段，从整体、系统、组织、细胞和分子等不同角度对证的实质进行研究。

经过证实质研究的几十年探索，研究者运用现代科学技术与方法，根据中医理论分别从不同的角度和多水平进行了研究并取得了一定的成绩。中医证候涉及现代医学多个系统的功能变化和指标改变，因此脏腑证候实质通常涉及多个方面。如脾证实质的研究多从生化酶学、免疫学、微量元素等方面进行；心证实质研究则集中考察心功能、血液流变学、免疫学、自主神经功能、生化学以及细胞生物学和基因学等指标；肺证实质研究主要从肺功能、心功能、血液流变学、细胞能量代谢、自主神经功能状态、微量元素、生化学及免疫学等方面着眼；而肝证实质研究多从自主神经功能状态、血液流变学、肝血流图及生化学等方面进行。

然而，随着证实质研究的深入，暴露出的问题也越来越多，包括盲目追求现代医学指标的高、新、多，而忽视与中医理论的有机融合；结果特异性差、可重复性差，甚至相互矛盾，对中医临床辨证的价值十分有限；仅从病理指标出发很难找到与证候相对应的真正实体；忽略了证的综合性、动态性、双向性等特点。归纳起来，证实质研究的传统目标是追求指标的高特异性，而研究结果的特点却是弱特异性。导致证实质研究困难的重要原因还在于中、西医学哲学思想基础、思维方式、研究方法的差异，对疾病的认识角度也不相同。如一味地用西医的指标来表征中医的证，用还原论指导的线性思维方式将中医的证归结为某一物质基础，而忽视了证的整体性、系统性、恒动性、复杂性、模糊性、时间性等特点，致使证实质的研究难以取得大的突破。

中医学的证是一个复杂的系统，面对这样一个复杂系统很难找到一种方法能够轻而易举地将其本质揭示出来。因此，我们更应该运用相关领域的成果，在中医理论的指导下运用处理复杂系统的方法，定性判断与定量计算相结合，微观分析与宏观分析相结合，还原论与整体论相结合，科学推理与哲学思辨相结合，按照中医思维揭示中医证的实质。

第五节　六　经　辨　证

一、六经辨证的基本内容

六经辨证，是东汉张仲景在《素问·热论》六经分证理论的基础上，根据外感病的发生发展、证候特点和传变规律总结而创立出来的一种辨证方法。六经辨证为中医临床辨证之首创，为后世各种辨证方法的形成奠定了基础，在中医学发展史上起到重要作用。

六经，即指太阳、阳明、少阳、太阴、少阴、厥阴。六经辨证，就是以六经所系经络、脏腑的生理病理为基础，将外感病过程中所出现的各种证，综合归纳为太阳病证、阳明病证、少阳病证、太阴病证、少阴病证、厥阴病证六类，从病变部位、疾病性质、病势进退、邪正斗争、体质因素等多方面阐述疾病的发生、发展与变化，是对疾病演变过程中各个不同阶段的发病规律、病变特点和病变本质的概括，用以指导临床的诊断和治疗。

六经病证是脏腑、经络病变的具体反映。三阳病证以六腑及阳经病变为基础；三阴病证以五脏及阴经病变为基础。故凡病位偏表在腑、正气不衰、邪正抗争激烈者，多为三阳病证；病位偏里在脏、正气不足、邪正交争于里者，多为三阴病证。六经辨证的临床应用，不限于外感时病，也可用于内伤杂病。

二、六经辨证的特点及阐发

（一）六经辨证的特点

六经辨证以脏腑经络病变定其体，以八纲辨证为其用，是一种辨证范围较广泛的综合辨证方法。这种将阴阳表里寒热虚实与五脏六腑十二经络相结合的方法，能较准确地反映疾病的病位、病性、病机、病势，揭示出疾病的本质，因此，六经辨证不仅适用于外感时病，也可用于内伤杂病。有学者指出"六经分证，原为众病而设，并不是专为伤寒一病所用，它的辨证论治体系，可以说是在临床上具有普遍指导意义的。"有学者认为"能解六经辨证方法，可以识伤寒，即推此六经辨证之法，可以识万病。"此皆道出了六经辨证体系临床使用较广泛的特点，但由于其重点在于分析外感风寒引起的病理变化及传变规律，因此在内伤杂病的辨证上不具有普遍性，不能等同于脏腑辨证。

《伤寒论》以"寒"为名，强调了人体阳气的变化，以外感风寒等邪气为诱因，详细阐述了邪气由表入里、正邪相争的过程及其变化。六经辨证特别注重整体观念。在人体自身的整体上，六经辨证不局限于某一脏腑的病位，而是以整体正气的强弱为纲，以经脉络属范围为领，将病证结合，以证为主，进行综合治疗。根据症状和体征的不同，可以在方剂中调整剂型、剂量和药物。在人与自然的统一性上，《伤寒论》结合了《黄帝内经》中的五运六气观念，在六经辨证中同时考虑天气、地理、季节等自然条件，以及性别、年龄、生活方式、既往病史等个人条件，进行综合诊断和治疗。

伤寒病的发生是人体感受风寒等外邪，由表入里的过程。在正气充足的情况下，寒邪首先侵袭皮毛和肌腠，通过循经传、越经传等方式，由表入里，进而传至脏腑。因此，当病邪浅在肤表经络时，表现为表证；若寒邪入里化热，则转为里实热证。在正虚阳衰的情况下，寒邪容易侵犯三阴经，导致一系列阳虚里寒的病理变化。

（二）六经辨证的阐发

六经辨证的形成与《素问·热论》有着一定的关联。《素问·热论》曰："伤寒一日，巨阳受之……二日，阳明受之……三日，少阳受之……四日，太阴受之……五日，少阴受之……六日，厥阴受之……"首次提出了六经分证的概念，描述了热病在不同经络的传变过程。然而，《伤寒论》中的六经辨证是在此基础上，结合外感病的证候特点及传变规律，进行了更为深入和系统的总结与创新，形成了独特的辨证纲领。

有研究认为《伤寒论》六经辨证与《素问》三阴三阳有本质不同，历代医家和学者们从不同角度对二者的区别进行了深入探讨和阐发。程郊倩在《伤寒论后条辨》中指出"《素问》之六经，是一病其具之六经；仲景之六经，是异病分布之六经"。他认为《素问》中的六经是针对单一热病在六经中的表现，而《伤寒论》中的六经则是将各种不同的疾病分布在六经中进行辨证。柯韵伯在《伤寒来苏集》中提出"仲景六经，是'经界'之经，而非'经络'之经"及"《热论》之六经，专主经络为病，但有表里之实热，并无表里之虚寒，但有可汗可泄之法，并无可温可补之例。仲景之六经，是六区地面，所赅者广，凡风寒湿热，内伤外感，自表及里，有寒有热，或虚或实，无所不包"。

张隐庵在《伤寒论集注》中提出六经气化学说，认为《伤寒论》的六经辨证是基于气化的理论，通过分析气化的内外、上下、出入等变化，来判断疾病的病位、病性和病机，从而指导临床治疗。章次公认为《伤寒论》的六经与《黄帝内经》的三阴三阳在本质上不同，他在《伤寒论研究》中指出"仲景的六经，是旧名词赋予新定义，含义各别，与仲景的六经混合解释，以致造成极大错误"。章次公强调，要真正理解《伤寒论》的六经辨证，就必须跳出前人窠臼，认识到仲景对六经赋予了新的内涵和定义，不能简单地将其与《黄帝内经》的三阴三阳等同起来。《伤寒论》的六经辨证是仲景在临床实践中创立的，具有独特的理论体系和临床应用价值。针对"六经"的释义众说纷纭，欲应用六经辨证，首先应明确六经的意义。

有学者认为《伤寒论》的六经辨证不仅开创了中医辨证论治的先河，更蕴含了丰富而深刻的复杂性辨证思维[5]，其核心在于"述变"，即详细阐述复杂性辨证思维。这种思维贯穿于《伤寒论》的写作手法、病脉证治等各个方面，体现了辨证论治的精髓，具有极高的临床应用价值和理论意义。《伤寒论》的最大价值在于六经辨证中所蕴含的复杂性辨证论治思维，这种思维体现了"变""活""动"的辨证论治精髓，对于解决疑难杂病具有重要意义。变法辨证思维贯穿于《伤寒论》的写作手法和病脉证治中，如张仲景在论述大青龙汤证时，先阐述常规的外寒内热病机、脉症、方药等，再另设一条反常的描述，以提示临床少见的、特殊而又难以辨证的大青龙汤证，培养辨证思维能力。在病脉证治方面，仲景打破了孤立的主病思维，如对迟脉主病的认识，不仅有"脉迟为寒"的常法，还有热入血室、大结胸证等迟脉主病之变，对迟脉及其主病有了更深刻和复杂的认识。动态辨证思维则体现在《伤寒论》对外邪表里之间传变与转属的强调，如太阳病的传变规律，以及少阳病预后和小柴胡汤组方用药中对病位动态转变的考虑，体现了辨证论治的灵活性和前瞻性。这种动态辨证观对于临床诊治疑难病和复杂性疾病极为重要。《伤寒论》之所以被后世奉为经典，关键在于其六经辨证提示了复杂性辨证思维，体现了中医最为灵活的辨证思想，揭示了辨证论治最本质、最精髓的内涵。深入理解和运用这种复杂性辨证思维，对于提高中医临床诊治水平，解决疑难杂病具有重要的指导意义。

第六节　卫气营血辨证

一、卫气营血辨证的基本内容

卫气营血辨证，是清代医家叶天士创立的一种辨治外感温热病的辨证方法。温热病是一类由温热病邪所引起的热象偏重、并具有一定季节性和传染性的外感疾病。叶氏应用《黄帝内经》中关于"卫""气""营""血"的分布与生理功能不同的论述，将外感温热病发展过程中所反映的不同的病理阶段，分为卫分证、气分证、营分证、血分证四类，用以阐明温热病变发展过程中，病位的浅深、病情的轻重和传变的规律，并指导临床治疗。

卫气营血，代表着温热病浅深、轻重不同的四个病理阶段。温热病邪从口鼻而入，首先犯肺，由卫及气，由气入营，由营入血，病邪步步深入，病情逐渐加重。卫分证主表，邪在肺与皮毛，为外感温热病的初起阶段；气分证主里，病在胸、膈、胃、肠、胆等脏腑，为邪正斗争的亢盛期；营分证为邪入营分，热灼营阴，扰神窜络，病情深重；血分证为邪热深入血分，血热亢盛，耗血动血，瘀热内阻，为病变的后期，病情更为严重。

卫气营血辨证是在六经辨证的基础上发展起来的，是外感温病的辨证纲领，它弥补了六经辨证的不足，完善并丰富了中医学对外感病的辨证方法和内容。

二、卫气营血辨证的特点及阐发

（一）卫气营血辨证的特点

"卫气营血"亦为"荣卫气血"，在生理上主要是指维持人体生命活动的基本物质和人体的功能活动。在温病过程中的卫气营血之病机变化则是指人体在温邪作用下出现的卫气营血某一部分的功能失调或实质损害，它体现了温病过程中不同证候的内在本质，是温病过程中卫气营血不同证候类型产生的基础。

卫气分之病机变化以功能失调为主，患者往往表现为功能的代谢改变；营血分之病机变化以实质损害为主，主要脏器的结构损害较为严重，功能紊乱亦较危急；然卫气之间和营血之间又有本质的不同。故叶天士《温热论·第八条》云："大凡看法，卫之后方言气，营之后方言血。"指明了卫气营血病机的浅深层次。

（二）卫气营血辨证的阐发

叶天士创立的"卫气营血"辨证理论，是在运用《黄帝内经》"营卫气血"理论的基础上，结合自己的临床实践经验而创造性地提出来的，主要用于温病的诊治。温病是由外感温邪引起的疾病，具有起病急、传变快、热象明显等特点，卫气营血辨证能够准确地反映温病的病理特点，为温病的治疗提供明确的指导方向，并且强调温病具有由表及里、由浅入深的传变规律，这种动态的辨证方法能够帮助医生及时发现病情的变化，及时调整治疗方案，防止病情的恶化。

《黄帝内经》有关"营卫气血"的理论认为营卫气血是人体生理结构不可缺少的一个组成部分，是维持人体正常生命活动的基本物质。如《灵枢·卫气》云："其浮气之不循经者，为卫气；其精气之行于经者，为营气。阴阳相随，外内相贯，如环之无端。"营卫气血是一个有机联系的整体，但其活动范围和具体作用则有所不同，在层次上有浅深之分。从营卫气血的阴阳属性来讲，卫、气是无形之气机，营、血是有形之物质。分而论之，卫主表而气主里，营卫虽同源而生成有先后，即营为血中之气，合而论之，气以统卫，血以统营。

《黄帝内经》在病理方面的论述如"虚邪之中人也……搏于内，与卫气相搏"，又说"玄府不通，卫气不得泄越，故外热"，均简要阐明了人体卫气与入侵外邪抗争所产生的病理变化。对气的病变，书中提出了"百病生于气"的论点，强调气之为病非常广泛。对营的病变，书中多营卫并论，提出了"营卫不可复收""营卫留止"等病机概念。对血的病变，除论述了多种出血证外，还提出了"血闭""留血"等有关瘀血的病机概念。这些论述虽然简朴，但对后世以卫气营血阐述病机进而作为辨证论治的依据有着深远的影响。

叶天士《温热论》根据温邪的致病特点，《黄帝内经》所论营卫气血生成功能及分布层次的不同，提出了"在卫汗之可也，到气才可清气。入营犹可透热转气……入血就恐耗血动血，直须凉血散血"的四层次辨证论治纲领，并指出温病的传变模式有顺传与逆传两种：顺传由卫而气而营而血，逐步传入；逆传由卫分直入营分。卫、气、营、血的分辨，主要根据温病的诊断特点，将察舌、验齿以及辨斑、疹、白作为要点，然后结合证情，作出诊断，决定治法。全篇从原则到具体，形成了一套完整的理法方药体系，既作为辨证的纲领，又作为施治的大法，对临床实践起着指导作用。

从现有文献及研究成果看，卫气营血辨证理论在现代疾病的应用上，主要体现在疾病临床表现、演变规律及指导治疗方面。实践证明，卫气营血辨证理论不仅是认识和防治多种温病范围的感染性疾病的有效武器，而且对临床其他各科发热性疾病有关病证的诊治，也具有普遍的指导意义和实用价值，长期以来指导着临床实践。

近30年的文献研究显示，对卫气营血辨证理论的研究多重视临床与实验的方法，取得了较丰硕的成果，为卫气营血理论的补充和发展，为卫气营血的现代化、客观化，为热病临床疗效的提高做出了较大的贡献。然而，我们也发现，这些文献对卫气营血辨证理论的研究深度不一，侧重有异，多局限于单一性研究，综合性探讨较少，卫气营血辨证理论的多元化和综合性研究未形成一定的体系。如何进一步指导临床，揭示卫气营血辨证适应范围、优势疾病谱，制定卫气营血辨证中西医结合诊断标准，提高诊断效率，进行精准治疗，是未来研究的发展方向。

第七节　三　焦　辨　证

一、三焦辨证的基本内容

三焦辨证是清代著名医家吴鞠通创立的一种诊治温热病的辨证方法。其依据《黄帝内经》及先贤对三焦所属部位的论述，结合张仲景六经辨证及叶天士卫气营血辨证，以及临床温热病的传变特点及规律总结而成。三焦辨证将外感温热病的各种证分别纳入上焦病证、中焦病证、下焦病证，着重阐明了三焦所属脏腑在温热病过程中的病理变化、临床表现、证候特点及其传变规律。

三焦辨证在阐述三焦所属脏腑病理变化及其临床表现的基础上，反映了温病发展过程中的不同病理阶段，即温病初、中、末三个不同阶段。从三焦证来看，上焦病证主要包括手太阴肺和手厥阴心包的病变，而手太阴肺经证多为温病的初起阶段，病情轻浅；手厥阴心包经证为肺经温热邪气内陷心包之证。中焦病证主要包括足阳明胃、足太阴脾及手阳明大肠的病变，而足阳明胃主燥，易从燥化，多为里热燥实证；足太阴脾主湿，易从湿化，多为湿温病证。中焦病证多为温病的中期阶段，病情较重。下焦病证主要包括足少阴肾经和足厥阴肝的病变，属于温病的末期阶段，多表现为肝肾阴虚之证，病情深重。

二、三焦辨证的特点及阐发

（一）三焦辨证的特点

以三焦为纲，病名为目，来确定病位、辨别病性、理清温邪的传变，因三焦各病病情轻重有别，药物性状寒热温凉不同，气味有厚有薄，其作用趋向有升有降，有浮有沉，创造性地提出了上、中、下三焦病候治疗的基本原则。

细化温病病位划分：三焦辨证是吴鞠通依据《黄帝内经》"上焦如雾，中焦如沤，下焦如渎"三焦理论从另一个侧面对外感温热病发生发展的病理变化及传变规律做出总结，先以三焦为纲，分上下之浅深，继以六经分脏腑经络之不同，再以卫气营血分表里之次第，形成纵横交错的立体辨证体系，使温病病位的划分更加精细入微。

阐述温邪传变规律：三焦辨证不仅详细论述了温邪的横向传变方式，而且明确提出了温邪具有纵向传变的特点。如吴鞠通所述"温病由口鼻而入，鼻气通于肺，口气通于胃，肺病逆传，则为心包"，即为温邪纵向传变方式之一。

指导临床辨证用药：三焦辨证进一步提出了上、中、下三焦不同部位病变的组方用药原则和注意事项。"治上焦如羽，非轻不举；治中焦如衡，非平不安；治下焦如权，非重不沉。"并告诫人们不可"治上犯中，治中犯下"。

（二）三焦辨证的阐发

三焦辨证的理论渊源可以追溯到《黄帝内经》和《难经》。《素问·灵兰秘典论》中提到："三焦者，决渎之官，水道出焉。"意指三焦是水液升降出入的通道。《难经·三十八难》则指出："所以腑有六者，谓三焦也。有原气之别焉，主持诸气，有名而无形，其经属手少阳。此外腑也，故言腑有六焉。"说明三焦在生理方面为原气之别使，主持诸气，具有有名而无形的特点。华佗《中藏经》和张仲景的《伤寒杂病论》进一步发展了三焦理论，张仲景将三焦辨证与六经辨证相结合，提出了三焦受邪后的病证表现和治疗原则，《伤寒论·辨太阳病脉证并治中第六》曰："太阳病六七日，表证仍在，脉微而沉，反不结胸，其人发狂者，以热在下焦，少腹当硬满，小便自利者，下血乃愈"为后世三焦辨证论治奠定了基础。

晋隋唐时期，巢元方在《诸病源候论》中提出了三焦虚实寒热的辨证思想"三焦气盛为有余，则胀气满于皮肤内，轻轻然而不牢，或小便涩，或大便难，是为三焦之实也，则宜泻之。三焦气不足，则寒气客之，病遗尿，或泄利，或胸满，或食不消，是三焦之气虚也，则宜补之"。孙思邈在《备急千金要方》中对三焦寒热辨证进行了系统论述，并提出了相应的治法与方剂"夫上焦如雾……主手少阳心肺之病……若实则上绝于心，若虚则引气于肺也"。宋金元时期，《圣济总录》全面总结了三焦辨证的理法方药，金元医家如刘完素、李东垣等在继承前人理论的基础上，对三焦辨证的运用各有特色，为温病三焦辨证学说的形成奠定了基础。

明清时期，温病学派医家在宋代三焦寒热虚实分证的基础上，以刘完素热病三焦辨治为先导，突出了三焦辨证在热证辨治过程中的作用，并使之逐渐完善。叶天士在《温热论》中将三焦辨证与卫气营血辨证相结合，提出了"仲景伤寒先分六经，河间温热须究三焦"和温病三焦分证的用药原则及治疗思路。吴鞠通在《温病条辨》中进一步发展了三焦辨证理论，提出辨治温病必以三焦为纲，确立了三焦辨证在温病学中的重要地位，使温病学的理论体系趋于完善，如其提出的"治上焦如羽，非轻不举；治中焦如衡，非平不安；治下焦如权，非重不沉"的著名原则，体现了三焦辨证的精髓。

三焦辨证和卫气营血辨证皆是温病的辨证纲领，两种辨证纲领虽然在理论阐述和归纳方法上不尽一致，但其主要反映的内容和证候大部分相同，在归纳外感热病的证候，阐明病机，辨别病位，明确传变，分清轻重，拟定治则等方面，都有着共同的重要意义。两者的不同点主要表现在以下2个方面。

论证方法不同：卫气营血辨证是从四个层次来辨别其发展规律和证候表现，揭示了温病从表到里的纵向发展过程，明确不同阶段的病理重点和治疗方向。三焦辨证则是通过上、中、下三焦的划分，揭示了温病在不同脏腑之间的横向病理传变。这种横向的论证方法有助于深入理解温病的脏腑病理机制，明确不同脏腑之间的相互关系和影响。二者对温病病理变化及其相互传变的阐述，有一"纵"一"横"之别。

辨证结构不同：上、中、下三焦和卫气营血之间不能相互等同，如上焦手太阴肺卫的病变，相当于邪在卫分；热壅于肺而又无表证者，则属气分范围；逆传心包的病变却又属于营分范围。中焦足阳明胃和足太阴脾的病变，虽都属气分范畴，但邪在气分就不能仅限于脾胃之中焦病变。下焦肝肾的病变和邪在血分，其证候表现截然不同，前者是热伤肝肾之阴，其证属虚，后者为耗血迫血，其证属实中有虚。吴氏三焦辨证的下焦证，实是补充了卫气营血辨证之不足。

近年来，随着一系列新型传染病陆续出现，深入研究三焦辨证，进一步指导温热疾病临床诊断和治疗，揭示三焦辨证适应范围、优势疾病谱，制定三焦辨证中西医结合诊断标准，提高温热疾病精准诊疗水平，是未来研究的发展热点。三焦证候与五脏六腑病理的相关性以及不同阶段分子生物学基础的明确对于揭示疾病本质，寻找中医药治疗新靶点，提高诊疗水平具有重要的意义，是值得深入研究的课题。

第八节 经络辨证

一、经络辨证的基本内容

经络辨证，是以经络学说为理论依据，对患者所反映的症状、体征进行分析综合，以判断病属何经、何脏、何腑，并进而确定发病原因、病变性质及其病机的一种辨证方法。

划分病变所在的经络病位，源于《黄帝内经》，后世多有发挥。《灵枢·经脉》载有十二经病证，奇经八脉病证则以《素问·骨空论》《难经·二十九难》及李时珍《奇经八脉考》论述甚详。

经络分布周身，运行全身气血，联络脏腑关节，沟通上下内外，使人体各部相互协调，共同完成各种生理活动。当人体患病时，经络又是病邪传递的途径，外邪从皮毛、口鼻侵入人体，首先导致经络之气失调，进而内传脏腑；反之，如果脏腑发生病变时，同样也可循经络反映于体表，在体表经络循行的部位，特别是经气聚集的腧穴之处，出现各种异常反应，如麻木、酸胀、疼痛，对冷热等刺激的敏感度异常，或皮肤色泽改变等。这样，便可辨别病变所在的经络、脏腑。

经络辨证是对脏腑辨证的补充和辅助，特别是在针灸、推拿等治疗方法中，更常运用经络辨证。经络辨证的内容包括十二经脉病证和奇经八脉病证。

（一）辨十二经脉病证

十二经脉包括手、足三阴经和手、足三阳经。

十二经病证有一定规律可循，可表现为本经经脉循行部位和所属脏腑的病变。掌握其规律和特点，便有助于推求病变所在的经络及脏腑。

1. 经络循行部位的症状

经脉受邪，经气不利，所现病证多与其循行部位有关。例如，足太阳膀胱经受邪，可见项背、腰脊、腘窝、足跟等处疼痛。由于肝经循行于胁肋、少腹，故《素问·脏气法时论》说："肝病者，两胁下痛引少腹。"

2. 经络及所属脏腑症状

经络受病可影响脏腑，脏腑病变可反映于经络，而常表现为所属脏腑的病候与经脉循行部位的症状相兼。例如，手太阴肺经病证，可见咳喘气逆、胸满、臑臂内侧前缘疼痛等，并常在肺俞、中府等穴出现压痛感。

3. 多经合病的症状

一经受邪，可影响其他经脉，表现为多经合病的症状。例如，脾经有病可见胃脘疼痛，食后作呕等胃经症状；足厥阴肝经受病，可出现胸胁满痛，呕逆，飧泄，癃闭等症。

（二）辨奇经八脉病证

奇经八脉，即冲、任、督、带、阳维、阴维、阳跷、阴跷等八条经脉。奇经八脉具有联系十二经脉，调节人体阴阳气血作用。

奇经八脉的病证，由其所循行的部位和所具有的特殊功能所决定。

督脉总督一身之阳，任脉总任一身之阴，冲脉为十二经之海，三脉皆起于下极而一源三歧，与足阳明胃经、足少阴肾经联系密切。所以，冲、任、督脉的病证，常与人的先、后天真气有关，并常反映为生殖功能的异常。故调理冲任可以治疗妇女月经不调、不孕、滑胎流产等；温养督任可以治疗生殖机能衰退等。

带脉环绕腰腹，其病常见腰脊绕腹而痛、子宫脱垂、赤白带下等。阳跷为足太阳之别，阴跷为足少阴之别，能使机关矫健。其病多表现为肢体痿痹无力、运动障碍。

阳维脉起于诸阳会，以维系诸阳经；阴维脉起于诸阴交，以维系诸阴经，故为全身之纲维。阳维脉为病，多见寒热；阴维脉为病，多见心胸、脘腹、阴中疼痛。

二、经络辨证的特点及阐发

（一）经络辨证的特点

经络辨证，以十二经脉病证和奇经八脉病证为主要内容。

十二经脉，包括手三阳、三阴经；足三阳、三阴经。手足三阳经联属于腑；手足三阴经联属于脏。依据各经的具体循行部位及其所联属的脏腑不同，各经脉的证候虽各有不同，但从总体而言，十二经脉病证又都具有以下几个特点：一是经脉受邪，经气不利，所表现的病证多与该经的循行部位有关。二是脏腑病候，以本经所属脏腑见症为多见。三是一经受邪可累及他经，而表现有多经合病之象，特别是表里经病状同时并存更为多见。十二经病证的辨识是有规律可循的，只要明确经脉循行部位及其联属脏腑，并掌握其病证特点，便可帮助我们辨别病变所在的经脉和脏腑。

奇经八脉是指循行于十二经脉以外的冲、任、督、带、阴维、阳维、阴跷、阳跷八条经脉。奇经八脉具有联系、调节十二经脉和平调人身气血阴阳的作用。奇经八脉的病证特点决定于各脉的特殊功能及其循行部位。

任、督、冲脉一源而三歧，皆起于下极，任脉行于腹里身前，总任一身之阴，为"阴脉之海"；督脉行于身后脊里，总督一身之阳，为"阳脉之海"；冲脉起于气街，并少阴夹脐而行，与阳明胃、少阴肾联系密切，为十二经气血之要冲，总领诸经气血，为"经脉之海"；带脉环腰一周，使冲、任、督脉互相沟通而共同调气血、主生殖。因此，督、任、冲、带四脉病证，临床多见生殖功能异常或阴阳气血失调诸症，诸如男性性功能减退，妇女经、带、胎孕异常等，大多可以从温督、固冲、调理冲任论治。

阴跷脉起于跟中，循内踝，上行于身之左右，主一身左右之阴；阳跷脉起于跟中，循外踝，上行于身之左右，主一身左右之阳。二脉均能使机关跷捷，其病多表现为肢体痿弱无力、运动障碍。

阴维脉起于诸阴之交，以维系诸阴经；阳维脉起于诸阳之会，以维系诸阳经。阳维脉病多寒热；阴维脉病多见心胸、脘腹、阴中痛等。

奇经八脉病证的辨识，重在明确各脉生理功能特殊性的基础上，分析辨别临床见症的经脉所属。一般生殖功能异常每与督、任、冲、带四脉相关；肢体肌肉运动障碍每与阴、阳跷脉相关；经脉之气的阴阳失调每与阴、阳维脉相关。

（二）经络辨证的阐发

经络辨证的历史渊源与发展：《足臂十一脉灸经》是现存最早的关于经络辨证的文献之一，书中记载了通过灸法治疗疾病的方法，体现了早期对经络与疾病关系的认识，是经络辨证理论的雏形。

《黄帝内经》与《难经》对经络辨证理论进行了系统的阐述和发挥。《黄帝内经》详细论述了十二经脉的循行路线、生理功能、病理变化以及与脏腑的关系，提出了"经脉者，所以能决死生，处百病，调虚实"的观点，强调了经络在生理、病理、诊断、治疗中的重要作用。《难经》则对奇经八脉进行了深入探讨，指出奇经八脉在调节人体气血、阴阳平衡方面的重要功能，丰富了经络辨证的理论内涵，为经络辨证的形成奠定了坚实的理论基础。

晋朝王叔和《脉经》详细记载了辨十二经脉、奇经八脉病证的脉象诊断，将脉诊与经络辨证相结合，丰富了经络辨证的诊断内容。其曰："脉象之变，知经络之病。"通过脉象的变化，可以更准确地判断经络的病变情况，为经络辨证提供了重要的诊断依据，使经络辨证的诊断方法更加完善。

宋代朱肱《类证活人书》书中提出了据经络、依脉证而辨病的见解，强调在辨证过程中要结合经络和脉证，以更全面地了解疾病的病因、病机和病位。其曰："辨病之法，必先知经络，次察脉证。"这一观点给后世医家很大的启发，促使他们在临床实践中更加注重经络辨证的应用，推动了经络辨证理论的发展。

金元时期张元素《珍珠囊》中创立了药物归经理论，将药物与经络相结合，拓宽了经络辨证的运用范畴。其曰："药物归经，以治经络之病。"通过药物归经，可以根据经络的病变情况选择相应的药物进行治疗，使经络辨证在药物治疗方面得到了进一步的应用和发展。李杲《用药法象》、王好古《汤液本草》这两部著作在张元素药物归经理论的基础上进行了进一步的发展和完善，丰富了药物归经的内容，为经络辨证在药物治疗中的应用提供了更多的理论依据和实践经验。朱丹溪《丹溪心法》书中补充了十二经脉病候，对经络辨证的病候内容进行了更为详细的描述和分类，使经络辨证的病候体系更加完善，为临床诊断和治疗提供了更为丰富的参考依据。滑伯仁《十四经发挥》将任督二脉与十二经并论，形成十四经体系，并对奇经八脉进行了系统的阐述，使经络辨证的理论更加全面和系统，为后世经络辨证的研究和应用奠定了更为坚实的基础。

明代李时珍《奇经八脉考》书中详细论述了奇经阴阳失调和奇经虚实证，对奇经八脉的病理变化进行了深入探讨，使奇经八脉在经络辨证中的地位得到了进一步的提升和重视。李时珍的这一贡献，至今仍广泛应用于临床，为经络辨证的理论体系增添重要的内容，使经络辨证更加完善和成熟。

第九节　证素辨证

八纲辨证、脏腑辨证、病因辨证、六经辨证、卫气营血辨证等多种辨证方法，其实质、核心和共同之处都在于辨别病变的位置和性质。继承各种辨证方法的精华，把握辨证的关键——病位、病性等证素，可以形成新的证素辨证方法。证素辨证的思维过程是依据临床证候，辨别出病位、病性证素，然后由证素组合成证名。辨证的过程也是辨证的规律——"根据证候，辨别证素，组成证名"，即证候的全面、规范是辨证的基础，证素的准确辨别是辨证的关键，证名诊断是辨证的结果。以症为据、从症辨证，遵循中医学理论，从整体上认识病变本质，这都是中医辨证的原则。

一、证素的基本概念

"证素"为证的要素，指辨证所要辨别的病位和病性，证素是通过对证候的辨识而确定的病理本质，是构成证名的基本要素。中医学认为，任何病变都可以进行证素的辨别，收集各种病理信息均是为了辨别证素，每个规范的证名都是由证素组合而成，治法方药主要是针对证素而定。因此，证素是辨证论治的核心和关键。古今医家提出了各种具体的证素概念，共计有120项左右。

对古今所提到的证素概念，我们应根据证素的基本特征，遵循约定俗成等原则，对其进行分析辨别。证素的基本特征是：病变的位置和性质等本质是具体诊断单元，是构成证名的基本要素；临床辨别的实际需要，对临床诊疗有独立的直接指导意义；证素要精，不宜过细。

里[内]、脏、腑、上、中、下、六经、卫气营血、三焦、虚、实、阴、阳、气、血、气实等，不是具体诊断单元而属于"类"概念，不宜作为独立的证素。对膜原、血室、冲任、阴部、阳部、阴分、情志、燥屎、结石、清阳不升、浊阴不降、津不上承、气郁、气结、血热、血寒、毒、动[内]风、动血、气逆等，应进行具体辨析处理。

通过逐项分析筛选，可初步提取出规范的通用证素53项。

病位证素20项：心神[脑]、心、肺、脾、肝、肾、胃、胆、小肠、大肠、膀胱、胞宫、精室、胸膈[上焦]、少腹[下焦]、表、半表半里、经络、肌肤、筋骨[关节]。

病性证素33项：（外）风、寒、暑、湿、燥、热[火]、痰、饮、水停、虫积、食积、脓、气滞、（气）闭、血瘀、血热、血寒、气虚、气陷、气不固、（气）脱、血虚、阴虚、亡阴、阳虚、亡阳、精亏、津亏、阳浮、阳亢、动风、动血、毒。

五官专科病位9项：目-肉轮、血轮、气轮、风轮、水轮、耳、鼻、咽[喉]、齿[龈]。

尚待研究明确者10项：气逆、喜、怒、忧、思、悲、惊、恐、燥屎、结石。

二、证素辨证体系

（一）证素辨证的思维规律

1. 坚持从症辨证的原则

以症为据，从症辨证，临床表现出什么症，方可辨别出什么证，这是辨证时不能变更的原则，这种思维过程不能颠倒。

2. 坚持整体辨证特色

中医的"辨证"，属于典型的非线性复杂系统。非线性复杂系统的特征之一是事物各组分之间是相互作用的，而不是相互独立的，总体不等于部分之和。

（二）证素辨证的三阶双网结构

证素辨证的思维过程可概括为"根据证候，辨别证素，组成证名"。证候→证素→证名，既是辨证的原理、辨证的规律，也是辨证思维过程中的三个层次、三个台阶、三个步骤，三者都要"辨"，辨证候是基础，辨证素是关键，辨证名是目的。

中医辨证具有多维复杂性，各证候与各证素之间有广泛联系，各证素可组合成无穷的证名。证候、证素、证名三者之间，形成辨证体系的"三阶双网"结构。

（三）证素辨证的原理

1. 证候规范研究

证素辨证体系中，证候泛指患者所有临床信息，包括症状、体征、病史、病因、诱因、居住环境、患病季节等，主要是指症状、体征；证候是辨证的根据，证候规范是辨证的基础。证候规范，是指对症状、体征等的名称、概念、具体表现及其程度等所作的规范、约定。

2. 计量辨证研究

从定性描述到定量分析是科学发展的必由之路。每一证候对多种证素或证型具有不同的诊断价值，各证候所起的作用并不均等，症与证之间并不是一对一、有或无的简单关系。对于某证素或证型的诊断，往往需要根据多种临床表现才能明确。因此，辨证时不仅要认识证候与证素之间、证素与证名（型）之间的多维网络联系，还应充分认识每个证候具有的不同诊断价值，不能机械、绝对平均地看待每一证候对证素、证型诊断的作用，要对这些关系的强度进行定量刻画，明确每一症状对有关证素、有关证型的诊断贡献度（或称权值、参考系数），这是辨证量化的主要、关键环节。

在遵循中医理论体系和辨证规律的前提下，通过流行病学调查、名老中医辨证经验总结、古今文献资料研究等，运用数据挖掘和信息处理等现代科学技术，进行整合量化而获得数字化的辨证参数，可综合制定出"证候辨证量表"。

3. 辨证数据库建立

开展辨证的流行病学调查，建立辨证数据库的目的，是为实现计量辨证提供信息依据，直接体现为证候对证素、证型的诊断贡献度（或称诊断权值、隶属度、辨证参数）。

数据库的内容，除一般资料外，主要包括每例病案的主要病情，现在症的主次轻重，临床的证名诊断，证名中涉及的证素，可能的疾病诊断，还可为特定目的（如与吸烟饮酒的相关性）增加特定项目等。要注意全部病理信息的获取，不要因为出现频率低而将其舍弃。

高质量辨证数据库的建立，能为辨证参数的获取奠定坚实的基础。只有症状、体征等病理信息完整、规范，才能体现出"证"是疾病时机体的整体反应状况，临床才能准确辨证，才能从中挖掘出有意义的信息，才能制定出适用于全病域的辨证量表。为了建立能适用于全病域的通用证候辨证量表，而不只是制定单病种、某证型的诊断标准，辨证数据库要求流行病学调查的样本量大，病种全面，涉及证广，应包含内、外、妇、儿科诸病种的证候与证素，证候应当规范，辨证要求准确。

4. 确定证候诊断权值的双层频权剪叉算法

中医临床辨证的实践提示，证候辨证具有多维复杂性，每个症状对各证素判断的贡献度，并不是简单地以出现频数的多少为依据，有些证候临床出现的频率虽然很高，但其对证素的判断能力并不强；与之相反，某些证候临床发生的频率虽然不高，但其对证素的诊断具有很强的特异性。为了避免一些变量的频数范围过大，另一些变量的频数范围过小，从而造成局部优化、判别偏移的弊端，应将频数转化成权值，即根据证素中所见证候的不同属性、证素与证候间的不同关系，拟定各证候的标准化权值、各证素的标准化权值。为使每个证候、每项证素纳入判断的机遇相等，我们应明确高频数变量的权值轻、低频数变量的权值重的原则，这就是"频权剪叉"。根据"频权剪叉"原理，本研究将证素所见证候的权值进行分配，将各症状对相关证素、证型的贡献度进行分配，从而形成证候标准化权值、证素标准化权值，故为"双层"。

确定权值的方法是：①从"证素辨证数据库"资料中统计出证候、证素频数（证候总频数、证素总频数，各证候发生相关证素的频数、各证素出现相关证候的频数）。②按高频数变量权轻、低频数变量权重的原理，据各证候的总频数计算各自的权值，据各证素的总频数合理分配各自的权值。③将某证候在某证素中出现的频数乘以该证候的权值、乘以该证素的权值，即为该证候对该证素判别的实际权值。

5. 阈值判断

所谓"阈值"，是指各证素、证型达到诊断水平的基本定量值。

（1）常规阈值与浮动阈值：由于"证候辨证量表"要适应全病域的辨证，因而有必要设置统一的判别阈值，各证候对各证素、证型贡献度之和达到或超过阈值时，该证素、证型即可确定，未达到阈值的证素或证型，其诊断不能成立。然而病情有轻与重、简单和复杂的不同，故诊断阈值应随之进行升降调节，即病情轻时可适当降低阈值（诊断阈值的70%，称基础阈值）而取高项作为诊断，病情重或复杂时则升高诊断阈值（使证素不超过8项）。

（2）诊断权值的合理分配：围绕阈值的要求，合理分配各证候对相关证素、证型诊断的贡献度，是设置阈值的另一目的。权值的设定不仅要视证候对证素、证型的影响程度，明确了其对证素、证型的贡献度，还要根据每一证素、证型所包含证候的多少、各证候的重要性、症状的轻重程度、单独出现或合并出现的可能性，在常规阈值规定的范围内，统一、合理分配各证候的权重。

6. 加权求和浮动阈值运算

辨证时，将病人表现的各种证候，按其对有关证素、证型的贡献度，分别进行权值累加，然后对各证素、证型之累加值用阈值进行判别，达到及超过阈值的证素、证型成立，这就是"加权求和浮动阈值运算"。加权求和浮动阈值运算，体现了中医辨证的思维认识过程，因此，可作为中医辨证的基本数学模型。

7. 证素辨证运算举例

通过流行病学调研而建立"辨证数据库"，通过"证素辨证研究平台"进行数据处理，找到证候，包括症状、体征、病因、病史对证素辨识的诊断权值。

（1）证候辨证素诊断权值

证候辨证素诊断权值的提取方法是：

该证候的频数×该证候的权值×相关证素的权值=该证候对相关证素的诊断权值。

现以咳嗽、心悸、便溏、脉滑、舌有斑点5个症状、体征对证素的诊断权值为例，进行阐述，见表3-1。

表3-1 证候辨证素诊断权值表

排序	咳嗽 证素	咳嗽 权值	心悸 证素	心悸 权值	便溏 证素	便溏 权值	脉滑 证素	脉滑 权值	舌有斑点 证素	舌有斑点 权值
1	肺	48.80	心	40.41	脾	34.45	痰	24.28	血瘀	38.19
2	痰	21.88	血虚	18.69	阳虚	21.29	湿	21.96	气滞	10.63
3	表	17.15	阳虚	18.23	气虚	18.72	热	19.19	心	10.61
4	饮	14.29	气虚	16.13	湿	14.57	肺	15.46	肝	8.77
5	心	13.90	阴虚	15.73	胃	14.00	气滞	12.75	脾	7.96
6	外风	12.22	肺	13.70	气滞	12.18	肝	11.32	胞宫	7.28
7	热	12.06	痰	13.32	肾	11.97	胃	10.75	阴虚	7.16
8	阳虚	11.86	肾	12.73	肝	10.76	阴虚	10.34	气虚	6.54
9	阴虚	11.05	脾	11.15	血虚	10.65	心神	10.28	肺	6.27
10	寒	10.00	肝	10.89	血瘀	9.37	脾	9.60	痰	6.27
……										

（2）证素特征证候的提取

证素特征证候提取的方法是：

证候频数×证候权值×证素权值=指定证素或证型的主要证候系数。

如证素"亡阳"的主要证候系数及排序见表3-2。

表 3-2 亡阳证的特征证候及权值

证候		频权剪叉运算			
代码	症状名	证候频数	×证候权值	×证素权值	排序
1927	血压低	36	33.73	54.65	1
1604	气息微弱	24	33.12	53.65	2
0228	肢厥身凉	14	32.06	51.94	3
1910	脉微	35	29.75	48.20	4
0310	冷汗淋漓	28	28.56	46.27	5
0312	病重大汗	10	14.60	23.65	6
1612	心音微弱	7	13.79	22.34	7
0234	体温低	4	12.24	19.83	8
1427	面色苍白	36	12.24	19.83	9
1822	舌白如镜	1	9.00	14.58	10
0311	汗出如油	3	-8.40	-13.61	11
0113	大量持续出血	4	8.20	13.28	12
1208	阴道出血如崩	4	6.40	10.37	13
1402	神昏	12	6.36	10.30	14

三、证素辨证的科学问题

证素辨证与主诉融合，从主诉开始，启动环环相扣的临床流程；挖掘症状之间的关联性，引入关联症状和自动推荐，形成一个颇为连贯的证据链条。利用自然语言处理抽取时间节点，并展示病情时间线，涵盖病情发展、诊疗过程、复诊等重大时间节点，并可将时间线量化，通过主诉快速缩小病种范围、证素类别，定向匹配，是提高诊断效率，增加诊断准确度的有效途径，值得进一步深入研究。

目前，初步提取出规范的通用证素 53 项。但是部分证素临床组合成证型的频率较低，接受度有待提高，实用性不强，比如精室、上焦、少腹、脓等证素。气逆、喜、怒、忧、思、悲、惊、恐、燥屎、结石等能否作为证素，仍值得商榷。专病专科部分病位证素有待进一步补充和论证。

建立病种全面，涉及证广，能适用于内、外、妇、儿科、五官、骨伤、肛肠等全病域的通用证候辨证量表以及辨证数据库，要求大样本流行病学调查，工作任重而道远。

通过专家经验法和数理统计法对中医临床证候信息进行研究，虽然在证素、证型的辨别贡献度方面取得了一定进展，但是受医生个人主观经验及临床样本数量的限制，诊断贡献度还有待进一步研究，以使研究结果更为精准，提高诊断效率。

参 考 文 献

[1] 詹杰, 李思汉, 李书楠, 等. 以"逆陷、散郁"补充八纲的设想[J]. 中华中医药杂志, 2019, 34（5）: 1862-1865.
[2] 王慧娟. 中医"六淫"概念的发生学及本质探讨[J]. 中华中医药杂志, 2022, 37（10）: 5568-5572.
[3] 刘渡舟. 谈谈人体的津液链[J]. 陕西中医, 1980,（4）: 1-2, 6.
[4] 李灿东. 实用中医诊断学[M]. 北京: 中国中医药出版社, 2021.
[5] 姜建国. 论《伤寒论》的复杂性辨证论治思维[J]. 山东中医杂志, 2012, 31（2）: 83-86.

第四章 中医诊断思维

思维是人脑对客观事物的主观能动反映，是人类智力活动的关键要素，是一种异常复杂的心理活动过程。思维过程涉及众多思维方法的具体运用，如比较法、类比法、分类法、归纳法、演绎法、反证法、模糊判断法等。不同地域或民族群体的文化属性差异可以影响其言行活动，不同人群看待同一事物的角度、方式和方法也就不尽相同。其中，思维方式是思维活动中相对稳定的模式、程序和习惯，主要包括线性思维方式与非线性思维方式两大类。线性思维方式通常是沿着一定的线性或类线性逻辑轨迹来思考问题。非线性思维方式通常会突破时间或空间，其思维轨迹是非平面、立体化、无中心、无边缘的网状结构。

中医诊断的思维方式总体而言属于非线性思维方式，与东方文化一脉相承。其植根于数千年的中医临床实践，以特色鲜明的整体观（有机整体、天人合一、时空统一）和辨证观（辨证看待健康与疾病、动态观察疾病演变过程）为理论内核，具有辨病、辨证、辨症、辨机、辨人等多维度"思维辨析"特征。

第一节 中医诊断基本流程

中医诊断的过程包括两个基本环节：采集病情资料和做出病、证等结论的判断，即"诊"与"断"两方面。无论是对四诊所采集病情资料的综合处理，还是辨证、辨病方法的选用，都贯穿着中医思维。其中，"诊"即诊察了解，"断"即分析判断。从中医诊断学角度看中医临证的基本工作流程，可以大致分为收集证据、分析证据和验证诊断三个环节。

一、收集证据

收集证据是临床医疗工作的起点，包含中医四诊方法及中医逻辑思维的综合运用。中医医生在应用望诊、闻诊、问诊、切诊获取病情资料的过程中，通常会采取边诊边断、为断而诊的工作模式，且全过程在中医思维的指导下进行。

望诊可分为全身望诊与局部望诊，是医生通过观察患者的神色、形态、舌苔等外在表现，初步判断患者的健康状况的诊断方法。人的面部、舌象等外在特征往往能反映内脏的病变情况。闻诊则包括听声音和嗅气味两个方面。医生通过听患者的呼吸、咳嗽、言语等声音，以及嗅其口气、排泄物等气味，来辅助判断病情。"望而知之谓之神，闻而知之谓之圣"，望诊与闻诊作为中医诊断的重要手段，其信息获取便捷，能够迅速在临床实践中寻找证据，但需医者具备敏锐的洞察力和丰富的临床经验，方能精准捕捉病情信息。

问诊是医生与患者或陪诊者之间的直接语言交流。医生通过详细询问患者的病史、症状、生活习惯等，获取重要的诊断信息。尤其在患者尚未出现客观体征时，问诊是发现疾病线索的主要途径。

切诊包括脉诊和按诊,医生对患者特定部位的脉象和肌肤进行切按,了解患者身体的寒热、润燥等情况,从而进一步判断病情。"问而知之谓之工,切而知之谓之巧",问诊与切诊在中医诊断中扮演着至关重要的角色,它们能够协助医者寻找到隐匿难察的病情证据。问诊要求医者通过详尽询问患者,并以精湛的交流技巧挖掘深层次的病情信息;切诊需凭借纯熟的指下功夫,巧妙地洞察病情,需医者长期实践、不断磨练,方能炉火纯青,为后续分析诊断提供有力支持[1]。

除了综合运用各种诊法以全面收集病情资料外,还须充分考虑气候、地理环境、季节、节气等宏观参数信息,心理、社会关系等中观参数信息,以及理化指标、病理检查等微观参数信息。分析思考这些信息与相关疾病的病因、病机、病性、病位、病势等的联系,做到天、地、人相参,宏观、中观、微观并用,互相补充,边诊边断。

二、分析证据

分析证据包含病情资料的整理与分析,以及辨病、辨证的逻辑思维过程,这个过程也是运用中医诊断思维的核心环节。一是辨现象与本质。这是中医诊断"司外揣内"原理的综合应用,即审察症状特征,辨析疾病本质。二是辨主症与兼症。临床病人就诊时,不会只表述单一的疾病症状,医生在进行诊断时,一定要明确患者的主症和兼症。三是辨局部与整体。例如,肠热腑实证既包含"肠热腑实"所致的腹部胀满、腹痛拒按、大便秘结等局部症状,还可能包括热邪侵袭所致的身热、汗出、口渴、烦躁、舌红、苔黄、脉数等全身症状。四是辨共性与个性。例如心气虚证、心阳虚证都具有心悸怔忡、胸闷气短等心失所养共性症状,但心气虚证还兼有气虚的证候表现,心阳虚证则兼有阳虚的证候表现。五是辨资料一致性。病机单纯的病证,证候表现通常具有一致性,如脉症一致、舌症一致、舌脉一致,但临床也不乏寒热错杂、虚实夹杂、表里同病、证候真假等情况,审症当辨真假,辨证须明病机。

三、验证诊断

验证诊断包含审证论治和"以方测证"的逻辑思维过程。审证论治,即医生根据患者的四诊资料,综合运用中医理论进行分析,以确定疾病的性质、部位等要素,进而判断证型,制定出针对性的治疗方案。这一过程要求医生具备扎实的中医基础理论功底和丰富的临床经验,能够准确辨识病情的寒热虚实、阴阳盛衰,为精准施治提供有力依据。而"以方测证"作为校验诊断的一种重要方法,更是体现了中医临床思维的独特之处。医生根据初步诊断所拟定的方剂,观察其在实际应用中的治疗反应,以此来反证或修正初步诊断。若治疗后病情明显好转,则说明初步诊断与方证相符,治疗方案得当;反之,若病情未见改善或出现新的症状,医生则需重新审视诊断,调整治疗方案。这种"以方测证"的方法,不仅是对医生诊断能力的考验,更是中医临床思维灵活性和创造性的体现。验证诊断是中医临床工作中不可或缺的一环,医生需具备条理清晰的思考方式,将理论与实际病情紧密结合,做出准确判断。同时,还需勇于在实践中不断验证和调整诊断,敢于以实际疗效为标尺,反复推敲,精益求精。

第二节 信息采集思维

中医诊断的基本原理包括司外揣内、见微知著、以常衡变、因发知受。司外揣内是诊察外部症状(体征)来推测脏腑、气血津液等内在变化。见微知著是诊察局部或微小变化来测知整体或明显状态。以常衡变是根据健康或生理状态去衡量异常或病理状态。因发知受是根据疾病临床表现去推测病因或机体状态。上述原理都包含着"诊"和"断"的有机统一，逻辑纽带则是中医诊断思维[2]。要达到"诊"和"断"的逻辑统一，不仅要求临床医生按照相关规范采集病情资料，还要求医生运用中医诊断思维来分析病情资料，这是准确辨证的前提。病情资料的分类不明确，采集不客观、不准确、不完整，资料分析不全面，必然会影响到辨证的准确性。

一、信息采集的原则

病情信息采集原则属于临床诊断方法学范畴。中医诊断既要遵守四诊信息采集原则，还须重视中医诊断思维的综合运用[3]。

（一）全面性

全面性原则要求采集病情信息应当全面完整，防止以偏概全，如仅凭个别症状、体征即作出片面诊断；更不宜夸大某种诊法的诊断效力，如仅凭脉诊就可完成诊断。这就要求临床医生不能"择其所需"地获取病情资料，应全面收集四诊信息，同时做到天、地、人"三才互参"，宏观、中观、微观"三观并用"，整体与局部相结合，才能有效防止漏诊、误诊。例如，咳嗽、哮病、喘病在感受风寒条件下都可能出现"风寒犯肺证"，从而表现出咳嗽、咯稀白痰、恶寒发热、鼻塞、流清涕、头身疼痛、无汗、苔薄白、脉浮紧等共性证候，但哮病是由"宿痰伏肺，遇感诱发，痰壅气道"所致，故有主症"呼吸急促、喉间哮鸣音"；喘病是由"邪气壅肺，肺失宣肃"或"肺不主气，肾失摄纳"所致，故以"呼吸急促、鼻翼煽动、张口抬肩、难以平卧"为主症。此外，季节气候、地理环境、个人体质等因素也会对诊疗过程及效果产生影响，应结合临床实际充分考虑。若四诊信息不完整，对疾病的诊断不够清晰，极有可能出现误治。

（二）规范性

规范性原则要求对四诊信息及其采集过程进行规范，防止混乱无序。中医学自身的复杂性和特殊性，以及中国文字的丰富性，使得中医学对症状术语的描述生动有余、规范不足，这无疑限制了中医四诊的进一步推广应用。因此，信息采集时要对症状术语进行规范化处理。例如，患者出现怕冷的表现，医生应具体区分是加衣可缓的畏寒，还是加衣不减的恶寒，不能单单描述为怕冷。又如弦脉为长脉，涩脉为短脉，临证病历书写中不应出现"脉弦涩"的描述。信息采集过程中，应用四诊方法也应规范熟练，如望诊应注意室内光线，望舌不应让患者维持伸舌姿态过久，问诊不应诱导性提问，切诊不可"按寸不及尺，握手不及足"[4]。

在信息采集全过程中均应规范有序，通常是先诊整体，通过全面审察患者的一般状态，医生可以初步判断患者的健康状况和病情严重程度。随后，医生再审察患者的局部特征，如舌苔、脉象、皮肤、脏腑等，以捕捉更为细微的病情变化。在信息采集过程中，对患者的人文关怀也须遵守规范性原则，如需要诊察患者隐私部位时，应注重保护患者隐私。规范性原则在中医临床工作中的运用，不仅有助于提升医生的诊断能力和治疗水平，还能促进中医临床工作的规范化、标准化发展，为患者提供更加优质、高效的医疗服务。

（三）准确性

准确性原则要求采集病情资料应当准确可靠，防止模糊或偏倚。一是要判断患者是否如实陈述病情，是否存在隐讳或夸大的情况；二是要判断患者能否准确表达病情，是否存在表述不准、不全、不清等情况。例如，头痛根据疼痛部位特征，可以按照经络辨证分为阳明头痛、太阳头痛等，但头痛属于患者的主观感受，诊察疼痛部位时就要避免诱导性提问，部分患者受文化程度、语言表达能力等影响，可能表达不清或主观臆测疼痛部位，医生在问诊时应甄别其真实性。

二、病情资料的分类

根据四诊资料在辨病、辨证中的意义和性质，其属性一般可划分为必要性资料、特征性资料、偶见性资料、一般性资料和否定性资料五类。必要性资料是指诊断疾病或证型不可或缺的资料，例如咳嗽是诊断风寒犯肺证的必要性资料；特征性资料是指仅见于某个疾病或某个证型的资料，例如犬吠样咳嗽仅见于白喉；偶见性资料是指在某一病证中的出现几率较小，只具有可能性的资料，例如胃脘疼痛患者出现柏油样便；一般性资料是指对于病证诊断既非必备性又非特异性的资料，例如头晕、少气可见于许多病证；否定性资料是指对某些病证诊断具有否定意义的资料，例如困重、酸楚对于燥淫证具有否定意义。

确定病情资料的基本属性，有助于明确其诊断价值，提高辨证准确率。其中，必要性资料和特征性资料是病证诊断的主要依据，偶见性资料提示诊断具有某种可能性（如黑便提示有可能胃肠出血），否定性资料通常用于鉴别诊断。一般性资料只考察单个症状时可能没有特定意义，一旦组合成症状群，则具有特定诊断价值。例如，症见神疲、乏力、少气、懒言、自汗、脉虚，多见于气虚证。

第三节　辨　证　思　维

辨证是以脏腑的生理、病理为纲，对病证进行综合分析，判断其病位、病性的方法。其中，脏腑辨证以五脏为核心，从整体视角审视病证特征，是中医临床基础辨证方法。该方法体系完备、概念清晰、易于掌握，但在处理外感病证、经络病证及局部皮肤病变等方面则稍显不足。六经辨证则是针对外感疾病，根据疾病发生发展过程中呈现的不同证候，划分为三阳病证与三阴病证两大类，从邪正相争、病变部位、病势变化等多个维度阐述外感病各阶段的病变特点，主要用于外感时病的辨证。卫气营血辨证是用于外感温热病的辨证方法，它将病证分为卫、气、营、血四个层次，分别描述病位的深浅、病情的轻重以及疾病的传变规律。三焦辨证则是将外感温热病划分为上、中、下三焦病证，通过阐明三焦所属脏腑在温热病过程中的病理演变、证候表现及传变规律来进行辨证。经络辨证则是依据经络学说，对患者的临床症状与体征进行综合考量，以判断病理本质所涉及的经络、脏腑及其病因病性。证素辨证认为，任何复杂的证都由病位、病性两个基本要素构成，根据病位与病性来确立中医证名，可执简驭繁地把握动态、复杂的证。

一、辨证基本要求

（一）全面准确

一个精准且规范的证名，其定义应当明确无误，外延清晰界定，内容全面，涵盖病位与病性两大要素。对于病位表述较为宽泛的疾病，或病位信息已隐含于疾病名称之中，如皮肤病等，在命名时可省略病位信息，但病性要素不可或缺，否则无法构成完整的证名。

部分证名未明确标注病位，可能出于以下几种考量：一是疾病概念本身已包含病位信息，故在证名中省略，如小儿解颅，其病位在颅脑，因此辨证时仅提及先天禀赋不足、后天虚弱等。二是部分疾病涉及的病位广泛，如温病极期的气分热盛、后期余热未清等，可能涉及多个脏腑，难以逐个列举，故在证名中略去病位，但临床上通过辨析矛盾的主次关系，仍可确定具体病位。三是为满足证名的字数限制而有意省略病位，如"气不摄血"本为病理分析，但有时被用作证名，其病位通常被归于脾，但为符合证名四字的习惯，不称"脾虚气不摄血"。四是长期以来的习惯用法，沿袭古制，如《金匮要略》中的"四饮"，实际上饮邪停聚的部位是明确的，但至今仍多沿用"痰饮""悬饮"等名称（这些应视为疾病名称），而较少使用"饮停肠胃""饮停胸胁"等规范的证名。

（二）精炼规范

证名的构建需追求简洁明了、精准无误，结构需严谨紧凑，逻辑需条理清晰，方能准确传达证的本质内涵。一般而言，证名由 2～4 个汉字构成，诸如表证、血虚证、肝郁脾虚、肝胃失和等。证名的遣词应极具概括性，在确保意义清晰的前提下力求言简意赅。为精确表达，有时会在病位与病性间加入揭示病机或发展趋势的连接词，共同构建完整的证名。例如，在风寒束表证中，"束"作为动词，揭示了病机所在；而在脾虚气陷证中，"陷"则表明了发展趋势。此外，证名的用词应体现中医学理论特色，既要深刻反映证的本质，又须严格遵循规范的中医术语。值得注意的是，受历史因素影响，传统中医文献中的证名存在不规范之处，对此我们应逐步进行规范化和完善化工作。

（三）动态灵活

证名是对疾病当前阶段病理状态的精炼总结，随着病情的发展与演变，病变的本质可能产生相应变化，进而对证的诊断也需适时调整。因此，证候一旦发生变化，其对应的证名诊断也必须随之更新。辨证是一个充满灵活性且持续变化的过程，不应将证名诊断局限于某一特定时间或空间，而应实施动态的辨识与分析。

（四）不受拘泥

在临床诊疗中，那些较为常见且典型的证，我们称之为证型。教科书上列举的各种证，均为广泛使用、业界公认且具备规范性的典型证型。因此，在进行证候辨析时，我们应优先考虑这些常见且典型的证，力求通过一个证来全面概括患者的所有临床表现。然而，值得注意的是，临床中纯粹且典型的证较为少见，更多的是多种证相互交织、复合存在的复杂情况。因此，教科书中所列举的证往往无法全面满足临床辨证的实际需求。这就要求我们在临床辨证时，不能拘泥于既定的证型框架，而应突破其局限性，根据患者的实际证候表现，实事求是地进行概括和判断，从而得出与患者病情相匹配的准确证名诊断[5]。

二、辨证诸法关系

中医的辨证体系，源自历代医者长期临床实践的智慧结晶，深刻揭示了疾病的内在规律，是中医临床辨识病证本质的核心途径。然而，值得注意的是，这些辨证方法因形成于不同历史时期，其理论基础与学术背景各异，导致它们在辨证内容、理论特色及适用范围上存在显著差异。这些辨证方法既各具特色、无法相互替代，又各有局限，甚至存在同名异实、相互冲突的情况。因此，理解和应用时应避免片面性，需全面把握各种辨证方法的核心内容与特征，实现综合运用。辨证诸法的关系如图 4-1 所示。

八纲辨证作为中医辨证的基本框架，通过表里、寒热、虚实、阴阳四个维度，总体上反映了病证的部位、性质及类别。在此基础上，脏腑辨证与经络辨证进一步细化了病位的空间定位，聚焦于病变所在的脏腑与经络；而六经辨证、卫气营血辨证及三焦辨证，则侧重于从时间或层次的维度，区分病情的不同发展阶段。

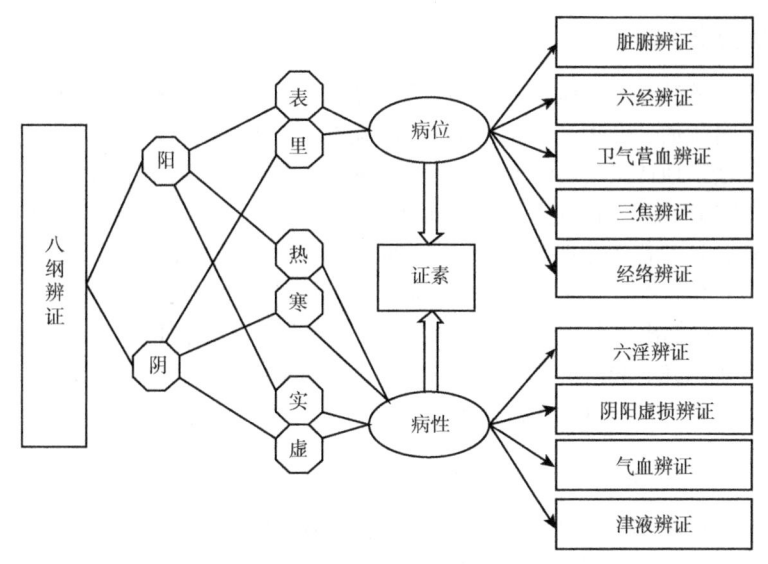

图 4-1　辨证方法之间的关系

对于病性的辨识，寒热、虚实辨证是八纲辨证的深化，旨在明确病变当前阶段的病理性质。这一过程同样离不开脏腑、经络等辨证方法的辅助。六淫辨证等方法侧重于分析外邪侵袭与停聚的病机，与六经辨证、卫气营血辨证及三焦辨证等紧密相关；而气血、津液、阴阳虚损辨证，则主要探讨正气失常所致的变化，与脏腑辨证紧密相连，不可分割。

第四节　辨病思维

狭义上的"病"，是指由病名所代表的各具体病种，它是对疾病整个演变过程中特性与规律的一种病理性总结。病和证虽然都是对疾病本质的认识，但两者在概念上却有所区别。在临床实践中，病与证的概念常被混淆，有的将证误认为是病，有的则将病称作证，或是将病与证视为同义词而不作明确区分。实际上，病与证既相互联系又相互区别。"病"是对疾病整体演变过程中特性与规律的一种病理性概括，它揭示了疾病过程中的根本性矛盾；"证"则是对疾病在某一特定阶段病因、病性、病位的一种病理性总结，它反映了疾病当前阶段的主要矛盾。病与证之间存在着复杂的关系，如同一疾病可能在不同阶段表现出不同的证（同病异证），而不同疾病也可能在同一阶段呈现出相同的证（异病同证）。因此，在临床诊断中，既要辨别病，又要辨析证，这样才能使诊断更加全面、准确，从而制定出更具针对性的治疗方案。

一、辨病的意义

疾病诊断是一个在中医学理论指导下，通过综合分析四诊所收集的病情资料，来确定具体病种，并对该病种的特点和演变规律进行整体评估的思维过程。这一过程也被称为"辨病"或"诊病"。病名，作为中医学在长期临床实践中形成的重要概念，是中医学体系中的关键组成部分。它不仅代表了某一具体病种的本质特征，还是中医诊断过程中不可或缺的一环。因为通过病名的诊断，医生能够更准确地把握疾病的本质和特征。值得注意的是，虽然辨证在中医诊断中占有重要地位，但它难以全面体现疾病发生发展的演变规律，因此不能单纯依靠辨证来代替疾病诊断。同时，由于中西医学在理论体系、文化背景等方面存在显著差异，也不能随意用西医的病名来替代中医的病名。这样做不仅可能误导诊断，还可能影响治疗方案的制定和实施。

（一）把握全程规律

每种疾病都蕴含着独特的本质及其特有的发展轨迹，其病因可追溯，病机可分析，规律可掌握，治法可依据，预后可预估。因此，一旦疾病得到明确诊断，我们就能依据其普遍的发展规律，全面把握病情，从而更清晰地认识疾病的本质，为辨证施治提供有力支持。正如古籍《类证活人书》所述："因名识病，因病识证，如暗得明，胸中晓然，无复疑虑，而处病不差。"以中风病为例，其病程可分为三个阶段：日常若常有头痛、肢体末端麻木、眩晕欲倒等症状，往往是阴虚阳亢、肝风欲起的征兆；而突发昏倒、意识丧失等症状，则标志着卒中的发生，这是肝风挟痰瘀上扰清窍所致；待神志恢复后，患者可能出现半身不遂、口眼歪斜、言语不清等后遗症，这通常是脉络闭阻的表现。中风病往往遵循阴虚阳亢、肝风挟痰瘀上扰清窍、络脉阻塞的基本病机规律发展。若能理解疾病的本质与演变规律，就能在诊疗过程中占据主动。

（二）针对疾病论治

一旦明确了疾病的名称，我们就能根据该疾病的特性和演变规律，将辨证的焦点集中于其常见的证型中，这样不仅能缩小辨证的范围，还能减少辨证过程中的盲目性。针对特定"病"所采用的专法、专方以及专药，构成了中医学不可或缺的一部分。正如徐灵胎在《兰台轨范·序》所言："欲治病者，必先识病之名……一病必有主方，一方必有主药。"这些专法、专方、专药针对疾病的治疗具有很强的针对性，能够显著提升临床疗效。此外，当遇到同一疾病表现出不同证候时，我们不仅要根据不同证候选择相应的治法与方药，还需结合疾病的本质特点进行综合治疗。例如，肺痨可能呈现肺阴亏损、气阴耗伤、虚火灼肺、阴阳虚损等多种证型，需采取针对性的治疗法则与药物，但抗痨杀虫的原则应始终贯穿于整个治疗过程中。在不同疾病表现出相同证候时，我们可以采取相同的治法，但在治疗过程中还需针对不同疾病的特点进行有针对性的调整。例如，胃缓、久泄和脾痿等疾病均可出现脾虚证候，治疗时均需健脾益气，但胃缓以胃体下垂为主要病理特点，故在健脾的同时还需注重提升阳气；久泄多夹湿邪，故健脾时常需佐以利湿止泻之法；脾痿则常伴营血亏虚，治疗时需在健脾益气的基础上加用补血养营之品。

二、辨病的途径

疾病的临床表现纷繁复杂，然而每种疾病在发病机理、症状演变及病程进展等方面均呈现出特定的规律和特征，这些规律是可以被认知和掌握的。因此，在进行疾病诊断时，应当综合考虑病因或起病特性、病史记录、主要症状或标志性体征、易感人群以及流行状况等多个维度，进行深入的分析与判断。

（一）主要症状

有些疾病的主要症状相当显著。举例来说，胸痹的主要症状表现为心前区的憋闷疼痛。哮病主要表现为喉部发出哮鸣声，同时伴有呼吸急促喘息。

（二）主要特征

患者的年龄、性别以及发病特点等因素，往往能够为医生提供诊断线索。举例而言，新生儿出现黄疸，通常被称为胎黄，其中轻微者可为生理现象，但多数情况下属于血疸范畴；青年人群中的黄疸患者，肝热病和肝瘟较为常见；对于中年黄疸患者，若不伴随发热等症状，女性患者中以胆石症较为多见，而男性则需考虑肝积或肝癌的可能性；当中老年人出现黄疸时，肝积和癌病较为普遍，其中男性患者多为胰癌或肝癌，女性则更多见于胆癌。

（三）病因病史

明确导致疾病发生的具体原因，对疾病的准确诊断具有重大意义。举例来说，如果在食用蚕豆后出现腹痛、尿血及黄疸等症状，通常可诊断为蚕豆黄；而近期有过输血经历、被毒蛇咬伤的经历，或是服用过可能对肝脏造成损伤的药物，并随后出现黄疸，这些情况下的黄疸多被归类为血疸。

（四）特定人群

妇女有经、带、胎、产、杂病等疾病。因此，对于育龄期的女性患者，医生在接诊时应常规考虑这些妇科疾病的可能性。若患者主诉为月经异常，那么诊断通常离不开对月经期、色、量、质这四个方面的详细分析。男性则可能面临遗精、阳痿、早泄及不育等特有疾病，特别是那些生活在西北、沙漠等干燥地带的人群，他们更容易受到燥邪的侵袭而发病。在接诊这类具有特定发病倾向的人群时，医生应当充分考虑到其特发病的可能。

综上所述，在临床诊断的过程中，医生需要将之前提及的常用诊断思路与方法相互对照，灵活融合，并根据患者的具体病情有所侧重地进行合理选择和调整，以确保诊断结果的精确无误，并制定出恰当且有效的治疗方案。

第五节　病证症结合思维

一、病证症的内在逻辑

病、证、症的内在逻辑如图 4-2 所示。

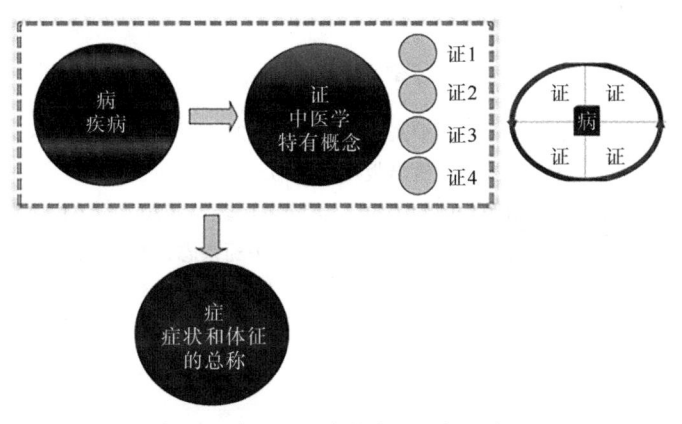

图 4-2　病、证、症的内在逻辑示意图

病、证、症的内在逻辑关系主要体现在以下几方面：第一，"病"和"证"的临床表现都以"症"为主体，"症"是判断疾病、辨识证的主要依据；第二，"病"通常包含多个证型。例如，感冒可分为风寒束表证、风热犯表证、风邪犯表证、暑湿袭表证、气虚外感证、阳虚外感证、阴虚外感证等，这就是所谓"同病异证"现象；第三，诊断"病"和"证"的审症侧重点不同。例如，感冒的基本病机为邪犯肺卫，表卫不和，因此，疾病诊断依据通常涵盖五个方面，包括发热、恶风、恶寒、汗出或无汗等肌表症状，头身疼痛、肢体酸楚等经络症状，鼻塞、流涕、喷嚏、咽痒或咽痛、语声重浊等口鼻咽喉症状，舌象脉象，以及冒风、受寒、伤热、伤湿等外感病史。相对于疾病而言，感冒的证型判别更加关注病因或病性要素的变化，如风寒束表证常见恶寒发热（寒重热轻）、恶风、无汗、头身疼痛、鼻塞、流清涕、咽痒、喷嚏、语声重浊、口不渴、舌淡、苔薄白、脉浮紧等症，风热犯表证可见恶寒发热（热重寒轻）、恶风、汗出、鼻塞、流浊涕、喷嚏、咽痒咳嗽、咽喉红肿疼痛、头胀痛、面赤、口干渴、舌边尖红、苔薄黄、脉浮数等症。

二、辨证与辨病相结合

由于中医与西医对疾病的认识不同，现代"病证结合"一般有两种含义：一为中医的病与中医的证结合，二为西医的病与中医的证相结合，二者可互补为用。从中西医结合的角度来看，后者病证结合模式具有一定的参考价值，但从中医角度来讲，中医的病与中医的证结合更加深入地体现了中医诊疗特色，更具临床意义。

中医诊断强调辨证与辨病相结合，但总体上遵循"辨病为先，从病辨证"原则。清代医家徐灵胎《兰台轨范·序》曰："欲治病者，必先识病之名，能识病之名，而后求其病之所由生，知其所由生，又当辨其所生之因各不同，而病状所由异，然后考虑其治之法"。辨病的目的在于把握疾病发生、发展、转归的本质规律，从而开展鉴别诊断，拟订基本治法、基本治则、基础方药。辨证的目的在于把握疾病当前阶段的主要矛盾，从而在辨病论治的基础上审症论治、审因论治、因人制宜。例如，崩漏是以月经周期紊乱，经血如崩似漏为主要表现的月经病，在疾病诊断层面首先要明确"崩中"和"漏下"的差异，并且鉴别和排除"经间期出血""月经先后无定期"等疾病。在疾病的总体治疗层面则强调"急则治标，缓则治本"原则，遵循治崩三法，暴崩之际"塞流止崩"，止血之后才能"澄源""复旧"。治疗崩漏只有进入到"澄源""复旧"阶段，才强调辨证论治，根据肾虚、脾虚、血热、血瘀等致病特点，审症求因，准确辨析血热内扰证、虚热内扰证、肾阳虚证、肾阴虚证、脾气虚证、瘀阻胞宫证等临床常见证型。由此可见，中医学强调辨病，并不是舍弃辨证，而是突出病证结合，通过辨病以明确疾病的共性特征，通过辨证以明确疾病在某一阶段的主要矛盾，辨病与辨证相结合才能准确把握病情。

参 考 文 献

[1] 李灿东. 实用中医诊断学[M]. 北京：中国中医药出版社，2021.

[2] 邢玉瑞. 中医思维方法[M]. 北京：人民卫生出版社，2010.

[3] 李灿东，翁慧，魏佳，等. 中医诊断的思维原理[J]. 天津中医药，2020，37（1）：14-17.

[4] 陈谦峰，翁慧，李灿东. 从误诊谈中医诊断思维[J]. 中华中医药杂志，2020，35（8）：3808-3810.

[5] 邢玉瑞. 再论中医思维方法研究中存在的问题[J]. 中医杂志，2024，65（15）：1539-1543.

第五章 中医诊断思维应用

第一节 中医辨证思维方法

中医诊断是医师对客观存在的病证本质的主观认识过程。在这一过程中,医师自觉或不自觉地应用了多种逻辑方法,以明确疾病的本质。这些方法包括比较法、类比法、分类法、归纳法、演绎法等。在众多逻辑方法中,具有中医特色的辨证思维方法包括以表知里法、试探法、反证法、预测法、模糊判断法等。

一、以表知里法

以表知里,又称"司外揣内",是通过观察事物的外在表现,来分析判断事物内在状况和变化的一种思维方法。《灵枢·本脏》中有言:"视其外应,以知其内脏,则知所病矣。"即观察机体表现的各种外象,可测知人体内部脏腑功能强弱及气血阴阳盛衰,判断疾病情况。外,为最原始最基本的物象,即在临床上通过望、闻、问、切四诊,采集到的患者自然状态下的各种症状、体征;内,为事物内部的本质和规律,在中医诊断学里主要指脏腑、经络等内在的病理变化。由表到里,由物象到病理本质的过程,是中医诊断学以表知里、司外揣内基本原理的生动体现。

以肺脏为例,其藏于胸廓之内,司呼吸是其生理功能,临床出现咳嗽、气喘等症状,可以推断是肺的功能出现了病变。肺合皮毛,肺与皮毛在生理上相互联系,病理上相互影响。因此,在诊断肺系疾病时,应重视皮毛的变化,因为这些变化可能反映肺部的病变。研究发现黄褐斑患者常自觉喉部不适,因此,以表知里可知患者出现肺气不宣的症状。

二、试 探 法

试探法是对研究对象先作一番考查,提出初步设想,依据这种设想采取相应的措施,然后根据措施在对象身上所得到的反应,对原有设想作适当修改,以决定下一步措施的一种思维方法。古人在临床实践中称之为"审病"法、"消息"法,与现代"假设性诊断法"或者"诊断性治疗法"含义基本相同[1]。尤其在病情虚实错杂、寒热真假难辨,以致医者一时难以决断之际,恰当地运用试探法可以提高临床辨证用药的准确度,降低误诊率。食物、药物都可作为试探的物品,医者也可通过对话,或回应患者的需求以试探。

饮食试探法是指观察患者进食后的反应,来诊断疾病或判断预后的方法。例如,《伤寒论》中记载:"凡厥利者,当不能食……食以索饼,不发热者,知胃气尚在,必愈",此条文意指可以通过观察患者进食面条后是否发热,来判断胃气强弱,预测病情向愈或是恶化。

药物试探法是指用方药进行试探性治疗,观察患者用药后反应,来推测目前病情的方法。例如,《伤寒论》中记载,对于六七日未排便的患者,予小承气汤试探治疗,若有矢气,则判断有燥屎存在，可治以攻下之法，若无则不可攻下。"以方测证法"亦是药物试探法的体现。

需求试探法是指回应患者的需求，观察其需求被满足后的表现来推断疾病本质的方法。例如，患者表现为烦躁身热、口渴、索井水等，似是热证，但索水到手，又置之而不饮，反欲近衣被取暖，可知其内有真寒而外现假热。又如《伤寒论》中："渴欲饮水，水入则吐者，名曰水逆"，在满足患者的饮水需求后，观察到患者水入即吐，可知其饮停于胃，水气不化。

对话试探法是指医师在诊疗过程中，通过与患者对话，观察其反应，来判断患者机体功能，从而进一步推断疾病本质的方法。如《伤寒论》第75条："师因教试令咳而不咳者，此必两耳聋无闻也。所以然者，以重发汗，虚故如此。"医师通过患者未执行指令可知其听力失常，进一步推测该症状因发汗致虚引起。

三、反 证 法

反证法即否定法，是寻找不属于某证的依据，通过否定其他诊断而达到确定某一诊断的目的，是在辨证中通过否定而确定诊断的一种方法。

例如《伤寒论》中记载："下之后，复发汗，昼日烦躁不得眠，夜而安静，不呕，不渴，无表证，脉沉微，身无大热者，干姜附子汤主之。"仲景用"不呕"否定其为少阳病证，用"不渴"否定其为阳明病证，用"无表证"否定其为太阳病证，结合"脉沉微、身无大热"诊断其为少阴病证。

四、预 测 法

"未卜先知"是中国传统文化中的一种特殊思维模式，预测法即为它在中医学领域中的体现。预测法是根据中医学基本理论，把握疾病发生、发展趋势的方法。见微知著是预测法的重要理论基础之一，使用该方法能够预测人体健康状态，从而做到"防未病"，是中医上工境界的一种体现，正如清代医家程钟龄所说："病至思治，末也。见微知著，弭患于未萌，是为上工。"预测法是基于临床经验的积累，根据四诊收集到的症状，观察疾病症状之间的关联性，探究疾病发展的规律，思考疾病内在本质与症状之间的联系，从而对人体健康状态进行预测，并验证于临床治疗的方法。

通过望色可知病情顺逆，通过闻声可识正气盛衰，从而预测疾病预后。例如：脾病见青色、肺病见赤色、肝病见白色、心病见黑色、肾病见黄色，为难治；久病重病而声音突然嘶哑，为肺气将绝；久病呃逆不止，声低气怯无力，形瘦骨立，是胃气衰败的危候。

预测法的另一应用是疾病风险预警。疾病风险预警是指预测个人在一定时间内发生某种特定疾病或因为某种特定疾病导致死亡的可能性，以及对个人健康状况和未来患病或死亡危险性的量化评估。

中医通过五行学说阐释了脏腑的功能及其内在动态联系，并通过五行之间的生、克、乘、侮关系，来预测脏腑病变。例如，《金匮要略》中提到："见肝之病，知肝传脾"，意味着肝病可能导致脾的继发病变。此外，中医还依据先天因素进行疾病预警。例如，陈复正《幼幼集成》中有言："儿之初生有病，亦惟胎弱、胎毒二者而已矣。"中医可通过评估父母的健康状况，来预测新生儿可能因先天不足或携带病邪而患病。在完成疾病风险预警后，医生可通过识别该疾病的病机关键，减少或消除关键病理因素，以阻止疾病发生或发展。

现代医学进行疾病风险预警的方法主要有以下两种：一是通过分析处理流行病学调查所收集的大量数据，构建预警模型或评分量表；二是通过基因检测来进行预警。与之相比，中医更关注接受风险预警的个人，强调其整体性，注重人体内部的动态联系。

五、模糊判断法

模糊判断法是对众多不精确、非特异性的症状信息,进行模糊的综合评判,进而明确诊断的思维方法。此法既具明显的优势又有明显的劣势,为中医诊断中颇具特点的方法。

使用模糊判断法可以提高诊断速度,此为该法的优势。根据中医相关理论及病证特点,求得近似的结论,看似不够精确,但由于它是对各种信息进行综合分析后作出的评判,因而能以整体观为基础认识当前健康状态;是"视其外应,以知其内脏"的黑箱式诊断方法。例如:一会即觉,在临床实践中,以医者之神会患者之神,重视对患者神气盛衰的第一直觉印象,在短暂时间内,便对患者的健康状态和病情轻重作出初步诊断。经验充足的医者通过初步望诊即可得知患者的大致病况。

模糊诊断法的模糊性以及非定量性是其局限。不同的疾病可能有相同的症状出现,例如,慢性胃炎、消化道溃疡、胆道梗阻、功能性消化不良,都有可能导致腹胀、腹痛同时出现,医生需要进一步询问其病史、疼痛发生规律及程度等其他细节信息,必要时结合辅助检查结果,进行鉴别诊断,以判断是何种疾病或是否多种疾病同时存在。

六、洞察顿悟法

洞察顿悟法,是指在研究过程中,经过对某些现象或特点的洞察分析,对产生的问题苦思冥想后突然心领神悟,进入明澈的境界,获得独到见解的一种认知方法。它与通常所说的"灵感"相通,属非逻辑思维方式。中医的顿悟,是一种灵感思维,是一种"直觉"。例如:《素问·咳论》曰:"五脏六腑皆令人咳,非独肺也",即为顿悟。张仲景在《素问·热论》六经分证理论基础上,根据外感病的发生发展、证候特点和传变规律,反复琢磨,终于心领神悟,创立了六经辨证,流传至今。

中医常用的辨证思维方法还有很多,临床病、证诊断的确立往往需要多种思维方法的综合运用。

第二节 中医五辨思维要点

中医学是关于人体自身的完整性及人与自然、社会环境的统一性的认识。辨证论治是中医学的基本特点之一,症、证、病是中医诊断学中最基本的概念,三者之间的关系类似由点与线所构成的纵横交错关系。中医临床诊断的过程,是在整体观念指导下进行的,其辨别的内容除辨病、辨证、辨症之外,还需考虑个体的差异、人与自然的关系、疾病发生发展的机理以及病、证的动态变化,即辨人和辨机。辨症、辨证、辨病、辨人、辨机体现了中医诊断思维的综合应用,概括为"五辨"。

一、辨 症

辨症是指对症状、体征及疾病发生、发展相关因素的辨别。"症状"是指病人主观感受到的痛苦和不适,如口苦、口淡、脘闷、倦怠乏力等;"体征"是指客观上能观察到的异常征象,如大便秽臭、面色晦暗、舌苔黄、脉弦等,而现代实验室检查和影像检查的结果,则可视为"体征"的延伸内容;疾病发生、发展相关的因素主要包括气候条件、地理环境等。中医把这些信息都看作"症"或"征"。

(一)症的有无

症是诊断疾病和辨别证候的主要依据。诊断的思维过程必须围绕症来进行,症是原始的病情资料,是内在病、证本质的客观反映,离开症就很难作出病、证诊断。

四诊合参是确保四诊信息可靠的前提，四诊信息不准确会导致误诊或漏诊。

（二）症的轻重

疾病的临床表现十分复杂，对症的轻重的判断是把握疾病主要矛盾和矛盾主要方面的重要依据，也是疗效评价的重要依据。

依据症状在一种疾病或一个病人的某一病程阶段所起作用、所居地位的不同，症状可分为三类：主症、次症和兼症[2]。主症是指患者表现的具有代表性的主要症状和体征，它是疾病的主要矛盾所在，确定主症是诊断过程的难点之一。主症和"主诉"的概念不完全一致，后者是患者（或其代诉者）向医生诉说的最感苦恼并要求优先处理的主要症状及其持续时间，而前者则是在辨证过程中由医生确定的作为病机诊断，乃至病名诊断的主要依据症状。因此临床实际中，二者可能重合，也可能不一致。与主症同时出现的伴随症状又可分为两类，即次症和兼症。次症是指临床表现不如主症显著，但与主症反映的病机基本一致的症状。次症能对主症的病机诊断给予必要的佐证。兼症则是指虽与主症同时出现，但反映的病机却与主症不同的症状。这就是说，主症及次症能证明主要病机的存在，而兼症则提示次要或兼夹病机的存在。因此，病机单纯的病例只有主症及次症，病情复杂者才有兼症。同时，随着疾病的发展、演变，主症、次症和兼症的具体内容也会增减变化或相互转换[2]。

哲学认为任何事物发生与发展的过程都有其内在的规律性，并且这种规律分为主要矛盾和次要矛盾。抓住主要矛盾，有助于次要矛盾的处理。主症即为疾病的主要矛盾所在，次症可以理解为次要矛盾。所以在诊病中要善于抓主要矛盾，即抓主症。在诊法阶段，以主症为中心进行临床资料的收集，有利于诊法思路条理清楚，病情资料重点突出、主次分明。到了辨证阶段，仍应抓主症，因为通过主症的辨析常可确定病变位置。如心悸为主者，病在心；呕吐为主者，病在胃等。又如患者症见咳嗽、痰稀色白、恶寒发热、头身疼痛、无汗、苔薄白、脉浮紧等，当主症是恶寒发热、头身疼痛时，辨为太阳伤寒证；当主症是咳嗽、吐痰稀白时，则辨为风寒犯肺证。有时虽然主症不能提示病位，但对明确病性亦有特殊的意义，如浮肿虽可由多脏病变导致，但其能够明确提示水液内停；盗汗常说明阴虚内热，便秘可证明腑气不通等。总之，临床上以主症为中心进行辨证是关键。

症的轻重这一内容下，除有主症、次症和兼症之分外，还有轻、中、重程度上的区分。例如：头晕（轻中重）：偶有头晕，为轻；经常头晕，为中；头晕不止，持续发生，为重。头痛（轻中重）：轻微，时作时止，为轻；可忍，持续不止，为中；难忍，上冲额顶，为重。

（三）症的真假

由于疾病的复杂性，临床所表现的症状或体征存在着真假的现象，体现了"现象有真假之分"的哲学观点。本质是事物内在的联系，现象是事物的外在形态。本质和现象是事物统一不可分割的两个方面，是对立统一关系。

假神即久病、重病之人，精气本已极度衰竭，突然出现某些暂时"好转"的虚假表现，是临终前的预兆，提示精气衰竭，正气将脱，阴不敛阳，虚阳外越，阴阳即将离决，属病危。"脉症不应"是症状表现与脉象不相应，其中必有一方反映疾病的本质，而另一方则是假象。脉症不相应者应四诊合参，深入分析，才能全面认识疾病的本质，决定脉症之取舍。若症真脉假，则舍脉从症；若脉真症假，则舍症从脉。舌苔与脾胃相关，所反映的多为邪气之实，而非全局病变。前贤所言"辨舌质可诀五脏之虚实，视舌苔可察六淫之浅深"甚是。舌苔或有真假，舌质则无真假之虞。由于舌质与全身气血的关系较大，因此，舌质能真实可靠地反映身体全局的病变。而舌苔和舌质可以变化一致，也可变化不一致。

真假的问题贯穿于中医诊断学的四诊当中。症仅仅只是疾病的现象，在诊断过程中要识别疾病本质，才能作出准确诊断。

（四）症的偏全

四诊信息的全面与否决定了诊断的完整性和正确性，发热的特点及是否兼有恶寒、汗出情况等对判断表里、寒热具有重要参考意义。有时个别关键症状的发现与正确认识，会成为鉴别诊断的重要依据。例如，阴虚火旺的病人与虚阳浮越的病人，都可出现头面部的"火热"现象，而阴虚与阳虚的本质正好相反，此时，下肢的不冷或冷、小便的短黄或清长等，往往是辨证的关键。因此，在临床诊断过程中应重视兼症的收集。如果四诊信息不全面、不可靠，极易影响中医诊断的准确性。现今临床中存在只重视报告单、化验单，忽略望、闻、问、切的现象，这必然影响中医临床诊断的水平。

症是疾病的外在表现，证是疾病的内在病理反映。症的甄别为辨证和辨病提供了准确依据。

二、辨　　证

辨证是中医诊断的核心环节。整体思维是中医辨证的基础，如果离开了整体思维，辨证也会陷入误区。

（一）证的有无

证是立法的重要依据。证的确立需要对患者的症状、体征及其他相关因素进行综合分析。例如，黄疸的病位可在脾胃，亦可在肝胆。脾胃湿热型黄疸兼见腹胀、便溏，而是否兼见胁痛、口苦、阴痒等症可作为判断肝胆湿热型黄疸的依据。

（二）证的轻重

症有程度上的轻重之分，证也有轻重之分。如果忽略这一点，必然影响立法用药和疗效判断。对证的轻重，可以进行定性的描述，除此之外，借鉴证素辨证的方法还可以逐步实现定量的描述。

（三）证的缓急

证有缓急之分，采取机械的辨证分型，难以体现证的缓急，如气闭证属急证。必须明确孰轻孰重，孰急孰缓。如果证的轻重缓急不明确，"急则治其标，缓则治其本"的治疗原则便失去意义。

（四）证的兼杂

证往往是相兼错杂的，主次关系也不同，如气阴两虚证就是气虚与阴虚相兼；里实寒证、里虚热证、表里同病、寒热错杂、虚实夹杂、肝肾阴虚证、心脾两虚证、肝火犯肺证等均为相兼错杂的体现；临床上，单纯的证少见，而相兼的证多见，简单地把它们分成若干个证型，不符合中医临床实际。

（五）证的演变

中医的证是动态变化的，体现了中医诊断学中的发展观。同样的证，其形成及转归或有不同，例如，脾虚湿热证，可由脾虚失运导致湿热内生，也可因湿热伤脾导致脾胃虚损。任何疾病都有其一定的发展规律，临床上慢性乙型肝炎证型的演变由肝胆湿热证→肝郁脾虚证→肝肾阴虚证→气虚血瘀证等；临床上感冒演变可由风寒犯肺或风热犯肺证→肺热炽盛证→痰热壅肺证，或风寒犯肺→寒痰阻肺证等，印证了疾病由表入里，由浅而深，由轻而重的发展演变规律。

（六）证的真假

证有真有假，具有复杂性。

真热假寒证是指疾病本质为热证而外见某些"寒象";真寒假热证是指疾病本质为寒证而外见某些"热象"。胸腹的冷暖是辨别寒热真假的关键,胸腹灼热者为热证,胸腹部冷而不灼热者为寒证。病的本质是实证,但大实之中反见"虚羸"现象,称为真实假虚证;病的本质为虚证,但虚羸之中反见某些"盛实"现象,称为真虚假实证。《内经知要·阴阳》提出"大实有羸状""至虚有盛候",意指疾病发展到严重阶段时,可能会出现与疾病本质相反的假象。例如,患者主诉"神疲乏力"或"头晕",看似是虚证的表现,但如果活动后"神疲乏力"或"头晕"却减轻,这是真实假虚的表现。

三、辨 病

辨病是在中医理论指导下,综合分析四诊资料,对疾病的病种做出判断,得出病名的思维过程。从病和证的关系上来分析,病是疾病的总体发展规律,证是对疾病所处一定阶段的病因病性、病位等所做的概括。证是矛盾的特殊性,病是矛盾的普遍性,两者相互联系,不可偏废。没有病就不存在证;有证,就应该深入探讨病。

(一)病有中西

中医、西医的病名有本质的区别。传统的中医病名不完全等同于西医病名。例如,消渴并不完全等同于糖尿病,糖尿病也不完全等同于消渴,有一部分糖尿病患者在特定阶段是消渴,但消渴并非见于所有糖尿病患者。又如,中医的痢疾和西医的痢疾也不完全等同。

在学习病名时,应在掌握中医病名证型的同时,参照西医学对疾病之认识进行对比学习,尤其是对疾病特点及临床症状的界定。结合中医与西医两方的知识,在临床实践中对疾病的诊断会更加全面、明确。如在诊断和治疗上,中医的心阳不振型心悸可与西医的心律失常、劳力性心脏病、心力衰竭相结合;中医的痰瘀痹阻型胸痹可与西医的心绞痛、心肌梗死相结合;中医的阳气虚损型嗜睡可与西医的脑动脉硬化相结合;中医的肺阴亏虚型咳嗽可与西医的肺结核相结合;中医的肝胆湿热型胁痛可与西医的脂肪肝、阻塞性黄疸相结合;中医的脾胃虚寒型胃痛可与西医的胃溃疡、十二指肠溃疡相结合。中医病名和西医病名不完全等同,但有相似点和结合点。

但是,由于中医病名与西医病名存在本质上的不同,故中医角度的"病证结合"并不是指将西医的病名与中医的辨证分型生硬连接起来,而是指中医的病与证的结合。在诊断过程中,病是从纵向反映疾病本质,即体现疾病全程规律;证则是从横向反映特定阶段的本质,需要将两者互补结合以完善诊断。

(二)病有因果

疾病的发生有因果关系。以疫病为例,中医学认知的原理是因发知受,即认为患者感受了疫疠邪气,是否发病取决于邪正双方斗争的结果,而不是邪气本身。若正不胜邪,则发病,即"邪之所凑,其气必虚";若正气充足,则"正气存内,邪不可干",即为无症状感染者或不发病。而从西医角度看,若要诊断是否病毒感染,必须要找到病原体存在的证据,才能做出相应的诊断。

(三)病有善恶

对患者的病情或预后做出判断,也是诊断的任务之一,即辨病的善恶。对于重病患者,善恶的判断尤为重要。例如,肝病患者面色为青,则为正病正色。若青如翠羽,多预后良好,为善;若青如草兹,多预后不佳,为恶。肝病若见黑色,由于肝木由水而生,黑对应水,属色生病,为吉证,顺证;若见赤色,赤色归属火,木生火,属病生色,顺证。若肝病之中见黄色则为凶证、逆证,黄土被肝木所克,为病克色,但凶中有顺;若见白色,则为凶中逆,金木相克,而为色克病,此种情况较为危急。病色相生则为善,病色相克则为恶。临床上医者对病善恶的判断,有利于其评估现阶段病情,预判疾病转归。

(四)病有新久

新病久病有所不同。例如,新病泄泻,泻下清稀如水,肠鸣腹痛,或伴恶寒发热者,为寒湿泄泻;久病泄泻,黎明前腹痛作泻,泻后则安,腰膝酸冷,形寒肢冷,属脾肾阳虚。同为泄泻病名,但阶段不同、病程长短不同、基本病理特点、病机不同,治则治法也有区别。

四、辨 人

中医看的是"病的人",注重整体,强调"因人制宜"。

(一)性别差异

不同性别的个体之间存在差异,许多生理和病理特征与性别密切相关。例如,声音方面,男性多声低而浊,女性多声高而清。在情志方面,相较于男子,女子多郁,尤其在更年期女性群体中,"郁"的表现更为明显。临床诊疗中,重视性别差异是正确诊断的关键。

(二)年龄差异

根据《素问·上古天真论》中所述,女子以七岁为一单元,男子以八岁为一单元,不同年龄阶段的人群在生理、病理等方面均表现出各自的特征。脉率方面,年龄越小,脉率越快;婴儿脉急数,每分钟120～140次;5～6岁儿童,常为一息六至,每分钟90～110次;成年人一息四到五至,每分钟72～80次。脉力方面,青壮年体强,脉多有力;老年人体衰,脉来较弱。青年人虚证相对较少,而老年人,即使虚象不明显,但机体已逐渐衰退。生命是一个持续的过程,中医将其概括为"生长壮老已",这个过程的发展是不以人的意志为转移的,是客观规律,在辨证施治时要考虑年龄差异。

(三)体质差异

"体质"是指人体生命过程中,在先天禀赋和后天获得的基础上所形成的形态结构、生理功能和心理状态方面综合的、相对稳定的固有特质。是人类在生长、发育过程中所形成的与自然、社会环境相适应的人体个性特征。

强调体质差异主要有以下四点原因:

体质决定发病与否。"正气存内,邪不可干""邪之所凑,其气必虚",体质的强弱是发病的根本因素[3]。

体质影响体形。"肥人多中风,瘦人易痨嗽",体形与体质常常具有一定的联系,往往代表阴阳气血等的禀赋特点。具有相同体型的人群,在疾病易感性方面常表现出相似的倾向性。

体质影响证型[4]。同一病因作用于人体,可因不同的体质出现不同证型,《医宗金鉴》载:"所受之邪,每从其人之脏气而化……或从寒化,或从热化。"

体质影响疾病的预后。"老怕伤寒少怕痨""伤寒多死下虚人",体现了体质对疾病预后的影响。

(四)习惯差异

疾病与习惯也有关联。因地域与生活习惯不同,不同地区的人群常有各自的饮食偏嗜,一般不会引起疾病。但若偏嗜太过,则有可能导致病变。多食辛辣者易生内热;多食生冷者易伤阳气;长期酗酒者多伤于肝；长期吸烟者多伤于肺。起居习惯对人也有影响，《黄帝内经》中说："久视伤血，久卧伤气，久坐伤肉，久立伤骨，久行伤筋，是谓五劳所伤。"长期睡眠不足、久坐均对人有损害，导致各种疾病产生。职业习惯对人也有影响，长期从事水中作业者，易患寒湿痹病等。因而，诊断过程中须考虑习惯因素。

五、辨　　机

病机是指疾病发生、发展、变化的机制，辨机就是运用中医理论分析疾病现象，得出对疾病本质、规律性的认识。辨机不仅要了解病证形成的机理，还要辨先机，这也是"治未病"的重要依据。

（一）病证之机

《黄帝内经》的"病机十九条"为病证诊断提供了依据。比如"诸气膹郁，皆属于肺"，故麻黄细辛附子汤可用于病机属风寒外闭，汗出不彻的抑郁症的治疗。当出现无症可辨的情况，分析病机可以指导诊断。对于一些错综复杂的症状，通过病机辨证可以执简驭繁，简化诊疗程序，提高诊断准确率。张仲景所著《金匮要略》确立了脏腑病机立论辨证体系。《伤寒杂病论》中对于少阳病证所表现往来寒热等诸多症状，不必一一求齐，临证只要见到能够反映少阳病机的证候，即可诊断，正是"有柴胡证，但见一证便是，不必悉具"，总结出了"三焦不畅，枢机不运"的病机。又如，现代许多疾病如失眠、头痛，其发生发展与饮食结构不合理、压力太大有关，这两个因素导致的结果是"痰"和"郁"，抓住这一病机，就可以从痰、从郁入手治疗。

（二）辨机要点

阴阳、气血、上下、顺逆是疾病发生发展过程中的重要因素，在辨机的过程中需要重视这些内容。

1. 辨阴阳

阴阳源自中国古代哲学，中医理论体系中用其概括和解释疾病现象。《素问·阴阳应象大论》中提出："善诊者，察色按脉，先别阴阳。"可知阴阳是对疾病本质最基础的认识。阳证通常表现为机体兴奋性增高，活动增多，以及发热、口干、舌红、面红、烦躁、大便干结等症状及体征。阴证则多有萎靡、疲乏、畏寒、声低等表现。医生可以通过对阴阳的辨识，把握疾病的内在本质。

2. 辨气血

气血是维持人体生命活动的基础，在病理状态下二者也相互影响。通过对气血状态的辨识，可了解当前人体的正气盛衰；同时，气与血的运行顺畅与否，也是疾病发展变化机制中的重要一环。此外，气血也与脏腑密切相关，例如，脾为气血生化之源、肝主疏泄，助气血运行。通过辨气血，可以了解疾病对脏腑的影响，亦可辨析脏腑盛衰在疾病产生及变化中的作用。

3. 辨上下

病位判断对疾病的诊疗有重要的指导作用。《黄帝内经》中有言："其高者，因而越之；其下者，引而竭之"。对病位的判断，有利于医生推断疾病可能的发展趋势，从而选择合适的祛邪方法，使病邪更易排出体外，让治疗对病情进展起遏制作用。

4. 辨顺逆

辨顺逆是指评估疾病发展及症状特征是否遵循常规的病理变化，进而推测疾病的预后情况。辨顺逆需关注疾病从发生到当下的病情变化情况，与已知的疾病发展规律进行比较，有利于医师对疾病全过程的认识与把握。例如，在中医外科领域，可以通过"五善七恶"的病症特征评估疮疡疾病的后续情况；在温病诊治中，顺传为疾病按常规发展，逆传则意味着邪盛正衰，病情恶化。

总之，五辨的临床运用是诊断思维训练的过程，是中医思维塑造的过程。临证时应紧扣五辨思维，树立整体、动态的视角，化繁为简，并结合实际情况来辨治疾病。

第三节　中医传统特色思维

一、抽象思维

在中国传统文化氛围中形成和发展起来的抽象思维，具有某些不同于西方的抽象特征。

八纲是从各种具体证候的个性中抽象出来的带有普遍规律的共性纲领。八纲的设立，运用了抽象思维，如恶寒或畏寒，冷痛，喜暖，面色白，肢冷蜷卧，口淡不渴，痰、涕清稀，小便清长，大便稀溏，舌淡苔白而润滑，脉迟或紧等一系列症状抽象出来的共性，为寒。

脏腑学说也是在长期实践的基础上充分运用抽象思维方法，高度抽象、综合概括起来的理论。《素问·五脏别论》有云："所谓五脏者，藏精气而不泻也，故满而不能实。六腑者，传化物而不藏，故实而不能满也。所以然者，水谷入口，则胃实而肠虚；食下，则肠实而胃虚。"脏腑病辨证过程，就是在认识脏腑生理功能的基础上，运用抽象思维，从病理的角度认识疾病，判断疾病所在的脏腑部位及病性。

二、形象思维

形象思维作为中医学的核心原创思维，是通过直观、形象、感观等途径，运用类比、象征、推类等方法，把握认知事物内在联系，从直观到具体、从个性到共性、从具象到抽象的思维方式[5]。

形象思维体现在四诊中。例如，四时平脉的特点为：春宜弦，夏宜洪，秋宜涩（毛），冬宜沉（石）。"往来流利，如盘走珠，应指圆滑"之滑脉，"端直而长，如按琴弦"之弦脉，"浮大中空，如按葱管"之芤脉，"状若波涛汹涌"之洪脉，都形象地说明气血在脉道中的流动情况。

运用形象思维可辨别病象，探求其发生原因，病变部位与性质。例如，自然界的"风"具有善行、数变、主动等特性，故荨麻疹团块骤起，剧痒，发生快，消退迅速；行痹之关节疼痛呈现游走性，这类疾病由"外风"引起。又如，肝为风木之脏，其病多化风，称为"内风"或"肝风"，风气属阳性动，故肢体动摇、头目眩晕。

三、阴阳思维

阴阳是中国古代朴素的唯物主义哲学思想，它渗透到医学领域后促进了中医理论体系的确立和发展，并贯穿于整个理论体系的各个方面。阴阳学说作为一种特有的思维方法论，帮助构筑了中医理论体系的基本框架。

（一）对立统一

从阴阳的相互关系中探求事物自我变异的规律和道理，进而顺应规律，处理社会中的各种事物及关系，是中国传统哲学的主线。中医认为自然界的一切事物和现象，无不包含着相互对立的阴阳两个方面。阴阳既是互相对立的，又是相互依存的。任何一方面都不能脱离另一方面而单独存在。热为阳，寒为阴，没有热，无所谓寒；没有寒，也无所谓热。阳依存于阴，阴依存于阳，每一方都以另一方为存在条件。这种相互依存的关系,又称为"互根"。阴阳既是对立的,又是统一的,统一是对立的结果,没有对立也就没有统一,没有相反也就没有相成。如果这种相互依存关系遭到破坏,便会导致"孤阴不生,独阳不长",进而引发疾病,甚而"阴阳离决,精气乃绝",机体也就死亡了。因此阴阳的对立统一是中医辨证思维的根本。

(二)消长转化

中医延续了中国传统哲学思想的认识,认为万物不仅是阴阳对立统一的,而且是变化发展的。阴阳相互制约的过程就是相互消长的过程,没有消长也就没有制约。所以《黄帝内经》中有言:"积阳为天,积阴为地。阴静阳躁,阳生阴长,阳杀阴藏。阳化气,阴成形。"

参 考 文 献

[1] 徐中环. "试探"法在中医临床运用探析[J]. 四川中医,1998(3):10-11.
[2] 成肇智. 中医主症证治新编[M]. 北京:人民卫生出版社,2008:8-12.
[3] 赵进喜,张洪钧,张惠敏,等. 体质可分,分类方法各有特色;体质可调,防病治病独具优势[J]. 环球中医药,2015,8(8):947-950.
[4] 武月萍. 体质及体质因素与中医辨证[J]. 中华中医药学刊,2007,25(10):2122-2123.
[5] 孙磊涛,王佩佩,戴新央,等. 中医象思维基本模式及现代启示[J]. 中华中医药杂志,2022,37(6):2977-2980.

第六章　中医误诊的研究

第一节　中医误诊的主要内容

一、中医误诊的定义

诊断是医学活动的重要组成部分，是指导治疗的基础和依据。有诊断就有误诊，中医也不例外。有别于西医，中医诊断包括病、证两个层次。中医误诊是指医生对病人健康状态的判断失误，包括但不限于临床资料收集过程的遗误、诊断确立时间的延误、将某种病证诊断为另一种病证的失误、将有病诊断为无病或将无病诊断为有病、将两种或两种以上的病证诊断为其中某一种病证的情况。

中医误诊学是在中医学的理论指导下，探讨中医临床中出现误诊现象的原因、后果及其规律，并针对其防范措施进行研究的学问，是中医诊断的重要分支和补充。它与传统的中医诊断学相对应，是从中医诊断学的一个侧面或者反面，分析、研究在诊治工作过程中未获得正确、及时、全面诊断的各种内在和外在因素。只有正视误诊问题，客观分析误诊原因，从中总结经验，才能更好地指导中医临床，提高疗效。

二、中医误诊的分类

（一）错误诊断

错误诊断指诊断的结果错误，包括完全误诊或部分误诊。完全误诊是指将某种病证诊断为另一种病证，将无病诊断为有病或将有病诊断为无病。如把甲病诊断为乙病，或者张冠李戴，把属于乙的病证结论套在本来无病的甲身上，将无病的甲误诊为有病。部分误诊是指患者患有两种以上的病证，其中部分病证诊断正确而另一部分诊断错误。根据中医诊断学的特点，错误诊断包括病因、病位、病性及病名的错误。

（二）延误诊断

延误诊断指因各种原因导致得出诊断的时间延长。如有些疾病，由于病史不清楚，症状、体征不典型，或四诊信息采集不全面，导致未能及时诊断，经过较长时间的观察和对症治疗，最后方获得正确的诊断。由于时间拖延太久，在拟诊过程中所选择的治疗方法不利于疾病的好转，甚至促使其恶化，到最后确诊时已经失去了最佳治疗时机。

（三）漏误诊断

漏误诊断指因各种原因引起的诊断不完全，患者有两种或两种以上的病证（如合病、并病、兼证等），医生只诊断出其中某种病证，而遗漏了存在于患者身上的其他病证；或诊断出的仅是居次要地位的病证,而占主导地位的病证却被遗漏。这种现象在脏腑兼病辨证或六经合病、并病等的诊断过程中时常发生。

(四)病情误断

病情误断即错误地估计了病情,包括对病证轻重缓急的错误判断、未分清病证的主次、未抓住矛盾的主要方面等。如在表里同病之时,首要分清是表证为急,还是里证为急,或是表里俱急,从而在治疗之时,决定先表后里、先里后表、表里同治。

三、中医误诊的原因

中医误诊的原因纷杂,难以一语蔽之,大致可归纳为医师原因、病家原因、护理原因、临床原因、辅助检查原因、社会原因六大方面。这些原因可以单独出现,也可多个同时出现,各原因相互交叉、相互影响[1]。其中医生的原因和病家的原因为主要原因。

(一)医生的原因

事实证明,临床大部分误诊现象与医生的医德医风、个人素质、人文素质、专业水平有着密切关系。

1. 医生的医德医风

临床实践中有一半以上的医疗纠纷并非医疗技术的原因,而是由于医生的医德医风问题造成误诊、误治。医术是治病的手段,而医德是医术的载体,是医术得以正确运用的保障,作为一个好的医生,为了减少误诊,必须做到医德医术兼备,而高尚的医德是减少误诊的前提。

因为医生的医德、医风因素而造成误诊主要表现在心存不仁、精神不专、趋于名利、骄傲自满、不求甚解。

2. 医生的个人素质

医学是一种特殊行业,历代对医生的要求都很高,《黄帝内经》称"非其人勿教,非其真勿授",意即不适合做医生的人,就不能传授其医学知识,以免危害社会。可见,对一名临床医生来说,基本素质十分重要。基本素质包括职业素质和心理素质,职业素质综合体现在个人的仪表、性格、表情、语言等方面,素质低下是医生误诊重要的原因。医学行业的特殊性,对从医者有特殊的心理素质要求。过于胆大粗心者,临诊时不能耐心倾听患者的诉说,不能敏锐地捕捉疾病发展过程中的微细变化,这不仅不能取得患者的信任,而且无法获取准确完整的资料。反之,如果医生过于心细而胆小,胸无灼见,或固守成见不能知常达变,也常导致误诊误治。

3. 医生的人文素质

中医强调的不仅仅是治"病",更是治"人"。以人为中心的恒动疾病观,处处将疾病置于活的人身上,随着时间、空间的演变去考察,这决定了医者必须"上知天文,下晓地理,中通人事"。如果医者不明此理,忽视了人的疾病既受生理功能的影响,又与自然环境、社会、心理、情绪、行为特征有着密切的关系,诊病时把思路局限于病家的只言片语,或仅凭简单的舌脉之象,不顾四时气候、天地阴阳,必然顾此失彼。医学的道理很深奥,疾病的发展千变万化,若非多闻博识,勤学苦练,是难以掌握的。只有人文素质高的医家,在临床中灵活运用各种知识,详察疾病之缘由,洞悉疾病之隐曲,才能做出正确的诊断。

4. 医生的专业素质

精湛的医术是正确诊断的前提,医生的专业素质低下是临床误诊的重要原因。引起误诊的医生专业素质方面的原因主要包括基本功不扎实、经典钻研不深、经验不足和临床思维能力差等。部分医务人员,忽略了对疾病的发生发展、主要症状与次要症状的动态观察,缺乏周密的调查研究,不能全面、准确、规范地获取临床资料，仅凭主观想象做结论；或者片面夸大自己的主观印象，对患者家属的陈述不重视，失去正确诊断的时机；或者当病情发生变化时，医生不能从变化的实际情况出发，调整原来的诊断，而是因循守旧，维持原有结论。这种形而上学的思想方法对疾病的诊断是十分不利的。脱离临床实际，主观臆断，乃是正确诊断之大敌。

中医认识疾病通常需要审证求因，追溯病机，但如果医生存在生活阅历不足、对客观事物的本质理解不深、理论掌握不系统或运用不灵活、不能正确采集临床信息、不加分析地确定问诊所得、思维定式等情况，都可能不同程度地影响中医临诊中正确地追溯病机、探求病因，进而影响到诊断与治疗。

（二）病家的原因

中医诊断主要依据望、闻、问、切四诊所收集的临床资料进行病证诊断。有些自觉症状主要来源于患者的叙述，医生很难通过其他手段了解清楚。因此，患者的主观因素和客观因素直接影响着临床资料的准确性，从而成为误诊的原因。

1. 失于审慎

患者求医的目的本应是治疗疾病，但由于每个患者的文化素质、心理状态、语言表达能力、就诊目的等差异，他们向医生陈述病情时的准确性也会存在明显的差异。有些患者在就诊描述病情时会加入自己的主观判断，有些患者由于感觉不灵敏或表达能力差而不能把真实的感受告诉医生，而有些老年患者陈述病史会较为凌乱、含混不清、不全面。由于各种原因，未能全面、客观描述病情的情况时有发生，如有的患者有咳嗽、痰多、咽干等症状，根据自己的感觉将之描述为"干咳"；有的患者长期便溏却习以为常，在医生询问二便情况时随口告之"正常"。如果医生未能分析、核实患者的症状描述，就可能出现误诊。

2. 秘疾试医

有的患者对中医不了解，以为中医只要切脉就可洞察一切，在找中医师看病时，经常一言不发，仅伸手让医生诊脉，试图通过医生切脉后对自己病情的诊断来推测医生的医术高明与否，即"秘疾试医"或"以脉试医"，这实际上是一种患者不信任医生、对自己不负责任的现象。部分医生为了迎合患者的这种心理，或出于抬高自己身价等不正确思想，顺水推舟，对疾病的发生发展经过闭口不问，无形中增加了误诊的几率，这也应引起患者和医生的重视。

此外，如果患者自行服药，则会干扰疾病的发展和表现；如果患者擅改处方用药，则复诊时必然使医生无法正确判断；有些患者就诊前已在他处就诊用药，有些药物会掩盖病情。这些若不告知医生，势必对医生的诊断产生干扰，容易导致误诊或漏诊。

3. 盲目就医

随着临床医学的不断发展，临床分科越来越细，有的患者在就医时，并不清楚自己应当选择哪个专科，往往根据自己对疾病的主观感受和突出症状来选择就诊科室，却不知机体各系统之间是一个互相联系的整体，某一系统的疾病可能首先表现为其他系统的症状、体征，因此，患者在选择专科时常常带有一定的盲目性。

4. 迷信权威

迷信"老中医"等权威是患者的通病。患者很容易对"权威"产生迷信心理，甚至将其诊断绝对化，认为无论什么疾病，只要是经过专家"权威"的诊断就不会有错，无须继续观察，在这种迷信心理的支配下，患者满足于已有的诊断，即使用药后无效，也不去怀疑诊断是否正确，而是一拖再拖，直到病情恶化时再回头思考诊断问题，有时已经失去了治疗的机会。

5. 体质因素

由于每个人的体质状况及对疾病的耐受能力不同，因此即使是同样的疾病，患者自身的感觉体验也并不一样。如平时身体健康的青壮年或体力劳动者常对一般的疾病表现出不在乎的态度，在陈述病史时仅用一言两语一带而过，甚至仅凭自我感觉就对疾病进行自我诊断性的推理，这类患者病情不发展到一定程度是不去就诊的。而平时体质较弱，又对自身健康状况十分关心的人，则表现出对疾病的高度关注，对病情的描述常带有明显的主观成分，往往将症状描述得多而严重，但检查时却缺乏应有的体征。上述情况都容易误导医生的判断。

四、中医误诊的后果

误诊的影响都是负面的，研究中医误诊学要求我们充分认识误诊的不良后果，并采取实事求是的态度来分析中医误诊现象。临床中误诊的发生不仅会直接威胁到患者的健康，还可能对中医信誉及社会层面造成不利影响。

（一）对患者的影响

病人是临床诊疗活动的承受者，是误诊的直接受害者。

1. 延误病情

不能对病人所患的疾病作出及时正确的判断，未能采取有效的治疗；或者犹豫不决，没有及时转科或会诊，都会延误病情。尤其是危重病人，错过了抢救的时机，哪怕是短时间的延误，也可能导致病人病情迅速恶化，甚至导致死亡。对某些慢性病，虽然暂时误诊不会造成严重后果，但是由于误诊，没有对病因进行针对性的治疗，使病人不得不四处求医，延误了病情，失去了治愈的机会，甚至致死或致残。

2. 导致误治

诊断是治疗的前提，没有正确的诊断，治疗必然带有盲目性。无论什么原因造成的误诊，也无论什么性质的误诊，都可能导致误治；或者是缺乏针对性的治疗，从而使病情复杂化。误诊的性质及程度不同，可能出现种种不同的结局。一个病人同时患有多种疾病，医生只诊断出一种疾病，或者只注意到疾病的个别表现，缺乏对疾病正确、综合的判断，甚至忽略了病变的主要矛盾或矛盾的主要方面，使治疗缺乏针对性。有时不恰当治疗还可能掩盖疾病的某些典型症状，使诊断更加困难，或者表面上获得了暂时的缓解，但不久又复发，甚至隐藏着更大的危险。

3. 增加负担

由于误诊，病情得不到有效控制，不但使病人长期忍受疾病的折磨，还会给病人带来一定的经济负担。将无病误诊为有病，或将良性疾病误诊为恶性疾病，会无故给病人及其亲属增加精神和经济负担；将非传染性疾病误诊为传染性疾病，还会引起家庭和周围人际关系的紧张。以上几种情况都会使得病人承受烦躁、孤独，甚至绝望等心理压力。

4. 增加药物的不良反应

误诊会导致非针对性的治疗，在误诊情况下疗效大多不理想，如果医生未意识到发生了误诊，常常从药物剂量和用药时间方面找原因，采取增加药物剂量和延长疗程的措施，这就增加了药物毒副作用，可能产生耐药，甚至会因此产生新的医源性疾病，给病人增加额外的痛苦。

（二）对中医学术和临床的影响

发生误诊，对于中医学术发展、中医医疗质量也有深远的影响。

1. 中医学术

中医理论来源于临床实践，不断总结经验是每一个医生提高学术水平的重要手段之一，也是中医理论发展的源泉。医生对疾病的本质不能作出正确的判断，不能揭示疾病生理病理变化的固有规律，盲目施以治疗，即使偶尔能改善症状，但对于诊疗水平的提高是不利的。对误诊缺乏足够的认识，将失误的案例当作成功经验进行总结，必然严重影响中医临床诊疗水平，对同行产生误导，不利于中医学术的发展。

2. 医疗质量

诊断和疗效是衡量医疗质量的两大要素，诊断的准确率是疗效的前提。误诊会对医疗质量指标产生不利影响。对于某些疾病如肿瘤，早期的诊断是影响患者 5 年生存率的重要因素之一。尽管现代技术能够确诊恶性肿瘤，但早期发现仍是挑战。恶性肿瘤患者确诊时多为晚期，部分原因是肿瘤早期症状不明显，易被误认为慢性病。尤其是部分中医医生因现代医学知识不足，在临床上过于侧重辨证而忽视辨病，导致对早期症状缺乏警觉，往往等到症状明显时才引起注意，但已错失良机。因此，误诊对医疗质量的影响显而易见。

（三）对社会的影响

误诊虽然是临床诊断过程中的意外现象，但是它绝不仅仅对病人或接诊医生个人产生不良影响，对社会产生的负面影响也是显而易见的。

1. 医患关系

医生救死扶伤，是崇高的职业，医患之间本该是相互信任的良好关系。误诊可能会破坏这种关系，导致医疗纠纷的发生。误诊和纠纷使病人和家属对医院和医生抱有成见，或者对医疗机构产生不信任感，从而影响了医患关系。

2. 社会风气

医院处理误诊引起的医疗纠纷，需要花费大量的时间和精力；若是医疗事故，还须支付一定的经济赔偿。这种因医疗纠纷带来的一系列情况，不仅扰乱了医院正常工作秩序，还可能被某些人利用从而提出不合理要求，甚至形成"医闹"等不良风气。此外，部分医生因为误诊，精神上受到打击而自暴自弃，丧失了积极进取的动力，甚至躲避、停诊；极少部分医生害怕担责，互相推诿，影响了医生之间、医护之间的关系。这些都对社会风气产生不良影响。

3. 社会健康水平

误诊常导致误治，使本来可以治愈的疾病未能彻底治愈，直接影响了民众健康水平，增加了卫生事业财政开支。严重的误诊误治，可能遗留下严重的后遗症；或因误诊，未及时治疗或阻止病情发展，最后确诊时，病情损害已无法挽回。这不仅增加了社会经济负担，还影响了社会整体健康水平，这与医学的宗旨是相背离的。

4. 医院声誉

病人一旦被误诊、误治，所产生的不良后果在社会上将迅速产生反响，对医院及经治医生会产生种种非议。这种舆论一旦在社会上传播，往往会使医院的声誉受到影响。不仅如此，这种不良的社会舆论还会使正在治疗的病人产生许多复杂的心理反应，甚至会把过去误诊的实例与自己疾病的诊断相联系。这种对医生的不信任心理一旦形成，会给临床工作带来许多麻烦。

在临床实践中，医疗专业人员倾向于积极分享其成功的医疗案例与经验，而对失败案例的反思与总结则显得较为保守。这种行为倾向的部分原因可能源于对个人职业声誉潜在损害的担忧，以及对可能引发的负面社会舆论的顾虑。

5. 家庭伦理关系

误诊除了给病人增加痛苦外，也给家庭带来不幸。俗话说"久病床前无孝子"，有些疾病本来经过治疗可以康复，但是，由于误诊被判为"不治之症"，家庭对病人失去信心，使得部分病人被家庭遗弃。此外，误诊使医疗费用增加，有的病人家庭因无法承担昂贵的医药费用，而陷入绝境。这些都可能使原本十分和睦的家庭关系被破坏。

第二节　误诊防范与避免

误诊的原因是多方面的，随着医疗卫生事业的不断发展，人们对健康的要求日益提高，避免和减少误诊成为医患双方共同追求的目标。通过健康教育和健康促进活动，广泛宣传医学科普知识，通过卫生行政干预，促进中医立法和法制的健全，可以在较大程度上减少患者和社会因素对诊断的负面影响，提高诊断的准确率。但是，医生是临床诊疗活动的主体，因此，避免误诊的关键在于医生要做好以下几方面。

一、注意基础理论

思维能力的培养与基础理论的学习是息息相关的。要提高临床思维的能力，首先要具有扎实的中医理论基础。中医学属于应用科学，同时具有自然科学和人文科学的双重属性。所谓基础理论，并不单指中医基础理论、中医诊断学、中药学、方剂学等，它还包括人文科学的学习。中医源于我国的传统哲学文化，形象思维是其重要的思维方法，提高人文科学素养有利于提高医生的临床思维能力，使医生能在考虑问题时思维敏锐，触类旁通。

其次，要提高医生的中医学术水平，还必须深入理解包括现代医学在内的自然科学知识，这样才能不断完善自身的知识结构，提高对疾病的认识和处理能力。此外，要重视经典著作的学习。经典著作是古代医家在长期实践中对经验的总结，是理性的升华，为中医学的形成和发展奠定了基础。

二、坚持临床实践

中医学来源于实践，坚持实践的观点不仅符合认识的规律，也符合中医本身的特点。实践的过程包括四诊、辨证（辨病）、治疗和总结。中医学本身是一门实践性很强的学科，单纯的理论学习不能正确地把握和理解临床出现的各种问题。没有临床实践就没有临床思维的产生。

在自然科学的发展中，理论与实践是相辅相成的。中医理论中，有关病证的临床表现和诊断依据是前人实践经验的总结，就医生自身而言，需要把别人的经验理论内化为自己的认识，这就需要自己亲自实践。只有多参加临床实践，多接触不同的患者，不断地丰富感性认识，使自己的思维建立在丰富的感性认识的基础之上，才能提高自己的思维能力，提高诊断的正确性[2]。

三、掌握临床资料

临床思维来自医生对病史、症状、体征及辅助检查结果的感性认识，这种感性认识的材料就是我们在诊断疾病时所收集的临床资料，这些资料越丰富、越全面，越有思考问题的余地，越有助于得出正确的、符合实际的概念和结论。在诊断具体疾病时，全面系统地掌握病史及症状体征变化过程中的真实资料，是取得正确结论的基础，相反，仅依靠零碎的、片面的资料或者以偏概全，必将导致错误的诊断结论。

临床上许多疾病都具有典型性，有经验的医生常常只要抓住一些典型的特征就能做出正确的诊断。注重疾病的典型性与强调全面地掌握病史资料是不矛盾的。同样一种疾病，发生在某个人身上可能表现得典型，而发生在另一个人身上又可能表现得不典型；在早期可能表现得典型，在晚期又可能表现得不典型；或本来有典型的临床表现，也许因为在病程中应用了某些药物而使其变得不典型。在诊断过程中，既要注意疾病的典型性，也不能忽略对疾病的全面分析，否则就容易发生误诊。因此，进行临床诊断时必须全面、规范、准确地掌握临床资料，这是使思维沿着正确方向延伸并获得正确诊断的基础。

四、深入疾病本质

中医的"症"是指疾病过程中患者的外在表现，是一种表象，而"证"是对疾病的病因、病性、病位、病势所作的概括和总结，是本质。疾病的现象虽然是其本质的反映，然而现象并不等同于本质，现象仅是事物的外部联系，它所反映的仅是事物的一个侧面。因此，在认识疾病的过程中，不应当把思维的目标局限在对疾病现象的认识上，而应当通过现象深入到本质，这样才能不断提高自己的临床思维能力。通过四诊收集临床症状、体征、病史、实验检测数据时，还要注意四时、环境变化，要从人体自身、人与社会、人与自然的各种"整体"出发来进行辨证。

中医的辨证思维过程就是一个从现象到本质的过程。同一证在不同疾病或不同患者中，由于病种、患者的体质、病因、环境等不同，可能出现不同的临床表现。辨证思维过程应注意把握证的本质特点，不可拘泥于某几个症状。面对各种现象应力争从本质上把握疾病的全过程，认真分析，找出症结所在，这既是诊断学的基本含义，也是提高临床疗效的基础。

五、把握诊疗关系

诊断是治疗的基础，治疗是诊断的目的，同时也是检验诊断结果正确与否的依据。在治疗过程中，通过对疗效的观察，还可以不断修正诊断结论，因此，诊断与治疗具有密不可分的关系。

（一）注意用药须切病

中医治则注重因人、因时、因地制宜，由于地域有南北，气候有寒热，体质有强弱，患病有新久，年岁有老少，环境有优劣，故须辨证论治，因人、因时、因地制宜。药证相合，得其当，乌头可以活命，不得其当，人参反会杀人。可见，治病之要在于用药须切中病机。

有的医生习惯于见寒就温、见热便凉、见肝旺即伐肝、见肺气壅盛便泻肺的简单治疗方法，不讲病机，不论辨证，治疗中容易致误。不知病本，只知治标，是医技拙劣的表现。另外，当今中医临床的一大弊端，就是忽略了中医辨证思维。对临床错综复杂的症状不加分析，见有炎症则加金银花、黄连抗感染，板蓝根抗病毒等。如果医生拘泥于中药的现代药理研究来用药，则失去了中医辨证论治的精髓。

（二）树立恒动的治疗观

疾病的发展是有阶段性的，而且大多是各种矛盾交织在一起的。临证施治，先治哪一个层次、哪一个脏腑，医生应做到心中有数。层次不清，则治表犯里，治上犯下，引邪深入。不明脏腑，则治肝犯脾，治肾伤心，自伐根本。临证处方除有十分把握外，还应留有余地，不可自信太过，草率从事。同一病变，不同阶段，治各不同，这就要求医生注意把握治疗的时机。只有不失时机，应变施治，才能收到事半功倍的疗效。

临证施治，最忌表证未去而先虚其里，疗腑病而伤脏气，使邪气内陷而发生其他变证。古人把这叫作"开门揖盗""引狼入室"，危害最烈。如有的医生见热盛唯恐起惊，以牛黄丸等一类有麝香的凉药预防惊风，引热入脑。又如麻疹，医生恐其热邪伤阴，早用石斛等甘凉抑遏邪机，使疹不得透发。如此误治责在对病势判断的失误。

（三）注意观察疗效反应

在中医治疗过程中，医生需密切观察患者服药后的反应，以便调整治疗方案。古代医家认为药物反应主要有三种：立即见效、引发其他症状显示病情变化、病情暂时加剧。对于后两种情况，若辨证无误，应耐心解释，不宜轻易停药，同时需与误治引起的症状相鉴别。某些正常的药物反应虽可能导致症状暂时加剧，但病情会减轻；而误治则会导致症状持续恶化。因此，医生应认识到疾病的发展性，及时调整治疗方案，避免固守"效不更方"的原则。

培养临床思维能力是研究中医误诊学的基础，应结合现代科技，更新知识结构，引进现代技术手段，如国家标准的病名分类和诊断标准，以规范中医临床实践，促进中医现代化。现代中医应积极使用并不断完善国家标准，以此作为提高诊断准确性和减少误诊的重要途径。

总结而言，分析和研究中医临床误诊现象及其原因，有助于完善误诊防范机制，强化医生的职业精神和增进医患信任，提高人文修养，从而降低误诊发生率，提升诊断准确率[3]。

第三节　中医误诊的理论阐发

中医误诊学的根本任务是基于中医理论框架，深入探究误诊的成因与规律。该学科从辩证唯物主义的视角，系统梳理古代医学文献中关于误诊的论述、医案医话，以及现代中医临床实践中的散在个案报道与误诊误治的教训，进行理论性的整合与总结。旨在构建一个全面且系统的误诊原因与规律研究体系，进而将中医误诊学确立为临床医学领域中的独立学科。该学科的发展旨在引导临床医生提升辨证论治的能力，增加准确诊断的比例，同时减少误诊的发生。具体而言，中医误诊学运用中医临床思维方法，对历史经验进行理论化总结，探究误诊规律，并力图从误诊的角度为中医诊断确立法律地位，为妥善处理中医临床诊断争议提供理论支持。在中医误诊学的研究进程中，以下问题需重视。

一、中医误诊的研究创新

中医误诊的研究创新对于该领域的进步至关重要。这一创新领域的核心任务包括系统性地梳理古代中医文献中关于误诊的理论和实践，以及融合现代医学科技，特别是诊断技术和治疗方法的最新发展。通过现代化、跨学科方法，中医误诊学能够构建新的理论模型，更准确地阐释误诊现象，并为临床提供针对性的指导。此外，理论创新还涉及中医诊断方法的现代化，例如，通过应用人工智能和大数据分析技术来辅助中医辨证论治，从而提升诊断的精确度和效率。这一过程要求我们探索如何将中医的整体观念与现代科学的分析方法相结合，建立一个综合性的误诊研究框架，并运用现代技术手段，如人工智能，来分析和预测中医误诊的潜在模式及风险因素。这种整合性研究不仅能够增加中医误诊学的学术深度，还能推动其在现代医学实践中的应用和发展[4]。

二、中医误诊的研究价值

中医误诊研究的临床价值在于其能够显著提升医疗服务的质量和安全性。通过对误诊原因的深入分析，医生可以更好地理解导致误诊的多种因素，从而在实际工作中采取有效的预防措施。例如，通过加强对临床症状的观察和分析，提高对辅助检查结果的解读能力，以及增强与患者的沟通，医生可以降低误诊的风险。此外，中医误诊学的研究还有助于开发新的教育和培训工具，帮助医务人员提高临床思维能力，特别是在面对复杂和罕见病例时的决策能力。这种提升不仅能够减少误诊的发生，还能够增强患者对医疗服务的信任，从而提高整体的医疗满意度。

三、中、西医误诊的差异

中、西医作为生命科学的两个不同分支，虽然研究对象一致，但由于其发展与文化背景、哲学思维模式和生产力水平相适应，导致两者在文化背景、理论体系、思维方法和诊疗模式等方面存在较大差异，这种差异也体现在误诊学中。中医学依托传统哲学，形成了以整体观和辨证论治为核心的医学体系，强调机体与自然、社会的统一，而西医学则基于形态学，通过科学实验方法从宏观到微观逐步深入，以局部定位思维为主导。中医诊断着眼于功能变化和关系失调，以证候为基础，注重人与环境的和谐；西医诊断则关注器官损伤和病理变化，以疾病本身为核心，标准客观但可能忽视整体联系。在研究手段上，中医误诊研究主要通过文献回顾和临床资料分析，采用比较、类比等方法，但受历史条件限制，缺乏微观层面的研究；西医误诊研究则侧重于误诊率计算和大样本评价，以细胞学为基础，但存在局部性和对设备的依赖。随着生物-心理-社会医学模式的普及，医学与方法学的结合为误诊现象研究提供了新的视角和方法。

四、误诊研究的中医特色

与中医诊断学一样，中医误诊学以中医学的理论为基础，研究中医误诊应保持中医固有的特色。中医学以整体观念为核心，采用降维和模型方法简化对人体的复杂性理解，通过阴阳五行模型描述人体，与系统科学形成互补。中医学是在总结前人经验基础上形成的，经典著作是指导临床和误诊判断的重要依据，深入研习经典著作能够提高诊断水平，减少误诊，这是中医教育和实践不可或缺的部分。中医学强调实践性，实践是理论形成与发展的基础，研究诊断和误诊旨在服务临床实践，发挥中医优势，并吸收现代科技以完善中医理论体系。临床实践是判定中医理论意义与价值、诊断正确与否的重要依据[5]。

五、中医误诊的法律问题

中医误诊的法律问题研究对于确保医疗行业的公正性和透明度至关重要。随着医疗纠纷的增多，如何合理界定误诊的法律责任成为了一个迫切需要解决的问题。这不仅涉及对误诊定义的明确，还包括对误诊发生后的处理流程和赔偿标准的制定。通过深入研究，可以为中医误诊提供更加明确的法律指导，帮助医疗机构和医生合理规避法律风险，同时也保护患者的合法权益。此外，法律问题的研究还应关注如何通过立法和政策引导，促进中医误诊学的科学研究和临床应用，以及如何在国际医学领域中提升中医误诊学的地位和影响力。这对于推动中医在全球医疗体系中的融合和发展具有重要意义。

参 考 文 献

[1] 刘振华，陈晓红. 误诊学[M]. 济南：山东科学技术出版社，1993.
[2] 钟昔意. 中医误诊误治析微[M]. 成都：四川科学技术出版社，1989.
[3] 朱文锋. 中医诊断学[M]. 上海：上海科学技术出版社，1995.
[4] 王庆宪. 中医思维学[M]. 重庆：重庆出版社，1992.
[5] 杨光华. 中医临床思维研究[M]. 南昌：江西科学技术出版社，1992.

第七章　中医诊断规范化研究

中医诊断的规范化，开始于对症、病、证概念的区分。新中国成立初期中医学家任应秋[1]、秦伯未等倡导辨证论治，强调辨证论治是中医学区别于西医学的独特学术特征，"证"从中医病症中分化为一个独立的概念。伴随"辨证论治"逐渐被公认为中医学理论及临床治疗的重要特色，相关学者通过对症、病、证各自内涵、外延的争鸣，症、病、证概念也日渐清晰。目前基本约定"症"指疾病的外在表现，包括症状与体征；"病"反映疾病全过程的特点与规律；"证"反映疾病当前阶段的本质。又由于传统中医对症、病、证客观化认识不足，症状术语概念表述欠缺一致，病与证的命名分类复杂多样，致使临床诊断和疗效判定缺乏统一标准，在一定程度上影响了中医学的理论传承、学术发展、对外交流。因此，开展中医诊断规范化研究是中医诊断学研究的一项重要内容。

症、病、证是中医诊断学的重要内涵，症、病、证的规范化也就成为中医诊断规范化研究的主要内容。

第一节　症的规范化

症是疾病发生发展过程中的外在表现，包括症状和体征。症是诊断病、证的依据，症的采集是诊断的基础。在证候标准研究框架下，目前症的规范化主要包括术语、采集过程、量化的规范。

一、症 的 术 语

疾病的外在表现由若干症状、体征构成。中医学是在不断梳理吸纳历代不同学术流派、医家观点的基础上发展而成的，但这样的发展过程也导致了某些症状术语具有一词多义、古今异义等特点，从而影响了其在临床的规范使用。所以，首先要对症状名词术语进行规范化研究，这是中医诊断学规范化的前提与基础。从20世纪50年代开始，中医学者们开始探讨中医学术语内涵外延的规范，历版《中医诊断学》教材不断修订和完善，《中医症状鉴别诊断学》《中医药基本名词（含中医症状术语）》《中医临床常见症状术语规范（修订）》《中医症状辑要》等学术成果的出现，促使"症"的术语向规范化方向发展。例如，目前使用的《中医诊断学》教材，将患者"怕冷"的感觉界定为"恶寒""恶风""畏寒""寒战"四种情况，并赋予其特定的含义。鉴别诊断以"嗳气""呃逆"为例，嗳气是胃中气体上出咽喉所发出的声响，其声长而缓；呃逆是气从胃中上逆，喉间频频作声，其声短而促。根据中医学学科特点，依照循证医学方法，采用大规模的流行病学调查，在大数据基础上进行术语的规范化研究，可避免中医个性化和主观性思维方式，使症的术语规范更为科学、统一。

二、症的采集

中医传统诊法望、闻、问、切四诊,在采集病情资料过程中具有主观模糊性的特点。对四诊信息采集过程进行规范,实现四诊操作的可重复性和可行性,是中医诊断规范化研究的重要内容之一。一方面通过不断规范四诊临床操作程序,如望诊包括全身望诊、局部望诊、舌诊、望排出物以及望小儿指纹五部分;闻诊包括听声音如语声、呼吸、咳嗽、呕吐等各种声响,和嗅气味如病体发出的异常气味、排出物、病室气味等;问诊可围绕《十问歌》了解患者疾病的发生、发展、诊治过程、现在症状以及其他与疾病相关的情况;切诊是医生用手对就诊者的某些部位进行触、摸、按、压以了解健康状态、诊察病情的方法,包括脉诊和按诊两部分[2]。从而使获得的四诊信息资料趋向统一。另一方面借助比较成熟的脉诊、舌诊、面色诊等检测系统和智能问诊系统,可进一步促进病情资料采集的客观化、规范化。虽然各种脉象仪及传感器、舌诊仪、面色识别分析软件相继问世,但目前尚未在临床大范围推广,有待进一步研究。

三、症的量化

症状和体征是构成证诊断标准条目的具体内容,伴随证诊断标准量化研究的趋势,对"症"进行量化分级,计算症在辨证诊断中的权重,探索症作为疗效评估指标的量化,构成了症量化规范的主要内容。

（一）症的分级量化

症状分级量化常见的有四级赋分法、三级赋分法、二级赋分法[3]。具体有分无、轻、中、重或轻、中、重、严重4级,分别计1、2、3、4分;分轻、中、重3级,则分别计1、2、3分;难以分级的症状体征分为不出现、出现或无、有,分别计0、1分。有研究对症状进行多维诊察拆分其要素,如心绞痛从症状轻重程度、发作频率、持续时间、发作范围、诱发因素、缓解因素6个方面,结合分级方法,对这些单一因素进行定义与量化,综合计算心绞痛症状累积分值以评定症状轻重。也有学者对症状严重度采用100 mm或90 mm刻度法量化,告诉患者症状严重度由左至右逐渐加重,范围在0~100 mm或0~90 mm,患者可根据自己的体会在适当的点上选择,从而对症状轻重程度进行初步量化。

（二）症的权重评定

证的诊断标准由若干主症和若干次症,或主要标准和次要标准组合而成。量化分级后,可以采用主次症各项计分之和进行中医证候评定,但是同一症在不同证中的主次地位不同,对辨证诊断的意义也有差别。《中医常见证诊断标准》[4]规定主症或症状重计量值×1.5,症状中计量值×1,次症或症状轻计量值×0.7,然后对证型作出判断。近年有一部分学者采用文献研究、临床调查、专家论证等方法确定病证评价的核心条目,然后应用群决策层次分析法对证候诊断的核心条目进行权重评定,方法科学可靠,但对指标的筛选可能存在指标数目较多、指标之间仍有重复等情况。

（三）症的量表研究

编制符合中医特色及临床适用性较好的中医症状量表并应用于中医临床研究,是解决病证诊断和疗效评价量化问题的一种方法。中医症状量表的制订主要包括条目池的建立、条目的筛选、量表的检验等。如有报道通过文献研究和专家咨询形成备选中医症状条目池,从流行病学角度收集患者资料,运用因子分析法、区分度分析法等统计方法对条目进行筛选,最终形成了包含肢体麻木等29个条目在内的糖尿病周围神经病变中医症状量表。结合临床资料,采用验证性因子分析方法、非参数检验等对数据进行统计分析，可进行量表的信度、效度和区分度评价。

四、症的研究与展望

症的相关研究在很大程度上局限于古代文献、专家经验、小范围临床调查，缺乏大规模多中心临床流行病学调研，症状量化研究有待加强。症的规范化决定着病证诊断与中药疗效评估标准是否客观、统一。因此，与流行病学、医学统计学、数学多学科结合，采用数字信息化、大数据、人工智能等现代技术手段，加强对中医症状的量化和规范化研究，具有重要意义。

病、证、症的规范相互促进，在具体研究过程中相辅相成。遵循中医诊断病证规律，今后更需要结合现代科技手段与信息技术，在症、证、病术语规范、量化规定上多下功夫，进行中医诊断规范化研究，以提升实用性和临床适用性。

第二节 病的规范化

病的规范化研究包括疾病病名、分类、诊疗方案、疗效评价标准等内容的规范。随着中医学学术理论研究的深入与临床应用的发展，国内外学术交流日渐增多，致使迫切需要对病的名称、分类、定义进行明确的规范。

一、病 的 分 类

按照内、外、妇、儿科等临床学科进行中医疾病的分类最为常见，这种分类方法有利于学科术语的系统研究与准确定义。但这种源于西医学的分类方式，不能充分体现中医对疾病认识的学术理论特征。

我国第一个中医药行业标准《中医病证诊断疗效标准（ZY/T001.1—94）》分为中医内、外、妇、儿、眼、耳鼻喉、皮肤、肛肠、骨伤等9科406类病证。国家标准《中医病证分类与代码（GB/T 15657—1995）》沿用了1994年行标的按照临床各科分类方法共收录624类疾病；《中医临床诊疗术语 疾病部分（GB/T 16751.1—1997）》弃用了以中医临床各科作为第一层级分类的方式，将疾病分为传染病寄生虫病类、脑系病类、心系病类、肺系病类等20大类，包括除骨伤科外各科930种临床常见病和49条症状性术语。《中医临床诊疗术语 疾病部分（GB/T 16751.1—1997）》相较于《中医病证分类与代码（GB/T 15657—1995）》，对于疾病分类存在明显不一致的现象，它取消分科界限，将症状性病名归属于症状术语部分，将疾病术语部分归属于中医诊断学科的边缘术语范畴，有利于中医诊断学科知识库的建立和术语的使用，便于计算机处理，对于中医学信息的标准化和电子化起着十分重要的作用。

2020年新版国家标准《中医病证分类与代码（修订版）》与《中医临床诊疗术语 第1部分：疾病（修订版）》对于病的分类与命名均保持了一致，将疾病分为外感病类术语、寄生虫病类术语、中毒与意外伤害病类术语、脏腑病及相关病类术语等17个大类，包括1369个中医疾病名术语（含113个类目词和53个临时诊断用术语），形成了以中医病因、病机、病位等为基本要素，既与世界卫生组织发布的首次将中医学纳入体系的《国际疾病分类第十一次修订本（ICD-11）》疾病分类体系相衔接，又具有中医学术理论支持，与中医临床路径相一致的疾病分类体系，更突出了"共识性、适用性、科学性、衔接与协同的一致性"。

二、病的命名

在疾病命名方面，传统中医有以病因为名者，如外感发热、内伤发热等；以症状为名者，如咳嗽、眩晕等；以证为名者，如血证、痉证等；以病理特点为名者，如肺胀、肺痈等；以疾病特点为名者，如狐惑、历节等；还有以穴位、以部位命名等命名方法。根据临床疾病谱的变化，肥胖、癌病也被纳入《中医内科学》教材。这些命名方法均能反映疾病的基本变化特点和演变规律，对临床具有指导价值。但是病名不统一，在一定程度上影响着临床疾病术语的规范应用，阻碍着中医学的传承与发展。

《中医病证分类与代码（修订版）》与《中医临床诊疗术语 第1部分：疾病（修订版）》中收录的中医疾病名术语实现了统一，且前者所收录的疾病名术语，可以从后者相对应的疾病名术语定义中获得解释。在规定病名定义时，强调了应具备病因、病机、病位、临床特征、所属疾病类别等基本要素，并按照术语定义规范其适用范畴，从而使其能更好地适用于中医医疗、科研、教学及国内外学术交流等领域，推进中医药学的规范化、标准化和国际化发展。

三、病的研究与展望

目前中医疾病的分类与命名的研究发展，越来越符合中医对疾病认识的思维特点，具有了规范化、标准化特征。但是，中西医深度融合是未来医学发展的重要趋势。《中药新药临床研究指导原则（2002）》是中药临床研究、新药研发的必备参考书，书中共分18个系统79种病证介绍其临床研究的相关问题，大部分采用的是西医病名，每种疾病下规定了中医、西医诊断标准和疗效判定标准。如何处理好中医与西医两个体系疾病的命名、分类的关联映射关系，对于后续的分型论治、诊疗标准、临床疗效、新药开发研究具有重要意义。有学者构建了肺系疾病中西医知识图谱，探索中西医知识组织与整合模式，为中西医知识体系深度融合提供了思路参考和理论借鉴。

第三节 证的规范化

"证"是中医辨证论治的关键所在，也是沟通理论与临床、联系病与症、贯穿理法方药的核心术语。在证的概念与内涵日渐清晰并得到公认后，证的规范化研究主要包括证的命名与分类研究。

一、证的命名

许多学者对于证的命名原则进行过探讨，主要考虑以下四点：①准确性，证名概括的是疾病当前阶段的主要矛盾，其内涵外延需要准确表达；②统一性，辨证论治是中医学优势特色，证是贯通理、法、方、药的关键要素，证名及其定义需要在理论基础学科与临床各科保持一致性；③通用性，病名主要揭示不同疾病的病变规律与特点，证名则要显示不同疾病中相同证的共性，同时需考虑相同证在不同病中的差异；④继承性，继承文献中已有明确含义的中医证名，同时也要结合实践，不断补充和完善[5]。

二、证的分类

关于证的分类方法，纵观具有权威性的证候规范化研究成果，主要存在按照临床各科进行分类和按照不同辨证体系进行分类。由于中医学发展的需要，证的分类不断被细化，证的命名渐趋于精准和规范，也更能体现中医认识病证的思维方式特点。

1987 年出版的《中医证候鉴别诊断学》（赵金铎主编）各论中，包含全身证候、脏腑证候、温病证候、伤寒证候、专科证候（妇科、儿科、外科、耳鼻喉科、眼科）共 311 个证。2005 年出版的《中医证候鉴别诊断学·第 2 版》（姚乃礼主编）各论部分基本按照第一版分类共列 483 个证。第五版统编教材《中医诊断学》辨证部分按照八纲辨证、病因辨证、气血津液辨证、脏腑辨证、经络辨证、六经辨证、卫气营血辨证、三焦辨证分类。1990 年出版的《中医证候规范》（邓铁涛主编）按照基础证、脏腑证、外感证分 3 大类。《中医证候诊断治疗学》（程绍恩、夏洪生主编）包括内科、外科、妇科、儿科、眼科、耳科、鼻科、齿科、咽喉科、老年病科、男科、肿瘤科、热病科等 13 大类证候，其中内科证又分脏腑证候与气血津液阴阳病证，热病证候又分伤寒（六经）证候与温病证候，共列 201 个证。

1995 年国家中医药管理局组织编写的《中医病证诊断疗效标准》将所有证候归于病类下，如中医内科病证、中医外科病证、中医妇科病证、中医儿科病证、中医眼科病证、中医耳鼻喉科病证、中医皮肤科病证、中医肛肠科病证、中医骨伤科病证共 9 类病。如在中医内科病证类目下，规定了中医内科 57 个病证名，细分感冒为风寒束表、风热犯表、暑湿袭表 3 个证候，咳嗽分风寒袭肺、风热犯肺、燥邪伤肺、痰热壅肺、肝火犯肺、痰湿蕴肺、肺阴亏虚、肺气亏虚 8 个证候等。

《中医病证分类与代码（GB/T 15657—1995）》规定了病因证候、阴阳气血津液痰证候、脏腑经络证候、六经证候、卫气营血证候、其他证候 6 大类，收录中医证候名 1889 个；《中医临床诊疗术语 证候部分（GB/T 16751.2—1997）》规定了基本虚证类、基本实证类、虚实夹杂证类、心系证类、肺系证类、脾系证类、肝系证类、肾系证类、脏腑兼证类、卫表肌肤证类、头面官窍证类、经脉筋骨证类、其他证类、期度型 14 个大类，共收录了中医证候名 826 个。两个国标收录的相同证候名术语共 666 条，存在一定的差别。

2005 年全国科学技术名词审定委员会公布的《中医药学名词》在"诊断学·辨证"部分规范了中医证、证候及常见证术语共 385 条。2011 年出版的冷方南主编《中医证候辨治轨范》（修订版），各论部分共列出全身、脏腑、温病、伤寒、专科（包括妇科、儿科、耳鼻咽喉科、眼科、外科）常见证候 300 余条。

2020 年出版的《中医病证分类与代码（修订版）》与《中医临床诊疗术语 第 2 部分：证候（修订版）》整合旧版国标，均规定了八纲证候类术语、病因证候类术语、气血阴阳精髓津液证候类术语、脏腑官窍证候类术语、经络证候类术语、六经证候类术语、三焦证候类术语、卫气营血证候类术语、其他证候类术语、期度类术语 10 个大类，均收录 2060 条证候名术语。新版国标明确规定一个完整的中医证候名术语定义应该具备病因病机、临床表现、脉象、舌象等基本要素，并按照定义规范对所收录证名术语的内涵及其应用场景作出了界定。目前该标准被推广应用于中医医疗、教学、科研及对外学术交流等各领域。

三、证的研究与展望

目前，中医疾病内涵外延边界模糊，诊断标准表达较为笼统，中医疾病与辨证结合会进一步影响诊断标准的规范性。而西医疾病具有明确的诊断标准，与中医病证结合或证的研究相比，在西医疾病结合中医证模式下进行诊断研究，更具有科学性和可操作性，是现阶段中医证的诊断标准规范化研究的主要方式。

系统梳理与深度挖掘大量文献资料是中医证的诊断标准研究的基础。研究团队通常运用手工检索与网络检索相结合的方式，系统收集相关的文献资料，结合文献学研究方法进行统计与分析，提取有效文献信息；运用数理统计分析进行初步筛选，可以获得一定数量的诊断标准条目。临床调研是证的诊断标准研究的必要环节。按照临床流行病学基本原理、设计理念和基本技术操作流程，进行多中心、大样本的临床调研，建立证的诊断标准，可避免由于偏倚而导致的结论不可靠。一般经由行业主管部门组织相关领域中医专家和具有丰富临床经验的医生，以会议论证或调查问卷等形式建立证的诊断标准。目前研究多是在文献研究和/或临床调研基础上，制定专家咨询问卷调查表，通过反复进行专家意见征求，从而制订证的诊断标准。

在证的量化诊断研究领域，学界已形成标准化研究范式：通过文献计量、临床数据挖掘及专家经验萃取三位一体的研究方法，构建多维度的证候相关因素筛选体系，运用频次分析法、德尔菲专家咨询法建立诊断条目池；采用层次分析法（AHP）、主成分分析（PCA）等统计建模技术，结合专家经验赋权法，对入选条目进行权重系数赋值；通过机器学习算法（如支持向量机、随机森林）构建证的诊断模型，结合受试者工作特征曲线（ROC曲线）、贝叶斯判别分析等统计决策方法，科学确定证诊断的临界阈值。值得关注的是，人工智能技术的突破性发展，多学科的交叉渗透融合，正在推动中医证的诊断标准向智能化、精准化方向迭代升级。

参 考 文 献

[1] 任应秋. 中医的辨证论治的体系[J]. 中医杂志，1955（4）：19-21.

[2] 郭振球主编. 实用中医诊断学[M]. 上海：上海科学技术出版社，2013：301-308.

[3] 胡海殷，季昭臣，李楠，等. 中医证候诊断标准研究现状及方法分析[J]. 中华中医药杂志，2021，36（12）：7442-7446.

[4] 朱文锋. 中医常见证诊断标准（上）[J]. 湖南中医药大学学报，2008（5）：3-8，20.

[5] 刘槟，张培彤. 建立中医证候量化诊断标准关键步骤的方法学评述[J]. 中医杂志，2020，61（24）：2204-2208.

第八章 中医诊断客观化研究

中医诊断客观化是指在中医相关理论指导下，运用现代技术手段，结合现代仪器装备，对中医四诊的理论方法进行研究，最终实现中医诊断的客观化。各种诊法分别从不同角度获取病情资料，然后进行综合分析，因此每种诊法提供的信息必须准确，才能确保诊断结论的准确性。传统中医四诊信息具有模糊性和宏观性的特点，客观程度不足，难以保证准确性，往往会导致诊断结论出现偏差。中医诊断的客观化研究为中医诊断的量化和标准化奠定了坚实基础，能够有效减少因医生主观臆断而引发的信息偏差，使诊断更加客观和精准，对于中医临床实践具有重要的现实意义[1]。

第一节 关 键 技 术

一、信 息 采 集

（一）传统传感技术

1. 望诊

图像传感器是利用光电器件的光电转换功能将感光面上的光像转换为与光像成相应比例关系的电信号的仪器。与光敏二极管，光敏三极管等"点"光源的光敏元件相比，图像传感器是将其受光面上的光像，分成许多小单元，将其转换成可用的电信号的一种功能器件。图像传感器分为光导摄像管和固态图像传感器。与光导摄像管相比，固态图像传感器具有体积小、重量轻、集成度高、分辨率高、功耗低、寿命长、价格低等优点。

红外热成像是一种以人体生命热力学理论为指导、以红外热成像技术为基础的医用功能学影像技术。与B超、核磁共振、CT等形态学影像技术完全不同，红外热成像可通过检测局部温度变化，间接反映组织或细胞群的新陈代谢活跃程度，通过接收人体红外辐射强弱信号并进行计算机处理后，以不同颜色表示人体不同温度，反映检测部位的能量代谢情况，具有可视化、可测量的特点。红外热成像仪探测的是人体的红外辐射能，能够动态、连续、全面、重复记录人的体表温度，从时间上（连续性、可重复性）、空间上（全面性、整体性）观察体表温度变化，获得人体热能量结构的信息，早期发现人体机能改变，为临床医生提供参考，并且还能追踪病情发展的变化，为治疗方案的选择提供依据，是一种建立在整体观之上的解读人体"黑箱"的现代化科学工具，具有无创、无损、全面、快捷、价格低廉的优点。

2. 闻诊

闻诊可以分为听声音和嗅气味两部分。

声音传感器又可称为声敏传感器，它是一种把在气体、液体或固体中传播的机械振动转换成电信号的器件或装置。它采用接触或非接触的方式检测信号。声敏传感器的种类很多，按测量原理可分为压电、电致伸缩效应、电磁感应、静电效应和磁致伸缩等。

气体传感器，是指用于探测在一定区域范围内是否存在特定气体和（或）能连续测量气体成分浓度的传感器。主要针对某种特定气体进行检测，测量该气体在传感器附近是否存在，或在传感器附近空气中的含量。如电子鼻是一种可以利用气体传感器阵列的响应图案来识别气味的电子系统，它可以在几小时、几天甚至数月的时间内连续地、实时地监测特定位置的气味状况。

电子鼻主要由气味取样操作器、气体传感器阵列和信号处理系统三种功能器件组成。电子鼻识别气味的主要机理是在阵列中的每个传感器对被测气体都有不同的灵敏度，例如，一号气体可在某个传感器上产生高响应，而对其他传感器则是低响应，同样，二号气体产生高响应的传感器对一号气体则不敏感，归根结底，整个传感器阵列对不同气体的响应图案是不同的，正是这种区别，才使系统能根据传感器的响应图案来识别气味。

3. 问诊

中医问诊在《黄帝内经》《难经》基础上，历经数代，不断完善，为现代问诊的研究和发展提供了丰富的内容和坚实的基础。近年来，随着人工智能等新兴技术的应用，中医问诊智能化研究也进入了快车道。

问诊量表研制技术：以传统中医症状量化为基础，借鉴现代医学和心理学量化分级方法，如流行病学调查法、德尔菲专家咨询法等用于条目设计，因子分析等用于证候量化，例如心系、脾系等专科量表及患者报告结局（PRO）量表。

问诊模型构建技术：结合现代计算机技术，在量表基础上研制问诊信息采集系统。利用人工智能技术，如机器学习、深度学习等构建问诊模型，对采集到的问诊数据进行分析和处理，实现辨证客观化、数字化。

智能化问诊技术：通过 AI 语音问诊等方式收集病史和症状信息，模拟医生与患者的对话过程，引导患者准确描述病情。并对患者的语音内容进行语义分析和理解，提取关键信息，转化为问诊相关的数据。

4. 切诊

切诊包括脉诊和按诊，其中脉诊在历代医者的逐渐发展完善中，成为极具中医特色的重要诊法。

压力传感器在脉象仪的研制过程中最早得到应用，较符合中医"举、按、寻"的诊脉方法，目前应用最广泛，研究较深入。压力传感器主要根据原理分为压阻式、压电式和压磁式 3 种。

压阻式传感器根据电阻率随受力变化而变化的原理制成，利用电阻的变化反映脉力的变化，原理简单、应用广泛，由于不同的应力存在不同的影响因素，故存在一定程度的失真。根据其压力传导介质的不同又分为固态压阻式传感器、液压传感器和气导式传感器 3 种。有研究者使用气导式传感器对脉搏波进行电压信号转换，同时凭借蓝牙技术和集成显示屏实现人机交互，制成便携的可穿戴脉诊设备。

压电式传感器利用压电材料的物理性质，将压力变化转换为电信号。根据其压电材料的不同又分为压电晶体式传感器、压电陶瓷式传感器、压电聚合物传感器和复合压电材料传感器 4 种。压电式传感器在灵敏度、频响、抗扰性、稳定性、软组织声阻抗匹配方面表现较好，但存在成本高、易失电荷等缺点。有研究者设计了一种新型压电薄膜（PVDF）多点脉搏波计算机辅助测试系统，做到了脉搏信号的多点、动态、同步测量，并能多层次全面显示各种脉图，同时进行频谱分析和数字滤波。日本的冈田腾最早使用压电式陶瓷传感器，研制出了对于脉象浮、中、沉 3 种不同压力检测的脉象仪，并阐述了 6 种与之对应的脉搏图像。

压磁式传感器借助磁弹效应，将作用力变换为传感器导磁率的变化，并由导磁率的变化信息输出相应的电信号，结构简单、信号较强，是近几年国际上新兴的传感器。但这种传感器在材料选择和处理等理论和技术上尚需进一步的研究。

光电式传感器：日本研究人员最先利用光电传感器进行脉搏信号的采集，研发了基于光电传感器原理的脉搏描记系统。由于红外线可以透过皮肤、血管而被血液吸收，且单位长度血管内的血容量随血液流动而时刻变化，红外线被吸收量的多少取决于血容量的多少，借助光电传感器测定血容量的变化，再将接收的光信号变换为电信号，从而体现脉搏的信息。有学者采用波导型光学传感器设计脉象仪，其相较于使用电信号的常规方法，能更准确地检测脉象，更容易形成多个通道以及制成更小巧的设备。也有学者借助光电传感器将指尖血容量的改变转换为电信号，做到脉搏波的同步显示及储存，并验证了脉搏波仿真模型的精准度。

超声多普勒传感器：由于动脉脉搏除了具有压力信号和声信号的信息之外，还存在血管容量、血液流速等多项信息，只用压力传感器无法全面反映构成脉象的各项元素。而超声多普勒技术能够检测到除压力搏动以外的上述多项信息。

声音传感器：寸口脉的搏动可以产生次声波，传声器基于声学原理，获取由脉搏振动而引起的次声信号，从而反映脉象信息，具有较好的稳定性和可靠性。有学者设计的脉象检测系统基于驻极体传声器，并采用两种传感器同时采集脉象，发现了传声器声信号与标准脉象信号的一阶导数具有强相关性，说明了借助传声器体现脉象信息的可行性。

软接触式传感器：这种传感器采用仿生学方法，模拟医生的手指进行加压，常用由乳胶膜、空气腔或传感膜、硅油组成的传感器。日本研究人员石山仁等利用胶皮手套和半导体应变计检测和记录脉搏波，以此测定了 20～40 岁青壮年的六部脉搏波。有研究人员使用柔软、具可塑性的导电聚合物制成传感器，研发非刚性脉象仪，并对脉搏波速度进行分析，验证了该系统的可行性。

（二）新型传感技术

应用现代先进的生物医学传感与检测技术实现可穿戴式中医药诊疗设备的研发，不仅可以客观量化中医诊断治疗手段，提高中医临床诊疗效果，而且有利于建立符合中医自身发展规律的新型医疗体系，促进现代中医药的继承、发展与推广。

采用现代生物医学工程的检测技术方法，开展相关中医药诊疗设备的研究，具有深远的意义。亟须开展中医数字化诊断装备、中医气血阴阳、脏腑功能相关的诊断辅助装备、可穿戴式经穴传感装备等研究。这些研究将有利于从整体上探索并阐明传感检测技术与中医药理论及实践的有效接轨方法，切实体现中医药在整体性、个性化、预防性，以及疾病的自我管理等方面的独特优势。

面向中医现代化发展及应用的需求，研发新型可便携式、可穿戴式中医数字化诊疗设备，实现便携式、集成化、小型化，应用更为先进的中医诊疗设备技术，能推动客观、定量化的中医药现代化研究。并在此基础上，基于多参数融合传感，建立对中医气血阴阳、脏腑功能、经穴特性等进行个体化实时测评的诊疗一体化装备和体系，最终为探索合乎中医药自身发展规律的个体化医疗模式奠定基础[2]。

二、信息处理

（一）望诊

图像处理技术在计算机技术快速发展的带领下，取得了很大的发展。20 世纪 60 年代初，图像处理开始作为一门独立的学科出现。其目的是通过计算机对低质量的图像信号进行处理，改善图像质量，提升人们的视觉体验。随后，计算机技术、数学建模和综合医学影像等相关学科的较快发展，引领了图像处理技术的更高质量、更深层次发展。图像处理在医学方面也有很大的应用价值，医学图像处理技术正在向诊断一体化、图像描述定量化、图像三维化、可视化及网络化等方向发展。

中医四诊中的望诊是应用图像处理技术最多的诊察方法。望诊中的面象和舌象可反映人身体健康状况的信息，为疾病的定性定位及预后提供了诊断依据，利用图像处理对图中信号加以提取，可捕捉到人眼不易察觉的身体特征信息，有利于提高望诊的准确性。中医舌诊计算机化的研究经过近几年的不断完善，已经发展得较为成熟，目前已实现通过图像处理对舌形、舌色、舌态、舌苔等特征进行分类。当前面诊客观化主要研究方法是基于信息采集仪器和图像处理对面诊进行研究。随着图像处理技术与相关采集装置性能的不断进步，中医面诊客观化也具备了充分的条件。

1. 面诊

面部与脏腑相关，脏腑的生理病理状况都可通过望面色来了解。刘文兰等从色诊角度研究如何利用数码摄像技术区分亚健康状态人群和乙型肝炎患者，分别对取样人群的手部、面部和舌象进行拍照，检测图像的红、绿、蓝色值，发现受试者中亚健康状态人群和乙型肝炎患者在色诊方面存在明显差别。许家佗等应用数字图像分析技术对不同健康状态的人群进行面色分析，得出健康和亚健康状态的人群面部颜色存在显著差异的结论。

2. 目诊

中医将眼分为五部分，一一对应心、肝、脾、肺、肾，观察眼的各部分形态可用于诊察脏腑的病变。郭锋等通过区域分割、边缘提取、灰度投影、模板匹配、对称变换等方法，对人眼睛的各部分进行精准定位，通过眼球的移动速度、颜色、形状等特征来判断病位和病性。金秋春等通过多通道 Gabor 滤波提取虹膜纹理特征，研究如何提取虹膜上由身体某器官发生病变后产生的变化。朱贵东提出一种基于 Von Kries 色适应的分区颜色校正方法，对眼像色彩偏差进行矫正；通过自适应边缘跟踪实现对白睛络脉的自动跟踪；构建了一个"望目辨证"的数字化实验系统并初步验证其可行性。

3. 手诊

手诊是通过观察人体手的纹路形态、变化、规律，对人体脏腑的健康状态做出推断的一种诊察手段。夏雨取哮喘病患者和健康人的手掌样本，结合轮廓提取、阈值分割、模板匹配等方法提取待诊察区域，初步实现手诊的自动化分析。三岁以下小儿诊脉困难，通常通过指诊来诊察疾病。江梅等采集小儿肺炎指纹图像样本，对图像的 RGB 值进行分析，并对图像进行线性滤波和边缘检测，得到指纹的三关分布图，研究发现肺炎患儿的指纹图像颜色特征与健康儿童之间存在明显差异。

4. 舌诊

舌诊是望诊中通过观察舌头及舌苔的色泽、形态变化来辅助诊断的一个重要方法。舌质和舌苔与人的内脏相关，舌质的变化可反映脏腑的虚实和气血的盛衰，而舌苔的颜色、厚薄可反映脏腑的寒、热、虚、实。舌苔望诊包括望苔色和望苔质两个部分。现在图像处理在舌诊中的应用已经很广泛，并且技术也较为成熟，主要涉及的技术包括舌象分割和舌质舌苔的特征提取。

舌象分割现常见的技术有边缘检测法、颜色与纹理分割法。对于边缘检测法，Zuo WM 等提出了一种极性边缘检测模型，可以有效地提取舌体边缘。对于颜色和纹理分割法，Wu J 等提出一种将分水岭变换与动态轮廓模型相结合的提取舌象区域的方法。

传统的分割算法，如舌诊中的边缘检测、数学形态学等，需要进行复杂的处理后才能确定舌体的完整轮廓，难以获得令人满意的分割结果。然而活动轮廓模型（Snake）为当前图像分割中较成功的一种方法，考虑到舌体形状的大体一致性，可以用活动轮廓模型对舌体进行分割，取得了较好的分割效果。

活动轮廓模型可用具有能量的活动曲线来表示，其对图像的分割过程是活动曲线不断变形的过程，直到曲线上的内部能量与外部能量加权和最小为止，即使得曲线的内力与外力达到平衡状态，其中内力是指使曲线收缩和光滑的弹力，外力是指使曲线向所期望的图像特征外运动的力量，通常在图像分割中用图像灰度的梯度值作为外力。通用的活动轮廓模型只是一个框架，应用时需要结合特定领域的知识，对模型、能量函数等进行专门设计。

（二）脉诊

脉象信号的分析主要指通过计算机或嵌入式智能系统对桡动脉处脉搏压力波（或称脉图）进行的各类算法分析，一般包括脉图信号的预处理、特征提取、模式识别及分类等内容。知识领域涉及时域分析、频域分析、时频分析、智能分析（如人工神经网络、模糊聚类分析）等，其研究结果有助于脉象机制的深入研究、中医脉象客观化以及临床的应用。

1. 时域分析方法

时域分析方法是一种较为传统且在前期研究中应用较广泛的脉图分析方法。它直接通过脉图的形态分析，阐明脉动频率和节律、脉力的强弱、脉势的虚实和脉象形态特征等。主要包括直观形态法、脉象微分图法、多因素图示法等。

目前，在时域分析领域涌现出一些新思路，弥补了以往分析缺乏坚实理论依据支撑的不足，柳兆荣及其脉象研究合作者从血流动力学"反射波"机制出发，以全新的角度来阐述脉搏波的形成机制、表现形式及相关特性参数，力求在脉象分类、诊断分析方法上有新突破。

血流动力学原理的成果及相关的生理事实表明，人体脉搏波在传播过程中存在反射现象。当心室射血产生脉搏波沿着动脉管壁向前传播，前向波传播到动脉管一些特殊部位时，将产生部分反射，前向波和反射波的叠加形成了动脉某部位脉搏波特征形状，也就是通常意义下用压力换能器检测到的压力波形。反射主要发生在外周阻力较大的微小动脉、血管分叉或几何、力学特性不连续部位等处。而大量的微小动脉存在于各个人体组织器官中，因此，组织器官的病变或某些心血管疾病将导致脉搏波反射规律的改变，进而影响脉搏波的波形特征。

2. 频域分析方法

频域分析主要是通过离散快速傅里叶变换，将时域的脉搏波变换到频域，得到相应的脉搏频谱曲线，通过频谱曲线的特征分析，从中提取与人体生理病理相应的信息，为脉象分类提供各种频域特征参数。脉图分析中使用较多的方法包括基本幅值/相位谱分析、功率谱分析、倒谱分析、高阶谱分析等。

3. 时频分析方法

时频表示是把一维信号或系统表示成一个时间和频率的二维函数，时频平面能描述出各个时刻的谱成分，比较适合非平稳随机信号、时变信号的分析，常用的时频表示方法有短时傅里叶变换和小波变换。

（三）闻诊

气味的分析主要包括对气味成分进行定性与定量分析。气味是由多种挥发性物质混合而成，这些化合物成分繁多，化学性质复杂，不稳定易挥发，而且有些气味的组成成分尚不为人所知。分析气味的关键是先将其保持原貌地分离，再进行定性定量的分析，需要运用物理化学方法及高精密度、高灵敏度的分析仪器，对于气味的分析，采取的方法主要有以下三种：

1. 红外光谱法

红外光谱可用于测定和鉴定呼吸气息成分，在此过程中，众多的混合物可在浓度相当低的情况下得以鉴定和定量，红外光谱可以检测碳氧化合物，但某些碳氧化合物的特征吸收峰可能相近，导致区分困难。

2. 气相色谱分析法

这种方法是英国生物化学家、诺贝尔奖获得者A.J.P.Lartin等人于1952年创立的一种新型物理化学分离分析技术：气相色谱技术（GC）。气相色谱技术分析气味，主要是利用混合物在流动相与固定相中有不同吸附能力或其他亲和力的差异，当两相作相对运动时，混合物就分开来。由于这种方法在分析中不发生化学反应，能保持样品的原貌，给气味的分析带来极大的方便，因此是研究者常用的方法。

3. 直接顶空分析法

Green用分子分离器描述了质谱过程，这种分离器有一种除水装置。他对呼吸气息和前臂所发出的气息两种样品进行检测，发现呼吸气息中的浓度远远大于前臂气息的浓度。有学者采用直接注入塑料袋收集呼吸样品,通过气相色谱-质谱来分析甲烷、乙醇、异戊二烯、丙酮、甲醇等成分。这种气相色谱-质谱联用的方法运用最广泛、简便易行,为人体气味的分离提供了合适方法。

三、核心算法

(一)决策树方法

决策树(decision tree)是一类常见的机器学习方法,是通过机器学习,从一系列无秩序、无规则的逻辑关系中推理出一套分层规则,将结局按照概率分布的树形图表达,从而进行精确预测或正确分类。研究人员将决策树应用于中医药领域,发现决策树在疾病风险评估、中医病证的诊断、辨证分型、中药药性或不良反应的预测、证候与理化指标的关联、预后评估和成本-效果分析等方面均有所应用,且其分类和预测结果较为准确,值得今后进一步研究并推广应用。

(二)神经网络方法

人工神经网络是在现代神经学研究成果的基础上发展起来的。它是一种模仿人脑信息处理机制的网络系统,可以实现学习、记忆、识别和推理的功能。它实质上是一种更接近于人脑信息处理机制的计算机系统。根据对舌苔、舌质识别研究的需求,可选择具有良好学习功能的前馈型 BP 网络。BP 算法的学习过程,由正向传播和反向传播组成。正向传播过程中,输入模式从输入层经隐含层处理,并传向输出层,每一层神经元的状态只影响下一层神经元的状态。如果在输出层不能得到期望的输出,则逐层计算实际输出与期望输出之差值,向输入方向传播,将误差信号沿原来的连接通路返回,通过修正各神经元的权值,使得误差信号最小。人工神经网络的应用,可以建立人工智能临床诊疗系统,实现从传统中医向人工智能中医的升级。

(三)支持向量机方法(SVM)

SVM 是一种建立在统计学习理论基础上的机器学习方法,通过学习算法,SVM 可以自动寻找那些对分类有较好区分能力的支持向量,由此构造出的分类器可以最大化类与类之间的间隔,因此有较好的推广性能和较高的分类准确度,是求解模式识别和函数估计问题的有效工具。SVM 既可以解决线性问题又可以解决非线性问题,既可以用于分类,又可以用于回归的经典算法。它的基本模型是在特征空间中寻找间隔最大化的分离超平面,使距离最近的样本点到该超平面的距离尽可能的远。将支持向量机运用到中医辨证施治中可以弥补传统中医辨证中的人为不准确性,有研究采用多级聚类树 SVM 分类器对舌色、苔色进行识别,取得了比较好的效果。

(四)贝叶斯方法

贝叶斯方法是机器学习的一个重要分支,是基于贝叶斯定理的统计学分类方法,具有严谨的数学理论作支撑。通过使用贝叶斯方法对证候和临床症状进行分析识别,便于深入把握其内在联系,为中医理论的学习掌握和临床研究提供有益探索。贝叶斯方法中的两个重要算法朴素贝叶斯分类算法和贝叶斯网络在中医诊断中有广泛应用。例如从《中医诊断学》中以人工方法总结、整理中医诊断的相关数据,可应用于贝叶斯方法;将朴素贝叶斯分类算法应用于中医诊断中,使用 C 语言开发窗体应用程序进行中医诊断中的证候分类研究,实现分类预测、计算预测准确率等功能;突破朴素贝叶斯分类的条件独立性假设,提出利用信息论中条件互信息的概念构造中医诊断的网络结构模型的方法等。

(五)极端梯度提升算法

极端梯度提升算法(XGBoost)是一种高效的梯度提升框架,它实现了梯度提升决策树并在此基础上进行了优化,梯度提升树是一种集成学习方法,通过逐步迭代地训练一系列弱学习器(通常是决策树),每一次迭代都尝试纠正前一次迭代的误差,最终将这些弱学习器组合成一个强学习器。XGBoost 在许多机器学习竞赛中表现出色,因其高效性和强大的预测能力而受到广泛欢迎。XGBoost 算法可以用于中医疾病诊断和疾病发生风险、转归与预后的预测。通过分析患者的各种生理指标,XGBoost 能够辅助中医进行疾病诊断,提高诊断的准确率。在中医证候诊断中,XGBoost 算法与其他机器学习技术一起,被用于构建中医辨证模型。这些模型能够处理分类和归类问题,展现出显著的效果,并在证素相关危险因素的研究中展现出巨大的应用潜力。

第二节 关键设备

一、望诊仪器

(一)色差分析仪

色差分析仪是一款全自动测色差计,用于测量各种颜色及各颜色间的色差值,包括刺激值、色度值、色度空间,具备多种白度公式,如蓝光白度 R457、亨特白度、甘茨白度等,可以测量皮肤的色调、明度和彩度。望诊中,色差分析仪的应用主要体现在颜色诊断方面,也就是中医的"五色诊",通过观察人体皮肤、舌苔、眼白等部位的颜色变化来揭示身体内部的健康状况。

(二)面诊仪

面诊仪通过对人体面部信息的收集和分析,辅助中医进行诊断。面诊仪的主要特点包括非侵入性、快速、准确,能够实时捕捉面部图像,并对其进行分析和诊断。面诊仪可以通过高清摄像头和图像处理技术,观察面部状况,涵盖面部形态、色泽、纹理、表情以及面部病变分析,判断气血运行情况和脏腑功能。此外,面诊仪还能分析面部的表情、眼神、嘴唇等特征,了解情绪状态和精神状况。面诊仪为中医诊疗提供了科学依据,帮助医生更准确地判断健康问题,是中医诊断技术现代化进程中的重要工具。

(三)面诊数字化采集系统

中医面诊检测分析系统从模式识别的角度出发,通过对病人面部图像进行分割,得到面部口唇等部位的颜色、光泽定性定量结果,从数据库中读取面诊信息数据,建立和编辑病例,并对面部图像颜色、光泽和口唇相关信息进行分析和判读,建立中医诊断报告。

(四)舌诊仪

舌诊仪通过图像采集装置获取舌面图像,并进行存储、处理和分析,进行中医诊断。舌诊仪通常由主机、图像采集装置和光源组成,能够自动采集舌面图像,并通过数字化平台与标准化方法还原,使舌象真实再现。舌诊仪采用高频荧光恒定光源系统技术,确保采集环境稳定,满足舌象的色彩还原性、示真性和可重复性的要求,其主要功能包括对舌象特征信息的提取与处理,实现客观量化的舌象分析。运用国际照明委员会(CIE)色差公式和支持向量机(SVM)、动态形状模型(ASM)等多项成熟先进技术,对舌体图像的颜色、纹理、轮廓进行特征提取。此外,舌诊仪还能提供舌质颜色 RGB 值,舌苔颜色 RGB 值,舌苔面积等有关数据,并能自动生成病人病历和舌象诊断报告。目前,舌诊仪的研发比较成熟,如积分球式中医舌象分析仪、TDA-1 小型手持舌诊仪、新型中医舌诊 3D 成像仪等。

二、闻诊仪器

（一）二十五音分析仪

二十五音分析仪是一款基于《黄帝内经》中五脏相音理论开发的中医诊断设备。它利用现代科技手段，通过捕捉和分析声音的频率，将传统中医的闻诊方法量化和客观化。该设备能够精确识别和分析声音，为中医诊断提供科学依据，增强了诊断的准确性。二十五音分析仪不仅在中医领域有广泛应用，也为声学研究和语音识别等领域提供了新的技术手段[3]。

（二）电脑音频分析仪

电脑音频分析仪是一种专业的音频测量工具，它能够对音频信号进行深入分析，包括频谱分析、频率响应测试和时域波形分析等。电视音频分析仪通过数字信号处理技术，如快速傅里叶变换，将时域信号转换为频域信号，以图形方式理解音频的频率成分。

（三）声图仪

声图仪是一种先进的声学仪器，它能够将声音信号以频率、时间和强度三维记录的方式进行分析，所记录的图形被称为"声图"。如果分析的声音信号是语言，则称之为"语图"。声图仪主要用于分析各种病理嗓音的特征，可以作为客观记录比较各种治疗方式效果的工具，声图仪的应用使得中医闻诊更加客观和精确，有助于医生从声音的频率、强度和持续时间等方面进行量化分析。

（四）电子鼻

电子鼻是一种模拟人类嗅觉的高科技仪器，它通过传感器阵列对气体进行检测和识别。电子鼻的工作原理是利用气敏传感器阵列对气味的广谱响应，通过信号预处理和模式识别分析方法，实现对气味的定性或定量分析，用于分析患者呼出气体中的挥发性有机化合物，诊断疾病。嗅气味的部分可以通过电子鼻技术进行客观化和量化。这种技术的应用使得中医闻诊更加科学和精确，有助于提高诊断的准确性。

三、问诊仪器

（一）问诊仪

李灿东团队开发的中医智能问诊仪，依据朱文锋《证素辨证学》，精选知识库、问题库及辨识算法设计而成，操作简单，使用方便，能够快速地诊断出人体的寒、热、虚、实，为广大人民群众提供初步动态的健康状态检查和科学养生的预防保健服务。适用于家庭、社区卫生服务中心、乡镇卫生院、美容养生会所等机构，普适性广。

（二）问诊系统

问诊系统可以辅助医生全面、规范、准确地完成诊疗业务。问诊系统以国家中医诊疗规范为基础，以人工智能中医推理辨证为路径，依托海量医学知识库，通过人机交互的形式模拟医生问诊过程，为医生提供结构化预问诊症状信息总览，在诊疗过程中提供符合中医临床思维的辅助决策支持服务。

四、脉诊仪器

脉象仪是中医脉诊客观化研究的重要工具，脉象仪通过高精度传感器捕捉人体脉动数据，模拟传统中医"寸口三部分候脏腑"的测试法,实现脉象信息的采集与分析。这种设备通常由脉象传感器、脉象预处理单元和计算机信号处理单元等几个部分构成,能够实时显示和存储数字化脉波信号,并自动判读脉象的位、数、形、势等特征参数。

现今的脉象仪使用的传感器据工作原理可分为机械式传感器、压力式传感器、光电式传感器、超声波传感器和传声器等类型。应用机械式传感器的脉象仪最早面世,但由于其在自动控制方面的不足,在研究中也受到限制。机械式和压力式传感器属于接触式传感器,光电式、超声波传感器以及传声器属于非接触式传感器。非接触式传感器的工作原理并不符合中医的指按切脉法,但也从侧面为脉诊的客观化研究提供了一种思路。另外,以纳米和石墨烯技术制成的传感器以及时空域脉搏信号检测方法也在近年开始出现。

脉象仪的主要功能包括中医脉象图形数据采集、脉象数据分析、可调节压力实时显示波形、智能采集引导以及数据优劣判断。它能够对脉象信号进行时域、频域分析,并提供脉象要素分析,针对流利度、紧张度、脉位、脉力、脉率、均匀度等脉象要素进行分析判读。此外,有些脉象仪还能判读多种单项脉以及相兼脉,支持数据编辑、导入、导出和报表打印。

第三节 四诊客观化研究思路

一、望诊客观化研究思路

望诊,是指医生通过视觉对人体的全身、局部及排出物等方面进行有目的的观察,以了解健康状况,测知病情的方法。目前,在望诊的相关客观化研究中,以舌诊和面诊比较具有代表性。

(一)舌诊

1. 推进舌诊客观化的相关理论研究

在舌诊客观化的相关理论研究中,首先,有关图形、颜色等的现代研究推进了舌诊的客观化研究。同时,部分专家用生物全息理论从宏观层面上解读舌诊,认为舌作为相对独立且完整的独特感觉器官,是比体细胞更高级的全息胚,具有相应的生物体完整的信息区域性。因此,中医舌诊是将人体舌部划分为不同区域以反映全身相应脏腑组织生理病理变化的诊断方法,吻合任何一个独立且完整的局部均近似于全身整体的等比缩影的生物全息观。

2. 舌诊仪的开发与诊法信息处理规则的建立

目前,舌诊仪的开发研究已经取得了一定进展,当前可实际应用的舌诊仪种类繁多,ZBOX-I型中医舌诊仪使用次数最多,临床应用较广泛。如有研究采用舌头图像分析系统(TIAS)采集到患者舌象 300 张,根据带有聚类标识符和红色范围的 SVM 分类器分析舌象,由测量结果推论出线性核是能通过结合最大颜色距离和像素覆盖区域标识符分离出淡红色、红色和深红色舌头的最佳核。也有研究认为中值滤波是一种非线性平滑技术,其在去噪的同时能够有效保护图像的边缘信息,是舌象图片处理中较好的去噪方法。还有利用高光谱图像技术采集舌象,与以往数码相机相比,前者可同时采集几百个不同光谱波段下的成像信息,使得舌象信息更加丰富[4]。

有学者采用聚类算法得到舌象代表色,运用颜色矩、颜色直方图及舌象阈值算法提取舌象特征,通过分割算法建立舌象苔质分割模型,发现基于改进的 PSO 优化混合核 SVM 分类模型的分类效果比随机森林模型和 Logistic 回归模型更好。有学者采用新的颜色通道对舌象进行初步分割,提出基于连通域数量的自适应舌像拼接方法,并利用基于凸包的几何特征识别舌体的齿痕。有学者利用 snake 模型对于小区域分割的高准确度优势分割舌象,并基于 RGB 颜色空间,通过对"湿寒证"和"湿热证"2 种舌象的检测与对比,取得对病证良好的检测效果。这些研究为中医舌诊现代化、精准化提供了更有效的技术支持,促进了中医舌诊在世界的客观化发展。

3. 舌象特征的现代化解读

现代科技可以从微观分子层面解读中医舌诊的形成机制,推进舌诊的客观化,并为临床的进一步研究奠定了基础。如有研究发现 EGF 基因 SNP 位点的基因型可能与胃癌患者的舌苔形成相关,rs4444903 GA/AA 基因型的弥漫型胃癌患者灰黑苔比例升高。有研究发现,特定舌象特征与慢性胃炎舌苔菌群也有一定的关联,如腻苔与蓝细菌、绿弯菌门和酸杆菌门呈正相关,滑苔与绿弯菌门、蓝细菌、螺旋菌门呈正相关。也有研究发现,不同舌象特征的普通型患者,其实验室指标也存在差异,红舌、厚苔、燥苔、黄苔患者 C-反应蛋白(CRP)偏高,而白介素-10(IL-10)下降,瘦薄舌患者白介素-6(IL-6)升高,裂纹舌患者心肾功能损害更为严重。

（二）面诊

由于面诊在临床中容易实施,自古以来就得到重视,随着现代面部识别技术的发展,面诊的客观化也得到了进一步推进。面诊现代化研究主要技术有光学技术、光电容积技术以及数码相机拍摄结合图像处理与智能模式识别等技术,涉及内容包括采集环境设置、面部区域定位与分割、面部特征提取与识别等方面。如有研究利用图像处理技术提出了一种面色分类中基于多颜色空间融合的块均值特征提取方法,综合 HIS 和 Lab 两种颜色空间模型在颜色特征提取方面的准确度和优势,自动实现面色的量化分类。在特征处理方面,有采用椭圆肤色模型和主动外观模型算法对面部皮肤进行感兴趣区域分割,并基于红绿蓝色彩模式(RGB)空间、六角锥体模型(HSV)空间及局部二值模式(LBP)特征等对各区域进行颜色与纹理特征提取,该方法的面色识别率可达 89.08%。

面诊中多采用卷积神经网络或支持向量机模型实现分类模型的构建,当面部特征采取深度神经网络自动提取时,则通常用 Softmax 实现最终的分类识别。当训练数据不充分时,多采用无监督方法或迁移学习以在小型数据集上得到较好的体质识别效果。有研究以中医面色诊断理论为基础,提出基于面部多特征融合的中医面色自动诊断算法,利用深度学习方法实现面部图像的关键点识别和感兴趣区域的自动分割,经过椭圆肤色模型判别后计算颜色、纹理、口唇等相关特征值,使用 KNN、SVM、BP 神经网络等机器学习方法对提取到的面部特征进行分类识别。结果提示,融合多特征的面诊分类方法有较高的准确率,与传统方法相比有一定的优势。也有研究基于人脸检测、人脸 68 个特征点定位技术,提出人脸的 8 个局部感兴趣区域的提取方法,并采用两批训练集对卷积神经网络、支持向量机、K-means 算法进行模型构建并分析 3 种模型识别面色的准确率,得出在小样本的情况下,卷积神经网络与支持向量机对面色识别的效果较好,当样本量增加到 1230 时,卷积神经网络的准确率提高为 95.107%[5]。

二、闻诊客观化研究思路

闻诊是通过听声音和嗅气味以了解健康状况,诊察疾病的方法。随着现代科学的发展,对声音和气味的相关研究为闻诊的客观化奠定了良好的基础。

（一）声诊

1. 推进声诊客观化的相关理论研究

结合现代有关声音的科学研究,许多学者对声诊客观化的理论进行了研究。如有学者还原《扁鹊镜经》,扁鹊运用呼吸音、禀音和脉音三种人体音律表现,通过精细严格的深度分析和音舍识别,充分运用归藏技术和奇恒诊法,开创了精密细致、精练完整的扁鹊分析医学技术。

2. 现代技术在声诊中的应用

有研究以四诊合参辅助诊疗仪为辅助,采集相关文本,通过声波分析软件进行频域等分析,发现根据声频频谱可辨识帕金森病患者的五行体质属性。还有研究使用统计学习方法，分析用声图软件得到的患者咳嗽音的声学参数，研究其特征和疾病部位、中医证候的相关性。

闻诊研究中主要采用统计学习、机器学习或深度学习方法构建声音分类或语音识别的模型。近年来常见的做法就是采用卷积网络、统计学习、支持向量机、AdaBoost、随机森林和 J48 决策树等算法进行声音分类或实现声音与疾病部位、中医证候的相关性分析，并辅以不同的降噪技术以提高诊断准确率。有研究用短时傅里叶变换对采集的元音信号进行时域到谱域的转换，再使用卷积网络对频谱图进行特征提取和声音分类，用于体质虚实的判断。

（二）嗅诊

现有智能嗅诊技术多分析患者的口腔呼气，其过程主要包括气体取样、气体成分分析和疾病诊断三个步骤。目前国内中医嗅诊仪和相关技术成果较少，如李灿东和林雪娟团队对 618 例慢性胃炎患者运用证素辨证方法，进行病性证素诊断与分组；运用基于阵列式气体传感器技术的医用电子鼻采集口腔呼气的气味图谱，选择气味图谱响应曲线的振幅和斜率作为图谱特征参数，发现运用电子鼻可以初步判断慢性胃炎常见病性证素间的气味差异。国外学者则将辨识气味智能技术主要用于哮喘、癌症、肺结核等多类疾病的诊断。目前新加坡研制出 Breathonix 嗅诊仪，嗅诊方面则多采用逻辑回归、支持向量机、卷积网络或迁移学习等方法构建模型进行气味辨别、证候辨识。

三、问诊客观化研究思路

问诊智能化基于对问诊数据的挖掘来确定证型与症状之间的关系，目前常用的方法就是参照"十问歌"或利用推荐算法进行中医问诊提示，因此需要准备问诊数据集。目前已有的真实问诊数据集包括冠心病、缺血性中风病和慢性疲劳综合征等病症，并已标注了症状与证型的关联关系。问诊中特征提取的方式主要有：采用硬编码规则、利用统计量或设定阈值进行特征筛选，及采用机器学习的特征降维方法或神经网络方法进行特征选择。如有研究使用门限卷积变分自编码器对中医病例文本进行特征表示。也有研究着眼于中医问诊建模工程，指出问诊建模的关键是特征选择，是从海量的问诊信息中获取最佳的特征子集。还有研究构建中医问答语料库，采用将单词转为向量的方法（Word2Vec）构建词向量模型、利用长短期记忆网络（LSTM）提取句子特征向量并用于问题-答案检索。问诊研究中，分类诊断模型多采用极限学习机、症状关联网络、深度森林进行建模。相关研究表明深度森林算法相较其他常用算法，在多标记评价指标和单个证型的分类准确率方面占有优势，能够有效解决中医问诊证候分类问题。如用经典人工智能算法和多标记分类算法对 1146 例中医健康状况数据进行分析和对比。

四、脉诊客观化研究思路

（一）推进脉诊客观化的相关理论研究

随着脉诊的相关生物物理等技术的发展，脉诊的客观化研究也得到了大力推进，首先在相关理论研究方面有所进展。如在传统中医理论的指导下探讨用脉诊的方法诊断慢性胃炎的临床意义，运用金氏脉学的数学模型公式计算并确定了慢性胃炎的确诊概率，表明金氏脉学定性、定位、定量的诊法是对传统脉学的创新和发展，在疾病的临床诊断中具有一定的价值。

（二）现代技术在脉诊中的应用

现代先进的生物力学、传感、大数据分析技术在脉诊客观化研究方面也得到了应用。如有研究利用三维石墨烯应力传感器,将脉搏信号转变为电信号,分析了脉象检测探头的稳定性能,并将其应用于脉象的检测,为脉诊仪的传感器设计提供了新思路。韩国的相关研究则利用增材制造的压电聚偏二氟乙烯-三氟乙烯动态压力传感器测量桡动脉脉搏波,检验其是否可以达到适合临床使用的准确性和可靠性水平,为脉诊仪的研发提供了新思路。也有研究根据中医脉象生理信号的采集原理和特点,研制了一种可将脉象生理信号进行完整客观化采集的专用触力传感器组件,该传感器可采集人体寸口部位的脉象幅度和宽度信号,能同时进行三部九候的脉象采集,并与临床中医专家的诊断结果进行对比,提示脉诊仪可以较好还原人工脉诊效果。也有基于物联网设计研制的便携式检测系统,有效改善了现有脉象仪存在的弊端,更易于临床推广应用。综上所述,目前专家学者们对脉诊仪的研发主要集中在模拟人工脉诊、新式传感器研究和便携等方面。

除此之外,临床医学工作者们能用基于传统理论设计的脉诊仪来收集临床诊断信息,建立完善的脉诊数据库,这也是脉诊客观化、普及化的关键一环。有研究为探究脉诊客观化在慢性荨麻疹群体中的价值及可行性,从中医角度为荨麻疹建立科学、客观化的分类,使用上海道生 DSO1-A 型舌面脉信息采集体质辨识系统采集被皮肤科确诊为荨麻疹患者的人群的脉象与脉图特征,发现脉图与患者相关临床证候有显著相关性,证明脉诊客观化指标可以作为慢性荨麻疹的客观参考指标,肯定了脉诊客观化的临床价值。有研究为探索中医脉诊的科学意义及临床价值,观察胃肠道虚实状态下人体相关生理指标、主观感觉与脉象之间的关系,通过多普勒超声检测技术、脉诊仪等现代化生理检测仪器采集数据后,发现胃肠道内容物的充盈与虚赢在趺阳脉和寸口脉上具有规律性、差异明显的反应,该研究通过脉诊客观化证明了传统脉诊对阳明胃腑疾病的诊断与治疗的价值。

近年来,四诊的客观化研究已取得较多成果,尤其在舌诊、面诊、脉诊等中医诊法的客观化研究领域发展迅速。当前已形成较多成熟的研究思路,如多学科交叉融合发展基础上的中医诊断仪器开发与信息处理规则研究。随着现代智能设备及相关技术的发展,中医现代诊断设备将向精准化、标准化、小型化方向发展,且形成集临床诊断信息采集、处理、分析于一体的综合系统与设备。但目前在中医诊断现代理论发展方面仍有不足,欠缺成熟的病证诊断客观化标准体系,未能促使中医现代诊断设备在临床的大规模应用,如红外热成像等技术与中医诊断理论的结合也多处于实验验证阶段。中医诊断客观化研究的发展应首先考虑其临床实际应用价值,科学对待其客观化指标与临床病证的联系,以实现中医传统诊断方法在现代新的飞跃。

参 考 文 献

[1] 李灿东,翁慧,魏佳,等. 中医诊断的思维原理[J]. 天津中医药,2020,37(1):14-17.
[2] 徐佳君,雷黄伟,高新皓,等. 人工智能与中医诊断技术[J]. 天津中医药,2021,38(5):560-564.
[3] 余菲,金雷. 五音分解法可作为中医诊断设备的新数学模型[J]. 中华中医药杂志,2016,31(9):3799-3802.
[4] 王忆勤. 中医诊断技术发展及四诊信息融合研究[J]. 上海中医药大学学报,2019,33(1):1-7.
[5] 戚沁园,陈长青,郭建茹,等. 热红外技术在中医诊断中的应用[J]. 世界科学技术(中医药现代化),2011,13(6):1027-1031.

第九章 中医诊断标准化研究

第一节 中医诊断标准化的内涵

中医药诊断标准化是中医药事业发展的重要组成部分，对引领和支撑中医药事业发展具有重要意义。其内涵主要体现在中医诊断标准的确立以及中医诊断标准规范化[1]。

一、中医诊断标准的确立

中医诊断标准是指在中医理论指导下，对疾病与证的诊断依据、诊断方法、诊断术语以及诊断程序等所作出的规范性规定。它是临床诊疗工作中，中医医师进行疾病诊断和病情判断的共同准则和依据。

中医诊断标准的形成是一个漫长而复杂的过程。它在继承传统中医理论和临床经验的基础上，结合现代医学知识和科研方法，经过反复实践和不断修订完善而逐渐形成。具体而言，诊断标准的制定通常包括以下步骤：①文献研究：系统梳理古今中医文献，整理相关病证的诊断依据和辨证要点。②专家论证：组织中医临床专家、理论专家进行多轮论证，形成初步标准草案。③临床验证：在全国范围内选择代表性医疗机构进行临床验证，收集反馈意见。④标准起草：根据临床验证结果，修订完善标准内容，形成送审稿。⑤征求意见：向各级医疗机构、科研院所广泛征求意见。⑥专家评审：组织权威专家进行最终评审。⑦发布实施：由国家中医药管理局或中华中医药学会等权威机构正式发布实施。

目前，我国已发布了一系列中医诊断标准，如《中医病证诊断疗效标准》《中医内科常见病诊疗指南》等。这些标准通过国家标准（GB）、行业标准（ZY）、团体标准（T/CACM）等形式发布，并在临床实践中不断完善和更新。

二、中医诊断标准规范化

中医诊断标准的规范化应立足于中医理论体系，结合四诊合参的诊断方法和丰富的临床实践经验。同时，积极引入流行病学、循证医学、生物统计学、数据挖掘与机器学习、生物医学工程、德尔菲法等现代科学研究方法，力求可操作性和实用性。

理论上，经过规范化方案所转化的中医诊断标准体系应是一个结构化、规范化、图表化、适度量化且电子化的体系。该体系应涵盖病/证的名称、定义、诊断依据（核心症状、体征、舌象、脉象及辅助检查）、辨证要点、诊断方法、诊断程序、鉴别诊断、诊断术语及附录（如：图谱、量表）等要素，为临床医师提供清晰、简便、科学、可靠的诊断依据和操作指南。

中医诊断的规范化具体内容主要包括术语规范化、方法规范化、技术规范化以及流程规范化等方面。

（一）术语规范化

统一中医诊断术语是规范化的基础。通过制定《中医临床诊疗术语》等标准文件，规范疾病名称、证候名称、症状描述等术语的使用，确保不同医生在描述症状、体征和病机等内容时使用一致的词汇。

（二）方法规范化

规范中医诊断的基本方法，特别是望、闻、问、切四诊的操作流程和标准。制定详细的四诊操作规范，明确各诊法的具体操作步骤、注意事项和记录要求，确保诊断过程的一致性。

（三）技术规范化

推广和使用标准化的诊断工具和技术，如脉诊仪、舌诊仪等现代诊断设备。制定相关技术操作规范和质量控制标准，提高诊断的客观性和准确性。

（四）流程规范化

规范诊断流程，从接诊、病史采集、体格检查到诊断结论的形成，确保每个环节都有明确的标准和操作规范。同时，注重诊断与治疗的衔接，使诊断结果能够为后续的治疗方案提供准确依据。

第二节 中医诊断标准分类

一、国 际 标 准

（一）ISO 发布的中医诊断相关标准

国际标准化组织（International Organization for Standardization，ISO）是目前世界上最大、最权威的国际标准化专门机构，是开展国际标准化活动的最主要的机构之一。2009 年，在中国、日本、韩国、澳大利亚等十余个国家的积极努力下，ISO 成立了 TC249 中医药技术委员会，并将秘书处设在中国，这是我国在国际标准化领域的实质性突破。在国家卫生与计划生育委员会及国家中医药管理局等部门的大力支持下，中医药国际标准化工作有序开展[2]。

目前，ISO/TC249 已发布中医药国际标准 111 项，其中涉及中医诊断的国际标准有中医诊断的术语标准、中医健康信息采集的术语标准和舌脉诊仪器的技术标准（表 9-1）。

表 9-1 ISO/TC249 发布的中医诊断相关国际标准

序号	标准名称
1	ISO 18615：2020 Traditional Chinese medicine — General requirements of electric radial pulse tonometric devices
2	ISO/TS 23961-3：2024 Traditional Chinese medicine — Vocabulary for diagnostics — Part 3：Abdomen
3	ISO 22894：2020 Traditional Chinese medicine — Pulse waveform format
4	ISO/TS 5568：2022 Health informatics — Traditional Chinese medicine — Labelling metadata of human biological sample information
5	ISO/TS 6304：2022 Traditional Chinese medicine — Categorial structure for disorders
6	ISO/TS 5346：2022 Health informatics — Categorial structure for representation of traditional Chinese medicine clinical decision support system

续表

序号	标准名称
7	ISO/TS 20498-4：2020 Traditional Chinese medicine — Computerized tongue image analysis system — Part 4：Peripheral visual instruments
8	Computerized tongue image analysis system — Part 5：Method of acquisition and expression of tongue colour and tongue coating colour
9	ISO 23961-1：2021 Traditional Chinese medicine — Vocabulary for diagnostics — Part 1：Tongue
10	ISO 23961-2：2021 Traditional Chinese medicine — Vocabulary for diagnostics — Part 2：Pulse

（二）WHO 制定的中医诊断相关标准

世界卫生组织（World Health Organization，WHO）在医药领域的工作主要包括制定临床实践指南、发布技术操作标准及统一疾病统计口径。

2007 年 10 月 16 日，由世界卫生组织西太区组织协调，以中国专家为主，韩、日等国家专家共同参与制定的《WHO 西太平洋地区传统医学名词术语国际标准》正式颁布，成为传统医学发展历程中的一座里程碑[3]。《WHO 西太平洋地区传统医学名词术语国际标准》中涉及中医诊断的术语包括：望诊、闻诊、问诊、切诊、八纲辨证、病因辨证、气血辨证、津液辨证、脏腑辨证、各科辨证、六经辨证、卫气营血辨证、三焦辨证，其中症状和体征术语 400 条，证候术语 400 条，病名术语 500 条。

2019 年召开的第 72 届世界卫生大会审议通过了《国际疾病分类第 11 次修订本》（ICD-11），首次将起源于中医药的传统医学纳入其中，包括一个题为"传统医学病证——模块 1"的补充章节，将起源于古代中国且当前在中国、日本、韩国等国家普遍使用的传统医学病证进行了分类。WHO 将有关传统医学的补充章节纳入《国际疾病分类》，使人们首次能够统计传统医学服务和就医情况，评估其形式、频率、有效性、安全性等，并可与主流医学和研究进行对比，有助于中国建立与国际标准相衔接并体现中国中医药卫生服务信息的统计网络。

2022 年 3 月，《WHO 中医药术语国际标准》正式发布，这是 WHO 总部第一次正式向 194 个成员国发布中医药术语的英译标准，为中医药的标准化、国际化提供了统一的中英对照蓝本，对推进中医药国际化交流、信息化建设等起到重要保障作用。《WHO 中医药术语国际标准》中收录 464 条中医诊断术语。

（三）WFCMS 制定的中医诊断相关标准

世界中医药学会联合会（World Federation of Chinese Medicine Societies，WFCMS）先后制定出版了组织内部使用的教育类、基础类中医药国际组织标准多项。该组织已发布的中医药标准中，既有技术标准，如中医药名词术语的不同语种标准等基础通用标准、中医药和针灸相关的方法标准等，也有中医药教育和医师技术职称分级等管理标准，是中医药标准体系建设过程中的重要推动力量。WFCMS 发布的中医药名词术语标准中涉及中医诊断相关的词条 1354 条，其中诊法 720 条，辨证 634 条。此类中医诊断相关词条具有系统性、规范性和国际化的特点，例如，《中医基本名词术语中英对照国际标准》（第 2 版）为每个词条增加了术语定义，涵盖中医诊断学等多个领域，词条包括中文名称、汉语拼音、英文对应词及中英文定义，如"舌诊"（Tongue diagnosis）和"脉诊"（Pulse diagnosis）；又如《国际中医药名词术语标准编制通则》，该标准规定了中医药术语标准的编制原则，强调术语的准确性、规范性和统一性，其中涉及的中医诊断术语分类包括舌诊、脉诊、八纲辨证等。此外，WFCMS 还发布了其他多语种对照标准，如《中医基本名词术语中法对照国际标准》，进一步推动了中医诊断术语的国际化。

二、国 家 标 准

国家标准是指由国家机构通过并公开发布的标准，全国范围内适用，其他各级标准不得与国家标准相抵触。国家标准是标准体系中的主体，分为强制性国家标准和推荐性国家标准。中医诊断方面的国家标准以推荐性国家标准为主。

推荐性国家标准是对满足基础通用、与强制性国家标准配套、对各有关行业起引领作用等需要的技术要求所制定的标准，由国务院标准化行政主管部门制定。推荐性国家标准的编号由国家标准代号（GB/T）、顺序号和年代号构成。

目前，市场监管总局已制定中医药推荐性国家标准77项，其中所涉及的中医诊断标准包括《中医病证分类与代码》（GB/T 15657）、《中医临床诊疗术语 第1部分：疾病》（GB/T 16751.1）、《中医临床诊疗术语 第2部分：证候》（GB/T 16751.2）、《中医基础理论术语》（GB/T 20348）等。在现行的中医诊断国家标准中，《中医病证分类与代码》因其广泛应用于中医医院的病案管理、医保结算等领域，实用性极强，而沿用至今，《中医临床诊疗术语 第1部分：疾病》和《中医临床诊疗术语 第2部分：证候》也因其规范了中医诊疗术语，提升了临床实践的规范性，所以仍在应用。然而，部分标准如《中医基础理论术语》因内容较为抽象，实际应用场景有限，实用性较低。

三、行 业 标 准

行业标准是指没有推荐性国家标准、需要在全国某个行业范围内统一的技术要求，是对国家标准的补充，也是在全国范围的某一行业内统一的标准。

中医药行业标准由国家中医药管理局组织制定，报国家标准化管理委员会备案。包括中医、中西医结合、针灸、中药、中药材种子（种苗）及保健服务6个标准化技术委员会。

目前已制定中医药行业标准10项，其中涉及中医诊断标准的行业标准包括《中医病证诊断与疗效评价规范制修订通则》（ZY/T 10—2024）、《中医病证诊断疗效标准》、《中医体质分类与判定》（ZYYXH/T 157—2009）、《亚健康中医临床指南》（ZYYXH/T 2—2006）等。在现行的中医诊断行业标准中，因《中医病证诊断疗效标准》为中医临床诊疗提供了系统化流程和规范化术语与诊断标准，所以广泛应用于中医临床实践，实用性极强，沿用至今；《中医体质分类与判定》在中医健康管理和治未病实践中具有较高实用性。然而，《亚健康中医临床指南》因亚健康概念的模糊性和主观性，实际应用效果有限，目前虽未明确提及哪些具体标准被废止，但部分标准可能因适用性不足、技术落后或政策调整而被废止。

四、团 体 标 准

团体标准是由团体按照团体确立的标准制定程序自主制定发布、由社会自愿采用的标准。社会团体可在没有国家标准、行业标准和地方标准的情况下，制定团体标准，快速响应创新和市场对标准的需求，填补现有标准空白。团体标准编号依次由团体标准代号（T）、社会团体代号、团体标准顺序号和年代号组成。

中医药方面的团体标准主要由各学协会组织制定，目前中医药领域多个学术团体或行业协会已经开展团体标准研制工作，如：中华中医药学会、中国中西医结合学会、中国中药协会等。目前已制定中医药团体标准2500余项，主要涉及中医、针灸、中药材、种子种苗、信息技术、养生药膳指南等内容，在现行的中医诊断团体标准中，例如2024年1月23日由中华中医药学会发布的《原发性肝癌中医诊疗指南》（T/CACM 1575—2024），为原发性肝癌的中医辨证提供了科学依据，而山东中医药学会发布的《正常高值血压常见中医证候临床诊断标准》则填补了中医在高血压管理中的空白，均展现了较强的实用性。此外，2024年1月28日由中华中医药学会发布的《特发性膜性肾病痰瘀互结证诊断规范》（T/CACM 1562—2024）进一步完善了中医证的诊断体系，为临床实践提供了明确的指导。

五、地方标准

地方标准是指为满足地方自然条件、风俗习惯等特殊技术要求，省级标准化行政主管部门和经其批准的设区的市级标准化行政主管部门在农业、工业、服务业以及社会事业等领域所制定的标准，由省、自治区、直辖市人民政府标准化行政主管部门编制计划，组织草拟，统一审批、编号、发布，并报国务院标准化行政主管部门和国务院有关行政主管部门备案。地方标准在本行政区域内适用，编号由地方标准代号、顺序号和年代号三部分组成。省级地方标准代号，由汉语拼音字母"DB"加上其行政区划代码前两位数字组成；市级地方标准代号，由汉语拼音字母"DB"加上其行政区划代码前四位数字组成。

目前各省区市已制定中医药地方标准1000余项，涉及中医药临床诊疗、科研管理、服务，以及中药材种植、生产加工、检验、鉴定、包装等内容。现行的中医诊断地方标准在推动中医药规范化、科学化和地方特色发展方面发挥了重要作用。例如，江苏省发布的《中医治未病诊疗路径规范》中规定了中医治未病的标准化诊断路径工作流程，包括健康信息采集、未病状态辨识与评估、治未病干预后再辨识与评估等内容，为基层医疗机构提供了明确的诊断路径与诊断标准，具有较高的临床实用性，且由于治未病理念的长期性和重要性，该标准仍在长期频繁沿用中。吉林省发布的《脑卒中后失眠中医诊疗规范》系统规定了脑卒中后失眠的中医诊断标准，其优点在于系统性和全面性，为临床提供了明确的辨证分型，同样具有较强的实用性。

第三节 中医诊断标准化研究内容

一、中医诊断名词术语标准化

名词术语标准是标准化工作中最基础的内容。术语标准既是中医药标准化工作者相互沟通的语言，又是理解和指导中医药标准化工作的依据。名词术语标准是中医药标准体系的支撑和起点，是保证标准体系统一性、权威性的首要条件，也是促进中医药走向国际的重要内容。

中医药学历史悠久，中医药名词术语多为古代汉语，中国传统文化特色浓厚。加上我国地域辽阔，方言众多，少数民族医学、外来医学的影响并存，有相当部分的中医药名词术语外延宽泛，内涵不清，常出现一词多义、一义多词，词义演变等现象，这使得中医药名词术语标准化工作的任务异常艰巨。

（一）中医诊法名词术语标准

中医症状术语的标准化及其内涵的准确表达，是整个中医临床体系规范的前提和基础，也是提升中医药学术发展水平、进行学术交流亟待解决的关键问题之一。

当前中医症状术语的标准化研究仍存在若干亟待解决的问题。首先，由于缺乏对中医历代文献的系统性研究和全面梳理，症状术语的来源考证、历史演变轨迹及其正异名关系尚未得到充分的阐释。其次，术语体系本身存在结构性缺陷，主要表现为症状概念的界定模糊、内涵与外延不清、分类维度交叉混杂、术语层级关系紊乱以及术语间缺乏语义关联网络支撑。再次，现有术语集功能性层面呈现出容量局限、可重用性差、专科覆盖失衡等问题，特别是大量具有中医辨证特色的症状表述仍散佚于古籍文献而未获得有效挖掘整理，这些系统性缺陷使得现行中医症状术语体系难以充分满足现代医疗实践、教学传承、科研创新及国际学术交流的多元化需求。

随着电子病历、电子健康档案等医疗信息技术的深度应用，中医大数据分析、人工智能辅助诊疗、"互联网+中医"等新兴领域正日益受到行业关注。这些技术的有效运作亟需构建包括症状术语在内的规范化中医基础术语体系，以及配套的领域知识库作为支撑。这不仅为临床数据的结构化处理提供基础框架，更是实现中医诊疗信息深度分析与知识发现的关键前提。在此背景下，中医症状术语标准化研究已超越传统学科范畴，成为推进中医现代化转型、加速中医药信息化进程、构建智能化诊疗体系的战略性基础研究。

中医症状术语标准从标准化的层面解决中医症状体征不规范、无标准的实际问题，并为相关数据库的建设、标准化电子病历的推广、临床实践指南的编制、教材的编写以及其他中医药标准的制、修订等奠定坚实的基础。

国内较少进行症状体征方面的规范性研究，有关部门组织的专门研究尚未见到。现有的症状术语研究已经有了一定的研究基础，从专著、学位论文、会议论文、期刊论文等发表的数量上看，虽然各类型的文献数量都有一定的积累，研究成果的发布方式较多，但无正式的标准发布。

《中医症状鉴别诊断学》按照内科、妇科、儿科、肛肠科、皮肤科、耳鼻喉科、眼科症状分为7类，收集了623个症状。《常见症状中医鉴别诊疗学》按照一般、精神、眼部、耳鼻、口腔咽喉、头面颈部、心血肺胸等分为13类，共收集了200个症状。《中医症状治疗学》按照寒热与汗、神志、头面颈项、眼目、耳鼻咽喉、口舌齿等分为16类，共收集了316个临床常见症状和体征。《中医临床常见症状术语规范》按照自觉症状、舌脉象及小儿指纹、言语声音气味等症状分为6类，共收集了2069条术语。但以上4部专著中名称完全匹配的症状术语只有31条，各专著在术语定义及症状分类体系等方面也各不相同。

2021年11月5日，国际标准化组织（ISO）正式发布国际标准"中医诊断名词术语第一部分：舌诊"（ISO 23961-1：2021 Traditional Chinese medicine—Vocabulary for diagnostics—part1：Tongue）和"中医诊断名词术语第二部分：脉诊"（ISO 23961-2：2021 Traditional Chinese medicine—Vocabulary for diagnostics—part2：Pulse）。该两项标准由王忆勤团队主导制定。这是ISO/TC249首次出版中医诊断学术语标准，为国际范围内规范和统一中医诊断学名词术语提供依据。该两项标准的制定遵循ISO国际标准编制规范，采用古文献溯源和现代文献统计整理相结合的方法，剖析经文，执简驭繁，在对术语进行去重、同义词整合的基础上，确定术语分类框架，并与其他国际标准进行对比研究，求同存异，确定符合ISO要求的词条，进行词条诠释及翻译的标准化。根据中医诊断仪器国际贸易的相关需求，基于团队20年在中医诊断客观化研究方面的成果，标准文本中增加了典型舌图像作为术语的辅助定义，为中医药名词术语的制定工作提供了新的思路和路径。项目团队充分考虑到不同国家和地区的术语习惯用法以及科研、教育、贸易等不同领域的需求，标准文本中有英文、拼音、繁简汉字、日文名、韩文名等，极大地扩展了标准的适用性。

（二）中医证候名词术语标准

证候作为中医学理论体系的重要概念之一，其命名及分类体系的规范化对中医学发展有着至关重要的影响。目前实施的中医证候名词术语标准包括《GB/T 15657—2021 中医病证分类与代码》《GB/T 16751.2—2021 中医临床诊疗术语第2部分：证候》及《国际疾病分类第十一次修订本》（ICD-11）第26章传统医学模块（Traditional Medicine Module，简称ICD-TM）。

《GB/T 15657—2021 中医病证分类与代码》《GB/T 16751.2—2021 中医临床诊疗术语第2部分：证候》是《GB/T 15657—1995 中医病证分类与代码》《GB/T 16751.2—1997 中医临床诊疗术语-证候部分》的修订版本。修订后的两部国家标准共收录2060个证候代码与证候名术语，包括病因证候类术语、阴阳气血津液痰证候类术语、脏腑经络证候类术语、六经证候类术语、卫气营血证候类术语、八纲证候类术语、三焦证候类术语、其他证候类术语等8个类别。修订后的两部国家标准形成以中医辨证系统为主，病位、病性等因素为辅的中医证候分类体系，证候分类层级更加合理与细化，术语涵盖面更为广泛，对于证候的定义也更加具体详细，并在每条证候名定义下举例临床代表症状，作为辅助认识的内容。修订后的国家标准通过固定层级编码位数和点来表示术语的分类编码方式，使代码的分类层次更加清楚。

ICD-11首次纳入起源于中医药的传统章节，将传统医学内容独立成章，作为第26章，标题为传统医学模块，该模块的分类标准来自于中国和韩国的国际标准，以及日本的行业标准。但由于其中还涉及日韩国家的证候分类标准，故而收录的中医证候术语并不全面，主要收录国标中在临床使用频次较高的术语。ICD-TM收录证候术语282个，包括阴阳气血津液痰证候类术语、脏腑经络证候类术语、六经证候类术语、卫气营血证候类术语、八纲证候类术语、三焦证候类术语。ICD-TM还涵盖了日韩等国家的证候内容，如四象医学类术语，未能完全按照中医学辨证系统分类法进行术语分类。

二、中医诊法规范标准化

中医诊法规范标准化是指在中医理论指导下，通过系统化、规范化的方法，对中医诊断过程中的操作、术语、流程等进行统一和标准化，以确保中医诊疗的科学性、准确性和可重复性。这一概念的核心在于将中医传统的"望、闻、问、切"四诊方法与现代科技手段相结合，形成一套具有科学依据和操作规范的诊疗体系[4]。

GB/T 40665.1—2021《中医四诊操作规范 第1部分：望诊》主要用于指导望诊的操作，在参考当代最新研究成果的基础上，对传统望诊的操作流程进行了系统归纳和提炼。GB/T 40665.2—2021《中医四诊操作规范 第2部分：闻诊》为闻诊提供了标准化指导，结合现代认识，对长期沿用的闻诊方法和程序进行了总结和规范。GB/T 40665.3—2021《中医四诊操作规范 第3部分：问诊》旨在规范问诊操作，基于当前中医问诊的研究进展，对临床实践中形成的问诊流程进行了系统梳理。GB/T 40665.4—2021《中医四诊规范 第4部分：切诊》为切诊提供了操作标准，依据现代切诊理论，对传统切诊的操作步骤和方法进行了归纳和优化。

以上标准希望随着时代的发展、科技的进步，结合最新的、成熟的研究成果，得到不断地修订、补充及细化。四诊操作程序及方法的规范化、标准化，是使中医诊察技能得以更好地传承的需要，是促进中医学科建设、学术发展和提高中医临床诊疗水平的基础性工作，是教学、医疗、科研、管理及对外交流的需要。

三、中医病的标准化

中医"病"的标准化概念是指在中医理论指导下，通过系统化、规范化的方法，对中医"病"的诊断进行统一和规范的过程。中医"病"强调病因、病机、病位、病性等多维度的综合分析，具有动态演变的特点。因此，中医"病"的标准制定应充分体现中医的整体观念、动态时空性和个体化诊断特点。首先，其标准制定强调"病证结合"，即在中医理论指导下，将"病"与"证"相结合，既关注疾病的整体表现，又重视患者的个体差异和证候类型，确保诊断的全面性。其次，多维度评估方法被广泛应用，通过症状、体征、实验室指标等多方面的综合评估，增强诊断的客观性，同时结合现代循证医学方法验证中医诊断的有效性，并将研究成果转化为标准[5]。此外，数字化技术的应用也推动了中医标准化向智能化、精准化方向发展，利用大数据和人工智能优化诊断标准的研制和应用，进一步提升了中医"病"标准的科学性和实用性。

目前，中医"病"的诊断标准主要依据国家中医药管理局发布的《中医病证诊断与疗效评价规范》系列行业标准，以及相关技术规范和通则。该系列标准自1994年发布以来，经过多次修订，已成为中医临床诊断和疗效评价的重要依据。其核心内容包括中医疾病名、疾病诊断、证候分类及诊断等。2024年，国家中医药管理局发布了《中医病证诊断与疗效评价规范制修订通则》（ZY/T 10—2024），进一步明确了中医"病"诊断标准的制修订流程和核心技术要素。中医疾病名的标准化依据《中医病证分类与代码》（GB/T 15657）和《中医临床诊疗术语》（GB/T 16751）等国家标准，涵盖病因、病位、病机等要素。疾病诊断标准包括临床表现、起病形式、病史、病因和诱因、疾病演变过程、辅助检查等要素，部分疾病还明确了分期标准。中医"病"的诊断标准强调"病证结合"，证候分类依据《中医临床诊疗术语 第2部分：证候》（GB/T 16751.2），并结合临床实际，明确各证候的典型临床表现、诊断标准及兼夹证的判别要点。

四、中医证的标准化

中医证的标准化有别于证候标准化，实现证的标准化，前提是需了解"证"与"证候"间的本质区别。证是特定阶段的病理状态的概括，证候是证的外候。如表寒证的证候为恶寒重、发热轻、头身痛、脉浮紧，病理状态的概括为"表寒证"，而"恶寒重、发热轻、头身痛、脉浮紧"的综合表现为"证候"。

中医证的标准化是指以中医理论为基石，在四诊信息可靠性的前提下，遵循证的思维规律，同时注重临床、科研的实用性，应用现代科学研究的成果与方法，以此建立的对证的本质特征、诊断要点等内容的规范性描述的过程。

中医证的标准化是一项系统工程，需要采取全面且循序渐进的实施策略。首先，应从证的基本要素的标准化入手，包括规范所采集表征参数的描述、建立四诊信息采集方法和制定量化标准，例如朱文锋所提出的"证素辨证"方法体系。其次，在研究方法层面，通过建立多中心临床研究网络，采用统一的病例采集标准和规范化研究流程，结合现代统计学方法和人工智能技术进行深入研究。

在此基础上，明确核心诊断指标，建立证的诊断标准和分级量化体系，并研究证之间的动态演变规律。同时，建立科学的评价体系，包括诊断标准评价指标、疗效评价标准和安全性评价体系，通过多中心验证确保其可靠性。

为保证研究的现代化和规范化，需要建设完善的信息化平台，包括标准化数据库、证的辨识软件和智能辅助诊断系统，实现数据共享与分析。此外，通过专业人才培养、标准化培训和继续教育，推动标准在临床中的实际应用。最后，建立质量控制体系，通过持续监测和改进，确保标准化研究的质量和效果。这一系列策略的实施需要多学科协作、长期系统研究和临床实践验证，并在实践中不断更新完善。

目前中医证的标准化已有较为成熟的转化路径，中医"状态"是由李灿东提出，它立足于中医原创思维，对生命全过程中不同阶段生命特征进行概括，包括出生、生长、发育、衰老、死亡等不同阶段，证是人体发病后的一种状态，中医状态的标准化内容涵盖了证的规范化。中医状态辨识以健康状态相关的参数或变量即表征参数为依据，通过采集宏观（天、地、时）、中观（生理、心理、社会）、微观（理、化、病）等表征参数来判断特定阶段的程度、部位和性质，借鉴证素辨证的思想及现代数据挖掘和信息处理等手段和方法，对表征参数与状态要素之间的隶属关系进行计量刻画，实现从定性到定量的转变。状态要素包括部位、性质、程度3个方面，借助中医状态辨识系统，经由表征参数在宏观、中观、微观3个层面的贡献度计算得出，从而获得可测量、可重复以及统一规范的诊断依据。

中医"状态"的辨识技术主要包括量表与问卷的标准化、图像采集与红外成像技术、声音采集与分析技术、脉搏波分析技术、模型算法与智能辨识模式、微观辨识模式、远程辨识模式、终身辨识模式以及大数据与人工智能的应用。

图像采集与红外成像技术可通过面部、舌部、手部等部位的特征，实现健康状态的客观化辨识。声音采集与分析技术通过声音参数等，反映人体的生理和心理状态。脉搏波分析技术通过脉搏信号的分析，对健康状态进行分类判别。

模型算法与智能辨识模式借助现代计算机技术及信息处理技术，构建相应的模型算法，引入机器学习的方法，形成以模型算法为中心的健康状态智能辨识模式。微观辨识模式通过基因组学、循环细胞信号分子系统等微观指标，获取健康状态的微观信息。远程辨识模式通过多种网络平台如APP、微信小程序等，实现健康状态的在线辨识。终身辨识模式贯穿整个生命周期，从出生时的基因芯片辨识，延伸至儿童期、青年期乃至老年期的量表辨识，构成健康状态链。

大数据与人工智能的应用基于大数据的自动辨识模式，以人工智能为落脚点，覆盖多元辨识模式、远程辨识模式、终身辨识模式，在健康状态辨识的每一个环节发挥作用，形成快速、精准的自动辨识模式。通过以上标准化手段，不仅能够实现中医状态的标准化，而且能够实现中医证的标准化。

第四节　中医诊断标准化研究存在的问题

一、中医诊断标准的规范性

中医理论体系强调整体观和个体差异，诊断依赖四诊信息的综合分析，症状描述多采用形象性语言，这使得标准化较为困难。在标准制定方面，由于同一证候可能有多种表现形式，症状量化标准难以统一，缺乏客观的评价指标体系。在执行层面，不同医生对标准的理解存在差异，现有标准在临床应用中灵活性不足，且标准执行的监督机制不够完善。此外，研究基础相对薄弱，缺乏大规模的循证医学研究，标准化研究方法和基础数据积累都有待完善。最后，在发展过程中还面临着传统经验与现代标准的冲突，需要平衡个性化诊疗与规范化要求。

二、中医诊断标准的研制

中医诊断标准研制方法不统一的现象，其背后的原因，一是缺乏统一、权威的标准研制方法学指南，导致各制定主体在进行文献回顾、专家遴选、指标筛选、权重确定、信效度检验等步骤时，各自为战，缺乏统一的标准和流程；二是过分依赖专家经验，而忽视了循证医学、流行病学等科学研究方法的应用，导致诊断指标的选取和权重赋值主观性较强，缺乏客观依据；三是中医诊断本身的复杂性和特殊性，如四诊信息的难以量化、证的动态变化等，也给标准研制带来了挑战。

三、中医诊断标准的覆盖面

中医诊断标准覆盖面不全主要体现在疾病、证、诊断方法及技术应用等多个方面。首先，在疾病覆盖上，常见病、多发病（如感冒、咳嗽等）的诊断标准相对完善，但疑难病、罕见病（如某些肿瘤、免疫性疾病）的诊断标准较为缺乏，导致这些领域缺乏统一的诊断依据，且新发疾病的诊断标准往往滞后。其次，在证的覆盖上，虽然部分常见证（如气虚、血瘀等）有明确标准，但复杂证、复合证（如寒热错杂、虚实夹杂）以及某些特色证（如温病证）的标准尚未系统化，难以满足临床需求。此外，在诊断方法上，四诊（望、闻、问、切）的标准化程度不一，脉诊、舌诊等主观性较强的方法缺乏量化标准，影响了诊断的客观性和可重复性。最后，在技术应用上，现代诊断技术（如脉诊仪、舌诊仪）与中医理论的结合尚不充分，这些原因共同造成了中医诊断标准的覆盖面不全。

四、中医诊断标准的推广应用

中医诊断标准推广应用范围有限，是多重因素综合作用的结果。这其中，配套政策与激励机制尚不完善，缺乏将标准应用与医疗机构评审、绩效考核、医保支付等挂钩的具体政策，以及对积极应用标准的机构和人员的激励措施，导致执行的内生动力不足；基层医疗机构执行能力存在短板，设备条件、诊疗水平、信息化建设等方面制约了标准的落地；专业人才队伍建设亟待加强，既精通中医理论又掌握标准化知识的复合型人才匮乏，基层人才储备不足，且缺乏专门从事标准研究和推广的人员；培训教育体系不够健全，存在内容与实际需求脱节、形式单一、覆盖面有限、效果评估缺位等问题；临床医生对标准的认可度与使用习惯也有待提升，部分医生对标准的价值认识不足，或习惯于依赖经验，或担心增加负担，而新理念和方法的应用推广也需要时间来培养使用习惯；部分标准本身的可操作性和实用性也仍需优化，例如过于原则化或过分强调客观化指标而忽略了中医诊断的整体性和灵活性等问题，这些都制约了其在临床的广泛应用。

参 考 文 献

[1] 桑滨生，邓文萍，卢传坚. 中医药标准化概论[M]. 北京：中国中医药出版社，2013.

[2] 吕爱平，王燕平，韩学杰. ISO 中医药国际标准制定指南[M]. 北京：中国中医药出版社，2015.

[3] 李振吉. 中医药国际标准化战略研究[M]. 北京：人民卫生出版社，2012.

[4] 国家中医药管理局中医药标准化工作办公室，中国中医科学院中医药标准研究中心，等. 中医药标准化基础知识与应用[M]. 北京：中国中医药出版社，2018.

[5] 《中医药标准化知识简明读本》编写组. 中医药标准化知识简明读本[M]. 北京：中国中医药出版社，2013.

第十章 中医诊断学多学科融合研究

近些年来,中医学与其他学科的交叉与融合研究不断推进,积极探索"医文结合、医理结合、医工结合"的研究路径,成为中医学科未来发展的必然趋势,有助于推动中医学科的传承、创新与发展。多学科融合既要有现代科学内涵,又要有明显的中医特色。中医诊断学作为中医基础医学与临床医学的桥梁,具有基础理论密切结合临床实践的特点,推进中医诊断学与其他学科的交叉与融合研究,有助于实现病情资料的精准搜集,科学辨识人体健康状态和疾病本质,从而为疾病防治、养生调护提供依据。

第一节 中医诊断学与医文结合的研究

一、医文结合

医学和中国传统文化有着天然、深厚的渊源,中国古代就有"医文一家"的提法。中医与中国传统文化之间存在着深刻的联系,特别是中国古代哲学、儒家文化、道家文化、佛教文化等[1]。中医以中国传统文化中的天人合一、天人感应、整体关联、动态平衡、顺应自然等理念为内核,构建起一整套有关健康、养生等理论和方法。中医诊断学的基本理论以中国哲学为基础,特别是整体观念、辨证思维和阴阳五行学说。这些哲学思想贯穿于中医的病理、诊断、预防和治疗中,指导着临床实践。中医诊断学不仅是医学的实践,也是中国传统文化的体现和传承。中医诊断学与中国传统文化相互融合、相互促进,共同构成了中华文化宝库中的重要组成部分。

二、医文结合在中医诊断学的应用

（一）中医诊断学与自然观

中医诊断学与自然观的关系体现在中医对自然和生命的总体性认识上,中医认为人体与自然界是一个统一的整体[2],即"天人合一",并强调人与自然的和谐共生,中医诊断过程中需要把握"天人合一"的思维[3],从整体观念出发看待人与自然,人与自身疾病的关系。

古代哲学认为,阴阳为"天地之道",万物皆由阴阳二气合成,人与自然界的物质运动变化规律是一致的。"阳化气,阴成形",整个宇宙都是由形和气两种基本物质形态构成,每一具体的物体,都是形气相互转化的生存之物。《素问·宝命全形论》曰:"人以天地之气生,四时之法成。"人之生命效法自然规律,一身之气应春生、夏长、秋收、冬藏;营卫之气按其昼夜规律循行,从而形成人的寤寐。这意味着人体的变化与自然界的变化是相互关联的。人体会根据不同季节的气候特点调整自身的生理功能以适应环境。例如,春夏季节阳气升发,气血趋于体表,人体通过出汗散热;而秋冬季节阳气内藏,气血闭于内,皮肤致密,出汗减少,多余水分通过小便排出。此外,不同季节也与不同的疾病相关联，如春天多温病，夏天多热病，秋天多燥病，冬天多伤寒。这体现了人与自然界的统一性。《黄帝内经》根据日月星辰的运行，广泛总结了各天文时间节点与人体生理功能的对应关系，例如五脏应五行和六气，十二经络应十二时、十二月，穴位应十二时，卫气循行应昼夜，脉应四时，面色应时等，这些对应关系贯穿于中医诊断的整个过程，是《黄帝内经》"天人合一"思想最为具体的体现。

综上所述，中医诊断学与自然观的关系体现在中医对宇宙、生命和人体健康的整体性认识上，即"天人合一"思想，这种认识不仅深刻影响了中医的诊断方法，而且是中医理论体系的核心组成部分。

（二）中医诊断学与道德观

中医诊断学作为中医药学教育中的一门重要课程，不仅传授专业知识，还注重培养医学生的职业道德和责任感。中医诊断学与道德观的关系体现在对学生职业道德、人文素养以及中医特有哲学思维的培养上，"医乃仁术"便是其最高概括。

在中医诊断学的教学中，强调"立德为先"，即在教育过程中，首先要培养学生的道德素质。中医学生作为未来的医生，需要具备良好的职业道德素质，这包括对患者的同情心、责任感以及对医学职业的尊重。中医学生入学宣读的《大医精诚》，作为中医师的职业行为准则，强调医者应当在"精"与"诚"两方面下功夫，即不断提高自身的专业水平，同时具有仁慈普爱之心，对待患者应一视同仁。中医诊断学遵循三大原则，其中之一是"整体审察"，强调在诊断过程中要考虑到患者的整体状况，而不仅仅是局部病变，这体现了中医诊断学在实践中对患者全面关怀的道德要求。

综上，中医诊断学深受儒家"仁"的伦理道德观念影响，强调医学是施行仁道主义的术业，是儒家仁义与医学本质的完美结合。历代医家皆以"医乃仁术"为行医宗旨、为医德的基本原则，这对于培养具有高超医术、高尚医德的高素质中医人才具有重要意义。

（三）中医诊断学与价值观

中医诊断学与价值观的关系深刻体现了人与自然的和谐共生理念，这一理念是中医诊断整体观念的重要组成部分，强调了人体内部环境的统一性及人与自然环境的统一性，即"和谐统一"。

中医诊断学认为，人体健康状态的维持需要顺应自然界的规律，人体健康与自然环境的变化有着密切的联系。《黄帝内经》中提到，人应当顺应天时，如"天地温和，则经水安静；天寒地冻，则经水凝泣；天暑地热，则经水沸溢；卒风暴起，则经水波涌而陇起。"人类应顺应自然规律，人的行为和生活方式应当与自然界的规律相协调。"和谐统一"的哲学理念体现在中医诊断学各个层面，中医诊断学认为个体的健康状况是其与自然环境互动的结果，个体的体质、生活习惯都会影响其对自然环境变化的适应能力；中医诊断学还强调精神层面与自然环境的和谐，认为人的精神活动与自然界的变化相呼应，保持心态平和、情绪稳定是维持身心健康的关键。

综上，中医价值观强调"和谐统一"，体现了人与自然的和谐共生，提倡顺应四时变化，根据季节的不同调整饮食和生活习惯，是实现个体健康和维护生态平衡的关键。通过这种观念的实践，中医不仅为个体提供了健康指导，也为构建和谐的人类社会和自然环境提供了智慧。

（四）中医诊断学与健康观

中医认为健康认知的逻辑起点是状态，把握状态是维护健康的关键，也是中医诊断过程中的重要环节。中医诊断学健康观包括了"治未病"，即预防疾病的发生和发展。中医诊断学强调的健康观是机体阴阳平衡的状态，即"阴平阳秘"。

《素问·生气通天论》强调："阴平阳秘，精神乃治；阴阳离决，精气乃绝"。"阴平阳秘"中的"平"指的是正常状态，"秘"指的是固守、固密。这个概念表示阴阳各自处于正常状态，并且相互协调、配合。阴阳平衡是中医理论的核心之一，中医认为人体内部存在着阴阳相互对立、相互依存的两种力量，它们相互制约、相互依存，共同维持着人体的平衡和健康。阴阳为"天地之道"，万物皆由阴阳二气合成，"阴阳"是中医诊断学"八纲"中的总纲，中医诊断学中认为"阴平阳秘"是健康的核心。阴阳是宇宙万物运动变化的基本规律，人体健康状态是阴阳两个方面保持动态平衡的结果。《素问·生气通天论》："凡阴阳之要，阳密乃固。两者不和，若春无秋，若冬无夏。因而和之，是谓圣度。"大凡阴阳的关键，以阳气的致密最为重要。阳气致密，阴气就能固守于内。阴阳二者不协调，就像一年之中，只有春天而没有秋天，只有冬天而没有夏天一样。因此，阴阳的协调配合，相互为用，是维持正常生理状态的最高标准。中医诊断学通过观察和分析患者的阴阳失衡情况来判断疾病的性质，为人体状态的调整提供依据[4]。

综上，我们可以看到《黄帝内经》中"阴平阳秘"的概念是中医健康观的核心，强调了阴阳平衡对于维持健康的重要性，是中医诊断过程中的重要指导思想。

（五）中医诊断学与疾病观

中医诊断学的疾病观是一个综合哲学观和医学实践的复杂体系。中医诊断学认为健康是阴阳消长的动态平衡，疾病则是这种平衡的失调或破坏，即"阴阳失调"。阴阳平衡时，人的精神和身体状态才能达到最佳；如果阴阳分离，精气就会衰竭，导致健康问题。

《黄帝内经》提到："阴者，藏精而起亟也；阳者，卫外而为固也。"阐述了阴和阳各自的功能，阴负责藏精，阳负责保卫外在，两者相互依存，共同维持生命活动。阴阳平衡是阴阳的互相依存和互相制约的结果，是宇宙万物生存和发展的基础。中医诊断学中的平衡是指人体内部各个脏腑、组织、器官之间的协调、和谐状态，以及人与自然环境和社会环境之间的协调、和谐状态。健康的状态是机体阴阳两方面的多种因素的动态平衡，而平衡的破坏就意味着疾病的发生，是为"阴平阳秘，精神乃治；阴阳离决，精气乃绝"。《素问·生气通天论》"阴不胜其阳，则脉流薄疾，并乃狂；阳不胜其阴，则五藏气争，九窍不通"，描述了阴阳失衡时的病理状态，阴不能控制阳会导致精神失常，阳不能控制阴会导致脏腑功能失调。

综上所述，保持阴阳平衡是养生保健的关键。若阴阳之间的平衡被打破，机体会出现许多"阴阳失调"的表现。阴阳平衡理论不仅提供了对疾病的深刻认识，也为疾病的诊断提供了全面而动态的方法论指导。

第二节 中医诊断学与医理结合的研究

一、医理结合

医理结合指的是医学与理学（包括数学、物理、化学等自然科学）的交叉融合。20 世纪 80 年代初，有学者指出无法用单一的学科解决相对复杂的疾病，疾病的治疗需要不同学科的交叉融合，由此提出了"整合医学"的概念。随着医学与化学、物理学、数学、天文学、生物学、生物信息学、信息与计算机学等多学科的交叉融合，"医理结合"成为医学改革的必然趋势。中医诊断的发展离不开理学，科学思维是医学生的核心能力之一，强化医理结合的落脚点，是要培育医学生的科学精神和科学思维。

二、医理结合在中医诊断学的应用

中医诊断学作为一门运用中医理论分析和总结疾病规律的学科，可通过系统整合生物学、信息科学等理学领域研究方法，构建基于四诊信息与生物样本检测数据等多模态特征谱的体系。其具体研究路径包括：①解析疾病演变与证型转归的动态轨迹；②辨识证候特征群与关键生物分子网络的关联模式；③建立病证分期的动态生物标志物谱系；④揭示证候演变的核心驱动因子及其分子调控网络，最终实现对人体功能状态的跨尺度生物学阐释。

在跨学科协同创新层面，需要构建双向知识转化机制：一方面，中医研究者应突破传统思维定式，运用现代科学语言实现中医理论的模型化表达，并通过跨学科协作攻克技术瓶颈；另一方面，人工智能与信息技术专家需深入理解中医辨证思维内核，基于临床实际需求开发适配中医诊疗特点的智能分析工具与算法模型。这种双向流动机制将有效推动中医诊断学的现代化诠释与技术创新。

（一）中医诊断学与医理结合的科学问题

中医诊断强调"望闻问切"，这些传统方法依赖于医生的主观经验和感官判断，而现代物理学技术如传感器、图像处理等虽然可以提供客观数据，但如何将这些数据与中医理论相结合，实现准确的诊断，存在比较多的困难。

1. 数据处理与分析能力有限

中医诊断涉及大量的主观判断和模糊概念，这使得收集到的临床数据往往存在质量参差不齐的问题。如何有效地处理和分析这些数据，提取有价值的信息，是物理技术在中医诊断现代化智能化中面临的一个重要挑战。此外，中医数据的复杂性和多样性也增加了数据处理的难度。需要利用先进的数据分析方法和算法来挖掘数据中的隐藏规律，为中医诊断提供科学依据。中医药的化学成分复杂多样，且受到生长环境、采集时间、加工方法等多种因素的影响，导致数据的获取和处理变得尤为困难。现有的中药数据库虽然包含了一些化学成分和药理作用的信息，但数据的完整性和准确性仍有待提高。

2. 设备精度与标准程度不足

现有的中医诊断设备（如脉诊仪、舌诊仪等）在数据采集和分析方面仍存在一定的局限性，设备的精度和标准化程度有待提高。例如，脉诊仪虽然能够采集脉搏信号，但手指接触到的信息与传感器检测到的数据是否相互匹配，以及如何通过技术手段的不断进步使设备更契合中医诊断的需求，都是需要解决的问题。

3. 理念冲突与接受程度不够

中医从业人员中仍有人认为机器采集的数据永远无法与人的感觉相提并论，理念上没有接受用现代化的工具技术进行客观化研究；另外，现代医学从业人员中也不乏有人对中医认知仍然局限在"搭脉""看舌苔"的诊断方法中，认为中医没有必要融合现代技术。这种理念上的冲突和接受度问题在一定程度上阻碍了物理技术在中医诊断现代化智能化中的应用和发展。

这些问题体现了中医诊断学与现代医学理论、技术和方法结合的复杂性和挑战性，同时也指出了未来研究的方向。

（二）中医诊断学与医理结合的技术问题

1. 多模态数据融合的挑战

中医诊断学强调"望、闻、问、切"四诊合参，每种诊法都提供了独特的信息维度。在医理结合的过程中，如何将这些多模态数据有效融合是一个重要问题。首先，不同诊法的数据形式和特征差异较大，例如舌象是图像数据，脉象是时间序列数据，而问诊则是文本数据。这要求在数据预处理阶段，必须对不同模态的数据进行标准化和特征提取，以便于后续的融合处理。其次，融合算法的选择也非常关键，需要综合考虑各诊法之间的相互关系和互补性。例如，可以采用深度学习中的多模态融合网络，通过共享层和特定层的设计，实现对不同模态特征的整合。此外，融合后的数据如何用于诊断模型的构建和优化，也是需要深入研究的问题。只有解决了多模态数据融合的问题，才能充分发挥中医诊断学的整体优势，提高诊断的准确性和可靠性。

2. 证候量化标准化的难题

中医证候是中医诊断的核心概念，具有整体性、非线性、模糊性和隐蔽性等特点。在医理结合的过程中，如何对证候进行量化和标准化是一个重大挑战。首先，证候的描述往往依赖于医生的主观经验，缺乏统一的量化标准。例如，对于"气虚"这一证候，不同的医生可能会根据不同的症状和体征进行判断，导致诊断结果的不一致性。其次，证候的量化需要对大量的临床数据进行分析和挖掘，以发现证候与症状、体征之间的内在联系和规律。这需要借助于机器学习和数据挖掘技术，构建证候量化模型，实现对证候的客观评估。此外，证候的标准化还需要制定统一的术语和分类体系，以便于不同医疗机构和研究机构之间的数据共享和交流。通过解决证候量化与标准化的问题，可以为中医诊断学的现代化和国际化发展奠定坚实的基础，提高中医诊断的科学性和可重复性。

3. 诊断模型合理性的问题

在中医诊断学与医理结合的过程中，需要构建合理的诊断模型，既要求模型的可解释性，又要求模型的准确性。一方面，中医诊断强调辨证论治，诊断过程需要能够清晰地解释疾病的病因、病机和证候类型，以便于制定合理的治疗方案。这就要求诊断模型具有较高的可解释性，能够提供详细的诊断依据和推理过程。例如，可以采用基于规则的模型，将中医的辨证理论和经验知识转化为可解释的规则，使医生能够理解模型的诊断逻辑。另一方面，随着大数据和人工智能技术的发展，诊断模型的准确性也在不断提高。深度学习等复杂模型能够处理大量的非线性关系和隐含特征，从而提高诊断的准确性。在构建中医诊断模型时，需要综合考虑可解释性和准确性，选择合适的模型结构和算法，实现两者的有机结合。例如，可以采用混合模型，将可解释的规则模型与高准确性的深度学习模型相结合，既能够提供清晰的诊断依据，又能够充分利用大数据的优势。

第三节　中医诊断学与医工结合的研究

一、医　工　结　合

医工交叉，也称为医工结合，是指医学与现代化工程技术的交叉融合。从疾病预防、智慧诊断、精准治疗到康复服务，医工交叉促进了领域内各环节的紧密合作与资源共享。现代医学正朝着综合化、科技化和社会化的方向发展，"医工结合"作为顺应新时代医学发展的产物，已成为医疗行业发展的新突破。"医工结合"在药物研发、医用材料、医疗设备、智慧医疗等领域取得了一定成就，如人工智能医疗、生物材料与3D打印、精准微创手术机器人、智能康养、医院自动化服务等。"医工结合"极大地推进了医学的发展和变革，为解决临床问题带来新的方法和技术，深刻地影响临床诊疗手段和思维模式。

二、医工结合在中医诊断学的应用

在当今医工结合的背景下，人工智能作为数学和计算机等集大成之产物，广泛应用于中医诊断学研究领域，中医诊断学的"医工结合"发展取得显著成果，促进了中医客观化和定量化发展。医疗设备是重要的医疗资源和推动健康中国建设的关键硬件保障。大型高端医疗装备原始研发，关键核心技术自主可控，高端医疗装备国产化可替代，对国家安全、人民福祉具有战略性和关键性意义。

（一）中医诊断学与医工结合的科学问题

1. 四诊客观化

四诊客观化是指借助计算机、信息技术等工程手段，推动中医诊断技术逐渐向智能化和高科技化方向发展，研发诊疗机器人等新型中医装备，成为中医诊断学"医工结合"的实施路径。近年来，围绕中医"望、闻、问、切"的诊断方式，面诊仪、舌诊仪等中医智慧医疗仪器设备层出不穷。这些设备通过采集面部、舌苔、脉搏等数据，与特定疾病的数据群进行分析比对，结合中医理论研究，形成精确的诊断评估结果。如 2021 年，中医四诊仪首次运用在空间站任务中，通过"面舌脉诊"数据库实现中医天地诊断，为我国航天员健康护航。利用计算机科学和信息技术，对声音进行数字化数据采集和分析，实现了听诊的客观化、准确化和定量化。在问诊方面，人工智能辅助问诊基于数据分析与挖掘的方法，包括图模型和多标签学习等，通过通用标准问卷得出相应的证候积分，医生可将这种量化且规范的患者信息应用于临床和科研。中医四诊客观化智能化主要应用于中医诊断环节，为临床医生提供辅助诊断支持。

2. 中医药数字化

中医药数字化是指通过现代信息技术手段，将人工智能、大数据、云计算、物联网和区块链等技术应用于中医药领域，对中医理论、诊断、治疗、药物配方等传统知识进行数字化转化、记录、分析、存储和传播，是其他诊疗辅助系统的基础。其目的是通过数字化手段，在最大可能减少对医师诊疗实践干扰的同时，基于对训练数据的学习完成信息的自动标准化批注，经过医师确认后实施标准化和存储。中医药数字化可提高中医药的诊疗效率和准确性，促进中医药的现代化和国际化发展。实现中医药数字化需做到以下方面：一是数据采集与整合，建立电子病历系统，收集患者的诊疗数据；开发舌诊仪、脉诊仪等设备，客观采集四诊数据；利用人工智能算法分析数据，辅助中医师诊断。二是利用物联网技术监控中药材种植，确保药材质量可追溯；实现中药生产过程的数字化管理，提高生产效率和产品质量。三是开发中医健康管理平台，整合个人健康数据，提供个性化健康管理服务等。在数字中国建设整体布局规划的大背景下，中医药数字化转型已是大势所趋。

3. 中医智能化

中医智能化的目标是构建一个全面的中医数字化诊疗体系，推动中医诊疗的现代化。中医智能化是以人工智能技术为核心，构建的综合性中医诊疗、研究和服务平台。它不仅包括中医四诊的智能化应用，还涵盖了中医药知识库、中医临床辅助决策系统、中医药科研智能辅助、名中医学术思想智能传承等多个方面。例如，中医智能化可以通过大数据分析和机器学习算法，对中医诊疗全过程的真实世界数据进行挖掘和分析，辅助医生进行辨证论治。中医智能化的"医工结合"将推进中医现代化、国际化发展，依靠先进的医学器械综合性地"望、闻、问、切"四诊合参，形成客观、精准、系统的个性化中医健康状态评估报告，为中医治疗的针对性、安全性、有效性提供科学依据，最终实现中医药"密码"的科学化解析和数字化集成，有利于揭开中医药蕴含的科学内涵。

（二）中医诊断学与医工结合的技术问题

中医诊断学与医工结合主要体现在中医四诊客观化智能上，中医四诊是传统中医对疾病进行辨证施治的主要手段。近年来，伴随着人工智能技术的快速发展，中医四诊智能化也取得了丰硕的成果。四诊智能化需要解决数据建立、特征提取和模型构建这三大关键技术问题，以及明确其在四诊中的应用方式和效果[5]。

1. 标准数据建立

中医四诊客观化智能化发展应注重建立标准数据，形成标准数据库，标准化数据库是中医四诊客观化智能化的基础，通过数据的标准化，可以确保不同来源和形式的四诊数据在格式、术语和分类上的一致性，有助于减少数据采集过程中的主观性和个体差异，从而提高四诊信息的准确性和可靠性[6]。目前在中医四诊设备采集标准方面，仅有中医脉图采集设备和中医红外热成像技术规范摄像环境的行业标准，缺乏完整中医器械标准体系和中医器械标准化技术委员会，甚至没有专员从事该领域的标准化工作。可以依据中医四诊规范化国家采集标准，进一步规范设备采集的信息，建立标准数据。

2. 特征数据提取

关注特征提取的标准化和自动化，将望、闻、问、切四诊提取的特征数据进行融合，形成完整的患者诊断信息。采用数据融合算法，如加权融合、证据理论等，综合考虑各诊法的信息。利用机器学习和数据挖掘技术，对融合后的四诊特征数据进行分析和建模。训练分类器、回归模型等，实现疾病的诊断、证候的辨识和治疗方案的推荐。

3. 诊断模型构建

中医诊断模型研发需要遵循中医思维，以整体观念为指导，贴合实际需求。目前市面上的中医四诊设备多为单一局部诊法或多种局部诊法的诊断设备，例如舌诊仪、脉诊仪等。诊断模型的构建需要突出中医思维的核心思想——整体观念，利用大数据、云计算等先进技术，为用户提供个性化、精准化的诊断服务。可融合 AI 与大数据技术，建立长期跟踪随访机制，实时收集反馈数据，调整优化服务策略，搭建融合中医整体观念以及现代化技术的诊断模型，形成诊断平台。

在中医诊断学与多学科融合发展的过程中，还需要重视多学科融合人才的培养，培养既懂中医理论又掌握现代技术的复合型人才，以促进中医诊断学的现代化发展。

参 考 文 献

[1] 邢玉瑞. 中医思维方法[M]. 北京：人民卫生出版社，2010：19-22.

[2] 李灿东，夏淑洁，雷黄伟. 中医健康管理与整体观念[J]. 中华中医药杂志，2019，34（10）：4683-4686.

[3] 申俊龙，周胜男，李洁. 中医学对传统文化"天人合一"思维方式的医学转化研究[J]. 中华中医药杂志，2023，38（8）：3558-3561.

[4] 周军. 定义"健康"：从"阴平阳秘"到"社会适应完好"——一项从古代中医健康观到现代健康观的知识考察[J]. 医学与哲学，2023，44（13）：45-49.

[5] 李红岩，李灿，郎许锋，等. 中医四诊智能化现状及关键技术探讨[J]. 中医杂志，2022，63（12）：1101-1108.

[6] 李新龙. 中医智能诊疗研究中的数据标准化瓶颈和处理策略[J]. 中华中医药杂志，2024，39（3）：1123-1126.

第十一章 中医状态研究

中医状态学是指在中医理论指导下研究人体生命全过程或特定阶段，整体或局部生命活动的态势、特征和变化规律的一门学科，是促进中西医融合的契合点，可以为 21 世纪的医学发展提供新的思路与方法。

第一节 中医状态的基本内容

一、中医健康认知与健康状态

（一）中医健康认知

随着社会的发展，现代医学模式逐步由以"疾病"为中心的生物医学向"生物-心理-社会医学-环境-道德"的健康医学转变，人们对健康的需求不断提高，对中、西医的诊疗方式和评价方法提出更高的要求，因而需要一种新的健康认知方式来应对复杂生命活动及医疗模式的转变。人所表现出的生命活动实质上就是一种状态（包含生理与病理），中西医学都可以通过状态来认识人体生命活动——从"状态"把握生命健康。"状态"的引入使得健康认知从对单一的疾病扩展到对未病、欲病、已病全方位并重的中医健康认知范畴。状态是健康认知的逻辑起点，是中医对健康认知的延伸，把握状态是维护健康的关键。

（二）中医健康状态

健康状态是指人在生命全周期某一特定阶段的特征与变化态势，即人体在受到内外环境各类因素的刺激后做出与之相适应调整的生命态，与人体阴阳自和能力密切相关，是客观与主观、结构与功能、内部与外部以及空间和时间的统一体，有广义和狭义之分。广义的"健康状态"是对生命过程中不同阶段生命特征的概括，包含正常生理下的"无证"未病状态，生理病理下的"前证"欲病状态，病理下的"已证"已病状态，以及痊愈之后的"无证"病后状态。其中，未病状态也可以称为正常健康状态，即狭义健康状态，是天、地、人之间阴平阳秘的动态平衡的结果，是"天人合一""阴阳自和""形与神俱"的功能状态。而欲病态、已病态（还包括部分病后态）属于不正常的健康状态。

二、中医状态的基本理论

（一）状态的概念

"状"指客观的性状、状况，"态"有主观的意态、动态、态势之意。在物理学中，状态指物质系统所处的状况，可由一组物理量来表征，同时也泛指各种物态。在系统论概念下，状态是对系统在其系统质不变时存在形式的差异性描述，这种差异由环境造成，并由状态参量具体描述。钱学森首先将系统论引入生命科学领域：人是一个开放的复杂巨系统。怎样来形容人体这个巨系统的特征？有一个标志，即人的整体功能状态，包含正常的人体功能态（未病态）和特殊的人体功能态（欲病态与已病态）。中医所辨的"证"就属于异常的疾病功能态，是基于整体功能状态系统，在最高层次上反映机体内在的功能反应状态，它包容超越了整体层次下各关系层次的功能变化，是内外环境变量致机体正邪相争时其功能信息在外在整体边界系统上的显示，是机体积极的主体性功能的健康愈病反应。从医学角度而言，"状"是求医者（患者或需要保健的健康人）客观存在的形式、情况，"态"就是医者通过观察判断后得出的状的信息。从健康认知的视角来看，状是机体局部或整体部位、形状和结构的概括，态是特定阶段生命活动的态势、特征和变化规律[1]。

（二）状态的特点

1. 状态有象

《类经》中提出："象藏居于内，形见于外"，状态有象指机体的健康状态可通过表现于外的象得以反映。《伤寒论·平脉法第二》云："脉有三部，尺寸及关，荣卫流行，不失衡铨。肾沉、心洪、肺浮、肝弦，此自经常，不失铢分"，《素问·痿论》曰："肺热者色白而毛败，心热者色赤而络脉溢，肝热者色苍而爪枯，脾热者色黄而肉蠕动，肾热者色黑而齿槁"，据色、脉、五体等表象变化可推演出脏腑生理、病理状态。可见，状态有象，不仅体现在生理状态时，在病理状态下，人体色、脉也会有相应的表象变化。在临床上，通过状态表象，察色按脉，司外揣内，能见病知源，为中医诊断学原理司外揣内、见微知著、以常衡变、因发知受奠定了理论基础。

2. 状态应时

生命是一个生、长、壮、老、已时序变化的连续的不同状态的过程。故在生命过程中，生命状态有一定的时间特性，即状态应时。《素问·四气调神大论》曰："所以圣人春夏养阳，秋冬养阴，以从其根"，人体四时阴阳状态不同，顺其性而调是养生保健的关键。

3. 状态有律

状态的发展与演变，不是杂乱无章，而是具有一定规律的。《黄帝内经》对人体生命状态的发展演变有着深刻的认识，将人体的生理发展周期定为10岁或男子8岁、女子7岁，并论述了每一周期的生理特性与状态表现，由此可见，生、长、壮、老、已是生命状态发展的基本规律。中医学还强调状态的四时五脏的法时规律，从年运、四时、时辰等任一时象来看，机体的生理状态、病理状态都会随时间变化而产生规律性的改变。

4. 状态可调

正是因为状态可变，所以状态可调。当人体状态产生偏颇，机体可通过自我调节或借助外界干预手段进行调整，以期恢复"阴平阳秘"的健康状态。状态调节的总原则就是调整阴阳，基本原则是正治反治、治标治本、扶正祛邪、三因制宜等，这些原则体现了整体观念和辨证论治在临床中的实际应用。总之，应时刻牢记，调节状态是基于整体观念的因时、因地、因人三因制宜的个性化调节[1]。

（三）状态的分类

1. 纵向分类

状态的概念涵盖了健康全周期。根据整体与局部的关系，可以把状态作一个纵向分类以阐释当前局部状态兼杂的问题，即一个人同时表现出生理病理特点、体质、证、病等不同状态。

（1）生理特点

生理特点是一种正常的健康状态，不能用证进行描述。不同性别、年龄所体现的生理特点不同，如"女子七岁，肾气盛，齿更发长；二七而天癸至，任脉通，太冲脉盛……三七，肾气平均，故真牙生而长极……丈夫八岁，肾气实，发长齿更；二八，肾气盛，天癸至，精气溢泻，阴阳和，故能有子……"女子多郁；肥人多痰；瘦人多火；小儿为稚阴稚阳、纯阳之体；老年人的阴旭总体发展趋势是有降无升，有减无增，当属纯阴之体。陈直的《养老奉亲书》载有："老人孤僻，易于伤感，才觉孤寂，便生郁闷"。

（2）病理特点

病理特点是病变的本质特征，反映疾病发生、发展的内在机制，在病变过程中，人体的病理变化往往有其共同特点和特殊规律。每一种疾病都有基本的病理特点，如消渴的基本病理是阴虚燥热，肺痨的基本病理是阴虚燥热、痨虫袭肺，泄泻的基本病理是脾虚湿盛等。中医辨病治疗的核心是明确每一种病（包括西医疾病）的基本病理特点，为该病的治疗和干预提供依据。由于疾病的复杂性、个体差异性及疾病演变所受不同因素的影响，不同疾病在其不同发展阶段、不同个体间可表现出不同证候特点。此外，在疾病形成之前，机体往往存在某些潜在的病理变化趋势。例如，高血压患者可能与肾虚、肝郁、阳亢、血瘀、痰浊等病理因素相关，故从中医病理特点与相关疾病的关系出发可以探讨该病的中医易患因素。

（3）体质

中医学认为"体质"指人体在先天禀赋和后天调养的基础上表现出来的功能（包括心理、气质）和形态结构上相对稳定的固有特性，其涵盖了形态结构、生理功能、心理状态三方面。体质是一种客观存在的生命现象，是人类生命活动的一种重要表现形式，与疾病和健康有着密切的联系。现代中医较有代表性的体质分类方法有，王琦的九分法：平和质、气虚质、阳虚质、阴虚质、痰湿质、湿热质、瘀血质、气郁质、特禀质；匡调元的六分法：正常质、晦涩质、腻滞质、燥红质、迟冷质、倦㿠质；何裕民的六分法：强壮型、虚弱型、偏寒型、偏热型、偏湿型、瘀滞型。

（4）证

"证"是对疾病过程中某一阶段、时期的病位、病性等病理本质所作的概括，是机体对致病因素的反应状态。当反应达到一定的度时，才称之为"证"。"证"的形成是一个过程，在"证"形成之前存在着某种病理变化趋势，但尚未构成真正意义上的证，是证的前兆，为"前证"；而"证"形成之后，大部分患者具有一定的临床表现（候），有一部分患者临床表现不明显，据此，"证"可分为无候之"潜证"和有候之"显证"。认真辨识"证"之"前证""潜证"，并真正辨析"显证"之不同，是临证进一步准确立法、处方的前提。

（5）病

"病"是对疾病发生全过程的基本特点和规律的概括，它是疾病的整个过程，是纵向的。疾病名称叫做病名。中医和西医在认识疾病时具有不同的角度和思维方式，使两者在疾病命名上也存在差异。中医的病名不能等同于西医的病名。中医学本身有自己的病名，如麻疹、肺痨、消渴等。有人认为西医的糖尿病等同于中医的消渴，西医的肺结核就是中医的肺痨，这种归纳是不准确的，也许在某个特定阶段，或者对于某些特定的消渴患者表现出的状态可以诊断为糖尿病，但不等于说消渴就是糖尿病。

2. 横向分类

按照疾病发生、发展的不同阶段对状态作一个横向分类，以阐释当前整体状态所处的健康状态水平，即未病态、欲病态、已病态和病后态。

（1）未病态

未病态是指对于各种的内外因素刺激，人体都能通过"阴阳自和"的自我调整机制，保证正气处于一定水平并足以在正邪相争中以绝对优势维持人体脏腑、经络、气血等功能的正常，使生命体处于"阴平阳秘"状态，即"平人"状态。换言之，未病即健康。人体要维持健康的状态以延年益寿，除了躯体的完整和健全外，还需要健全的心理和正常的社会适应能力。

（2）欲病态

欲病态实质是人体处于未病与已病之间的一种状态。虽然在外有不适的症状表现，但仅仅是"苦似不如平常",医生不足以诊断为某一种疾病。

(3) 已病态

已病状态是指外在刺激或体内的应激导致人体的脏腑、经络、气血的功能出现了偏颇,超过了阴阳的调节能力,生命体处于"阴阳失衡"状态。已病状态下,生命体个体存在着特殊性,即机体脏腑、气血的特殊性。在疾病发生发展的过程中,由于不同个体的特殊性及同一个体气血、脏腑的特殊性,机体往往表现出疾病发生可能性的差异,或表现出对某些疾病的倾向性、易感性,或病邪袭于人体之后,与正气相搏,形成一定的病性、病位,这就是病证;或根据生命体气血、脏腑的特殊性,疾病发生呈现一定规律的"从化"。

(4) 病后态

病后状态又称瘥(差)后,是指疾病的基本证候解除后,到机体完全康复的一段时间,包括好转和痊愈。好转是疾病的基本证候虽然解除,但症状并未完全消失;痊愈是疾病的症状全部消除,但机体正气不一定恢复正常。病后态往往存在极不稳定的阴阳自和,稍有不慎即可再患病。由于病后纳食减少或消耗增加,以及正邪相争而耗伤正气,易处正虚邪恋状态,若失于调护,可使故疾再起或罹患他病。此外,脏腑、形体虽无器质损害,但其功能尚未达到常态的体用和谐状态。因此,对病后态不可掉以轻心,要认真调护,以免变化丛生[1]。

(四) 状态表征参数

状态表征参数是描绘人体在特定时相内健康状况的关键指标,涵盖症状、体征、理化指标等,能精准反映健康状态的外部表现和内在联系。它通过一系列可供参考的变量或数据,为区分、辨识不同健康状态提供依据,在中医状态辨识中发挥着至关重要的作用。

1. 参数类别

(1) 宏观参数

宏观参数涵盖"天、地、时"三方面,其中"天"涉及运气、天文现象、气候、空气质量等;"地"包括地形、海拔、水源、环境污染等;"时"则有季节、节气、日期、昼夜等。"时"相关参数可通过就诊、发病时间确定,"天""地"参数需从管理部门数据获取。

(2) 中观参数

中观参数聚焦"生、心、社"三个维度。"生"涵盖中医四诊所得症状、体征、病史,以及各类量表,如 WHO 生存质量测定量表、中医体质量表等;"心"囊括心理测评量表,涉及人格、心理健康等,包括艾森克人格问卷、康奈尔医学指数等;"社"则关注社会环境、工作压力、人际关系等。中观参数的采集方式主要依赖医生四诊和患者自评。

(3) 微观参数

微观参数分为"理、化、病"三类。"理"包括 B 超、X 线、CT 等影像资料及心电图、舌诊仪、脉诊仪参数;"化"涵盖血常规、血生化、免疫学检验、尿常规、大便常规等体液检测指标及分子生物学指标;"病"指病理检查报告。这些参数反映体内健康状况,拓展中医四诊范围,为状态辨识提供重要依据[2]。

2. 参数性质

(1) 阳性参数

阳性参数是诊断病证的关键依据,对某些疾病或证的诊断必不可少。如血常规中血红蛋白降低常提示贫血,心悸则是诊断心脏疾病的重要症状。

(2) 阴性参数

阴性参数对病证诊断具有否定作用,是表明某一病或证不会出现的参数。如中医四诊中发热、口渴、面红、脉洪大并见,可排除寒证诊断,这些症状组合即为寒证的阴性参数。

（3）隐性参数

隐性参数可能间接影响健康，但在疾病显现前难以判断其影响程度。如久居湿地可能引发湿证，但在症状出现前常被忽视；症状出现后，湿地因素则成为湿证的阳性参数。

3. 参数特征

（1）定量参数

定量参数是可量化描述、分析和比较的指标，彰显状态的客观性、可观测和可测量的特性，凸显状态与参数间的关联。如环境温度、湿度、血压、脉率、体温、生化分析结果等均属此类。

（2）定性参数

定性参数反映状态性质，但无法量化，常以"有无""是怎样"描述。如望色时"光泽"为"有光泽"或"无光泽"。特定条件下，定性参数可转为定量，如用量表对光泽程度进行分级。

（3）定量与定性结合参数

这类参数兼具定量与定性特征，部分可定量描述，部分需定性表述。如X线、B超、内镜影像资料，以及心电图、病理报告等。

4. 表征参数采集原则

表征参数是健康状态辨识的依据，因此，为精准辨识健康状态，需依循"整体医学"理念，融合传统四诊与现代医疗技术，秉持全面、规范、准确原则，打造健康状态表征参数体系。

（五）状态的影响因素

"三因制宜"是中医学指导临床治疗的重要原则，自然界、社会和人本身均会对生命活动过程中的健康状态产生重大影响。故自然界的季节气候、地理环境，社会因素中的经济生活、社会地位、生活习俗、职业环境、社会动荡以及个人的先天禀赋、生活习惯、年龄性别、意识形态、情志因素等均与人的健康状态息息相关。

三、中医状态辨识的意义

（一）健康认知

人在生命过程中的健康状态虽然是变化的，但可以通过客观的外在表征反映内在的状态。对于人体这个复杂的物质系统来说，其所处的状况发生变化，其状态表征也必然发生变化，这种变化可以是宏观的，也可以是微观的。中医学很早就认识到可以通过外在表征推测其内在状态，即"司外揣内"。

钱学森先生指出："中医辨证论治的'证'，用系统科学的语言来说，就是功能状态。辨证是指辨别病人的功能状态，然后立法、处方，用药物调整病人的病态至正常的功能状态，也就是健康的功能状态。"无论是"健康"之人还是患者都是在外部环境、内在心理等因素的影响下，脏腑、气血作出反应而表现出不同的状态[3]。从这一意义上来说，健康是一种状态，中医的"证"（如"脾气虚证"）、"体质"（如"阳虚质"）、生理特点（如"男子……五八肾气衰"）、病理特点（如"肥人多痰""瘦人多火"），甚至是"病"等，也都是一种状态，所以，对状态的认识是把握健康与疾病的关键，状态是健康认知的逻辑起点。

确立健康认知的逻辑起点，不仅为中医辨证论治的方法体系找到了理论根源，也为正确把握生命健康规律和中医诊断提供了科学依据。健康认知观念的根本转变符合中医的原创理论与方法，必将使广大中医药工作者深刻认识到生命健康态是在社会、自然背景下的生命内在平衡及内外协调统一，更加重视疾病与生命整体状态的关系。因此，对基于中医原创思维与健康新观念相结合的健康认知的研究，对生命健康问题及维持生命整体状态能力的内在机制的状态辨识的研究，是中医理论创新和生命科学发展的重要方向。

（二）诊断依据

状态辨识立足于传统中医理论，有着深厚的理论基础。早在《黄帝内经》中就对健康有较为完善的记载。在宏观层面上，其强调健康之人必须与自然相统一，即"天人合一"；在中观层面上，强调"阴阳自和""形与神俱"是健康的内在本质。健康是"天人合一""阴阳自和""形与神俱"的功能状态。继《黄帝内经》之后，人们将人体状态的研究重点转移到疾病状态上，更多地注重疾病的诊断和治疗。不管是健康还是疾病，这些状态都可以通过外在的表征（现象）反映出来。只要掌握了状态要素的特征和辨别方法，通过分析归纳表征参数，就可以把握生命过程的各种状态，因此状态辨识是健康诊断的核心。

（三）效果评价

状态辨识法通过收集"三观"参数，进行计算机数据模型计算，为状态结果赋值，判断未病、欲病、已病和病后4种状态。进而对状态进行及时干预，使其真正达到"见肝之病，知肝传脾"的效果，为临床干预提供依据。疾病状态下，既有"症"的内容，又有生物学的"指标"参数，可为疾病的病位、病性赋予数值，确定证的轻、中、重程度。从证的角度认识病，将动态测量获得的动态变化的数值化特征，用于疾病危险评估、诊断与分型，从而针对不同状态进行个体化治疗，并且可对疗效、预后、药物使用优势等进行评估，为临床提供准确的疗效评价。

对人体健康状态进行深入研究，确立统一的中医病证诊断标准和疗效评价体系，为中医各科规范临床术语，制定诊疗指南、临床路径评价中医临床疗效提供了重要的理论依据，根据不同的状态提供不同的治疗原则和方法，以达到运用理论指导临床的目的[4]。

状态辨识是对传统中医辨证思维的继承和发展，完善并丰富了中医的健康理论，顺应了疾病医学向健康医学的医学模式转变。基于中医临床思维的状态辨识系统的建立，可将其广泛应用于各个社区、医疗保健养生会所及医院，为每个人建立健康档案，通过计算机系统进行健康状态分析，指导未病、欲病状态的人群制定个体化的养生方案，为已病状态的患者提供合适的中医个体化治疗，为健康产业、治未病、养生康复奠定了理论基础，搭建了方法学平台，适应了未来健康医学的发展方向，为中医健康理论开辟了新的领域。

第二节 中医状态辨识

一、状态辨识的原理

状态辨识的思维过程可概括为"根据表征参数，辨别状态要素，组成状态名称"，即全面、规范、准确地收集"三观"表征参数，提取部位、性质、程度等状态要素，根据证素辨证的思想[5]及现代数据挖掘和信息处理等手段和方法，对表征参数与状态要素之间的隶属关系进行计量刻画，进行从定性到定量的逐步探索，最终确定状态名称。从表征参数判断状态要素，最后形成状态名称，既是状态辨识的原理、规律，也是状态辨识思维过程中的三个层次、三个阶梯、三个步骤。三者都是"辨"，辨别表征参数是基础，判断状态要素是关键，确立状态名称是目的（图11-1）。

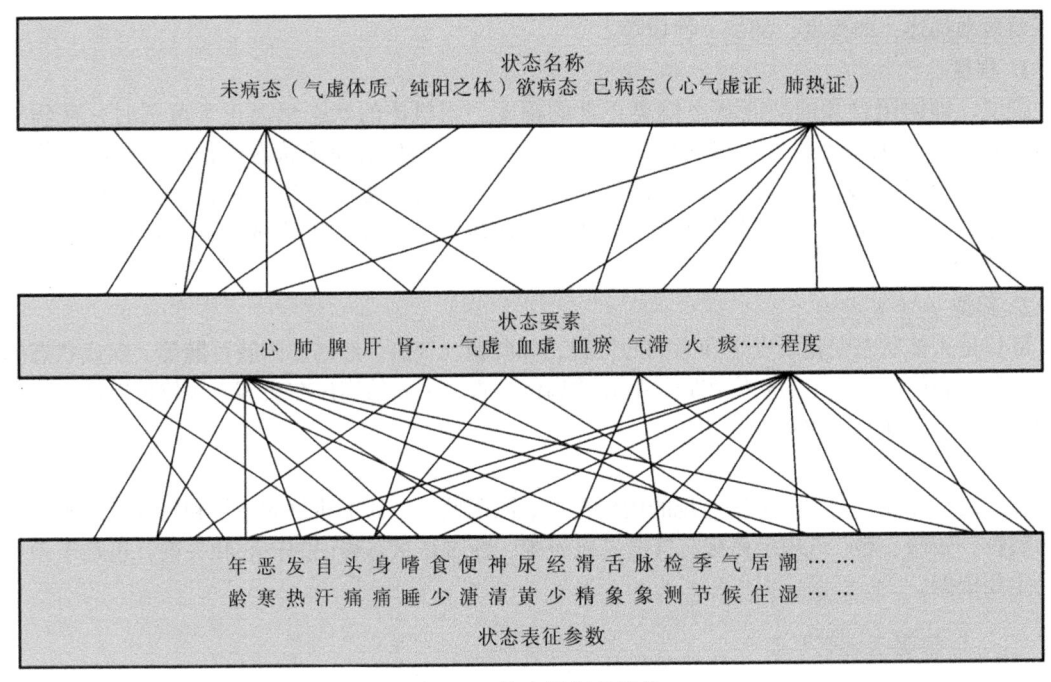

图 11-1 状态辨识的结构

状态的诊断是医生对生命过程健康状态的判断。状态辨识的思维过程，是在中医理论指导下，对个体人所表现出的外在表征信息进行综合分析，从而对个体人整体反应状态的状态要素（包含程度、部位、性质）做出判断，辨别生命所处的状态（图 11-2）。

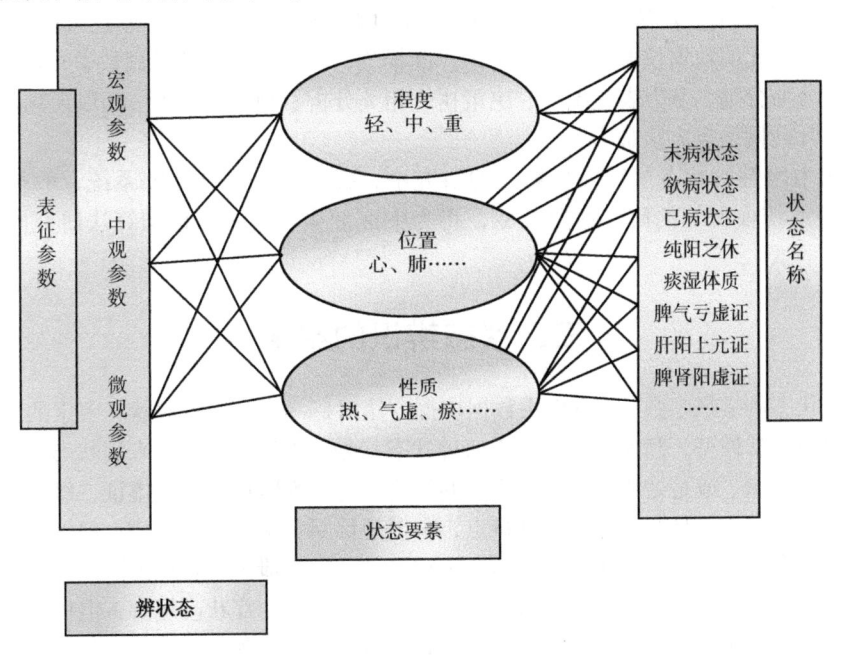

图 11-2 状态辨识原理示意图

二、状态辨识的方法

（一）状态要素分析

健康状态的形成是一个很复杂的过程，所包含的状态也是多种多样的，状态的具体情况可以用状态要素来描述，如程度、部位、性质等。

1. 程度

程度，即阴阳自和的功能状态偏离正常的幅度。当机体的状态偏离正常范围时，疾病易感的风险增大，偏离幅度越大，患病后病情越重。程度的变化反映了状态的预后和转归，传统中医对程度的描述大多是定性的，如"肥人多痰，易患中风，瘦人多火，易患痨瘵"，现代科学技术为状态程度的定量标记提供了可能，如体重指数越大，中风的风险越高；体重指数越小，痨瘵的风险越高。

2. 部位

部位是人体状态变化所发生和影响的位置，如脏腑、气血、经络、四肢百骸等。疾病状态的部位，即称为病位。如泄泻的病位在肠，呕吐的病位在胃，头痛的病位在头等。病位可以通过患者的感知，医生的查体和理化检查等获知。

3. 性质

性质是机体在特定状态下所呈现的内外平衡、阴阳偏颇、邪正斗争的态势和特征，病理状态下称为病性，如寒、热、气虚、血虚、气滞、血瘀等。性质是状态辨识的核心和关键，也是干预和调护的主要依据。

（二）数据挖掘方法

根据收集的宏观、中观、微观三观参数，采用一定的算法模型，将个体人健康态区分为未病态（无证）、欲病态（前证）、已病态（潜证、显证）和病后态，这是一个常规的分类问题。该类问题的解决在人工智能、数据挖掘、机器学习等领域都有深入的涉及，但各有偏重。人工智能领域侧重于人类思维特征的总结、知识表达、逻辑推理等；数据挖掘侧重于"从数据中获取有效、新颖、有潜在应用价值和最终可理解模式的非平凡过程"。在中医病证状态的辨识领域，越来越多的研究者开始采用复杂、多元的数据挖掘算法构建中医诊断模型，所用方法涉及模糊数学、粗糙集理论、贝叶斯网络、贝叶斯分类、基因表达编程、决策树、相关分析、判别分析等。而以模糊数学、人工神经元网络、贝叶斯网络等方法最为普遍。

在新一轮中医健康状态辨识模型算法的研究中，提出一个融合专家系统、数据挖掘分类算法、机器学习系统模型等的研究框架模型，将为中医健康状态辨识模型算法研究的开展勾画一幅基本蓝图。

三、状态辨识的结果

通过分析状态的表征参数，并且应用数据挖掘方法对每一表征参数对状态要素的贡献度进行计算，建立辨识的数学模型，判断个体人属于何种状态。是"无证无病"的未病状态，具有气虚体质特点，脾易受到影响。或是处于"有证有病"的已病状态，为腹痛病脾气虚证二级。或是介于未病和已病之间的欲病状态，具有脾气虚病理特点，未出现诊断意义上的证和病，但外界因素稍加刺激即可出现已病状态，比如每次食用青菜，即会出现腹部隐痛、泄泻，表现出泄泻病脾气虚证的已病状态。抑或是病后态，即在疾病痊愈之后的恢复阶段，尽管主要症状已缓解，但机体的整体功能尚未完全恢复到健康水平，此阶段患者可能遗留有轻微的不适感，如乏力、食欲不振等，这些症状往往与正气未复、脾胃功能尚未完全恢复有关。例如，患者在病愈后，若饮食稍有不慎，如食用寒凉或不易消化的食物，仍可能出现腹部不适、大便溏薄等脾气虚的情况。状态辨识结果包含"病"的状态描述、"证"的状态描述、"体质"以及生理、病理状态等的描述。

四、状态调整的原则

维持人体的健康状态，改变其异常或失衡状态，必须根据人体当前的健康状态表现进行分析、判断，明确影响健康状态的风险因素，找到导致健康状态改变的具体原因，了解其改变的性质与程度，进而采取相应的方式、方法进行干预、调整，消除或减少风险因素，恢复人体内部原有的协调性。这和中医"治未病"的思想是一致的，也是人体健康状态调整所要遵循的基本指导思想。具体可体现在防治结合、内外兼顾、身心并重等方面。防治结合要未病先防、既病防变、瘥后防复；内外兼顾要顺应自然、三因制宜、调补阴阳；身心并重要调畅情志、强身健体。总之，人体健康状态调整的根本目的是维护健康，可借助各种方式来恢复阴阳的动态平衡、促进身心协调，进而实现阴平阳秘、形神俱佳。同时，健康状态的维护和调理是一个长期的系统工程，不仅不存在一蹴而就、一劳永逸的情况，还需要在专业人士的指导与帮助下进行，不可急于求成、盲目进行。

参 考 文 献

[1] 李灿东. 中医状态学[M]. 北京：中国中医药出版社，2016：1-75.
[2] 李灿东，杨雪梅，纪立金，等. 健康状态表征参数体系的建立与集合分析[J]. 中华中医药杂志，2011，26（3）：525-528.
[3] 吴大嵘，赖世隆. 中医学健康概念及其测量操作化探讨[J]. 中国中西医结合杂志，2007，（2）：174-177.
[4] 李灿东. 中医诊断临床模拟训练[M]. 北京：中国中医药出版社，2009：5.
[5] 朱文峰. 证素辨证学[M]. 北京：人民卫生出版社，2006：1-223.